DU CRÂNE

VEAU

TRAITEMENT

PAR

& DE MARTEL

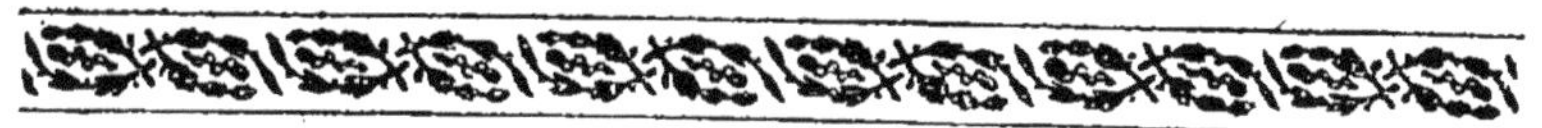

COLLECTION de PRÉCIS de MÉDECINE et de CHIRURGIE de GUERRE

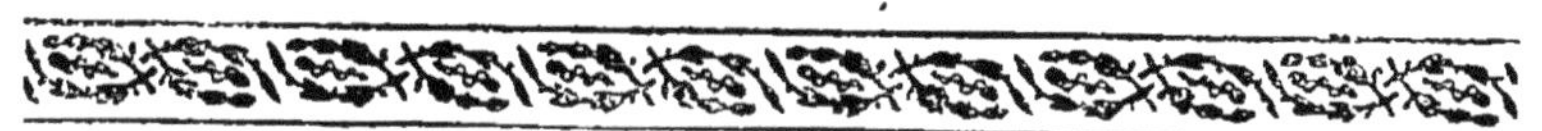

Les Traités de Médecine et de Chirurgie parus avant la guerre conservent actuellement toute leur valeur, mais ils ne contiennent pas les notions nouvelles nées des récents événements. — L'heure n'est cependant pas encore venue d'incorporer à ces ouvrages les données acquises dans les Ambulances, les Hôpitaux et les Laboratoires d'Armées. Ce sera la tâche de demain, dans le silence et avec le recul qui conviennent au travail scientifique.

Il était cependant nécessaire que les Médecins aient, dès à présent, entre les mains une mise au point et un résumé des travaux qui ont fait l'objet des nombreux Mémoires publiés dans les revues spéciales et qu'ils soient armés, pour la pratique journalière, d'ouvrages courts, maniables et écrits dans un dessein pratique.

C'est à ce but que répond cette **COLLECTION**. Nous publions, sur chacune des multiples questions qui préoccupent les médecins, de courtes monographies dues à quelques-uns des spécialistes qui ont le plus collaboré aux progrès récents de la Médecine et de la Chirurgie de Guerre.

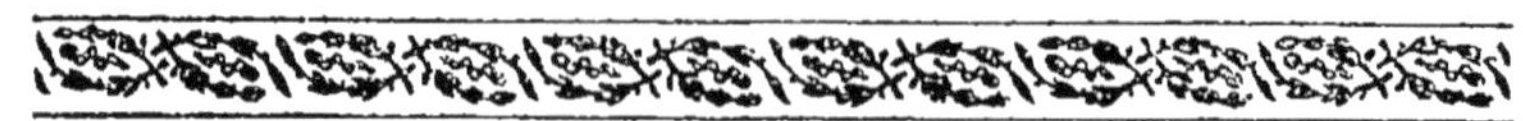

COLLECTION de PRÉCIS de MÉDECINE et de CHIRURGIE de GUERRE

VOLUMES PARUS (MARS 1917) :

La Fièvre typhoïde et les Fièvres paratyphoïdes. (*Symptomatologie. Etiologie. Prophylaxie*), — par H. VINCENT, Médecin-Inspecteur de l'Armée, Membre de l'Académie de Médecine, et L. MURATET, Chef des Travaux à la Faculté de Médecine de Bordeaux.

Les Dysenteries. Le Choléra. Le Typhus exanthématique. (*Symptomatologie. Etiologie. Prophylaxie*), — par H. VINCENT, Médecin-Inspecteur de l'Armée, Membre de l'Académie de Médecine, et L. MURATET, chef des Travaux à la Faculté de Médecine de Bordeaux (*avec une planche*).

La Syphilis et l'Armée, — par G. THIBIERGE, Médecin de l'Hôpital Saint-Louis.

Psychonévroses de guerre, par les Drs G. ROUSSY, Professeur agrégé à la Faculté de Médecine de Paris, et J. LHERMITTE, ancien chef de laboratoire à la Faculté de Paris (*avec 13 planches hors texte*).

Hystérie - Pithiatisme et Troubles nerveux d'ordre réflexe *en Neurologie de guerre*, — par J. BABINSKI, Membre de l'Académie de Médecine, et J. FROMENT, Agrégé, Médecin des Hôpitaux de Lyon (*avec figures dans le texte et 8 planches hors texte*).

Formes cliniques des Lésions des Nerfs, — par Mme ATHANASSIO-BENISTY, Interne des Hôpitaux de Paris (*Salpêtrière*), avec Préface du Pr PIERRE MARIE, Membre de l'Académie de Médecine (*avec 81 figures originales et 7 planches hors texte en noir et en couleurs*).

Traitement et Restauration des Lésions des Nerfs, — par Mme ATHANASSIO-BENISTY, Interne des Hôpitaux de Paris (*Salpêtrière*), avec Préface du Professeur Pierre MARIE (*avec figures dans le texte et 4 planches hors texte*).

Blessures du Crâne et du Cerveau. *Formes cliniques et Traitement médico-chirurgical*, — par Charles CHATELIN et T. DE MARTEL (*avec fig. dans le texte et 2 planches hors texte*).

Les formes anormales du Tétanos, — par COURTOIS-SUFFIT, Médecin des Hôpitaux de Paris, et R. GIROUX, Interne Pr. des Hôpitaux, avec Préface du Professeur F. WIDAL.

Le Traitement des Plaies infectées, — par A. CARREL et G. DEHELLY (*avec 78 figures dans le texte et 4 planches hors texte*).

Traitement des Fractures, — par R. LERICHE, Professeur agrégé à la Faculté de Médecine de Lyon. (2 *volumes*.)

TOME I. — *Fractures articulaires* (*avec 97 figures*).

TOME II (et dernier). — *Fractures diaphysaires* (*avec 156 fig.*)

Les Blessures de l'abdomen, — par J. ABADIE (d'Oran), Correspondant National de la Société de Chirurgie, avec Préface du Dr J.-L. FAURE (*avec 69 fig. et 4 planches hors texte*).

Les Blessures des Vaisseaux, — par L. SENCERT, Professeur agrégé à la Faculté de Médecine de Nancy (*avec 68 figures dans le texte et 2 planches hors texte*).

Les Fractures de la Mâchoire inférieure, — par L. IMBERT, Correspondant National de la Société de Chirurgie, et Pierre RÉAL, Dentiste des Hôpitaux de Paris. — Préface du Médecin Inspecteur général Ch. FÉVRIER (*avec 97 figures dans le texte et 5 planches hors texte*).

Les Fractures de l'Orbite *par Projectiles de guerre*, — par Félix LAGRANGE, Professeur à la Faculté de Médecine de Bordeaux (*avec 77 figures dans le texte et 6 planches hors texte*).

Les Séquelles Ostéo-Articulaires *des Plaies de guerre*, — par Aug. BROCA, Professeur d'Anatomie topographique à la Faculté de Médecine de Paris (*avec 112 figures originales*).

VOLUMES PARUS (Suite) :

La Prothèse des Amputés *en Chirurgie de guerre*, — par Aug. BROCA, Professeur à la Faculté de Paris, et DUCROQUET, Chirurgien Orthopédiste de l'Hôpital Rothschild (*avec* 208 *fig. dans le texte*).

Localisation et extraction des projectiles, — par OMBRÉDANNE, Professeur agrégé à la Faculté de Médecine de Paris, Chirurgien des Hôpitaux, et R. LEDOUX-LEBARD, chef de Laboratoire de Radiologie des Hôpitaux de Paris (*avec* 225 *figures dans le texte et* 8 *planches hors texte*).

PARAITRONT PROCHAINEMENT :

Guide pratique du Médecin dans les Expertises médico-légales militaires, — par le Médecin principal de 1re classe DUCO et le Médecin-Major de 1re classe BLUM.

Otites et Surdités de guerre. *Diagnostic; Traitement; Expertises*, — par les Drs H. BOURGEOIS, Oto-rhino-laryngologiste des Hôpitaux de Paris, et SOURDILLE, ancien Interne des Hôpitaux de Paris (*avec figures*).

Blessures de la Moelle et de la Queue de cheval. *Formes cliniques et anatomiques. Traitement*, — par les Drs G. ROUSSY, Professeur agrégé à la Faculté de Médecine de Paris, et J. LHERMITTE, Ancien chef de Laboratoire à la Faculté de Médecine de Paris (*figures dans le texte et* 6 *planches hors texte*).

CHACUN DES VOLUMES DE CETTE COLLECTION EST MIS EN VENTE AU PRIX DE 4 FRANCS

COLLECTION HORIZON
PRÉCIS DE MÉDECINE ET
DE CHIRURGIE DE GUERRE

BLESSURES DU CRÂNE ET DU CERVEAU

FORMES CLINIQUES
TRAITEMENT MÉDICO-CHIRURGICAL

PAR

Ch. CHATELIN et T. DE MARTEL

Préface du Professeur PIERRE MARIE

Avec 98 figures et 2 planches hors texte

MASSON ET CIE, ÉDITEURS
LIBRAIRES DE L'ACADÉMIE DE MÉDECINE
120, BOULEVARD SAINT-GERMAIN, PARIS, VIe
1917

PRÉFACE

Les blessures du crâne, par leur importance et par leur fréquence, méritaient amplement de faire l'objet d'une étude particulière. C'est ainsi que, dans mon service de la Salpêtrière, grâce aux instructions données par le médecin-chef de la Place de Paris, M. le Médecin Principal Marchoux, nous avons examiné en 1915 et 1916 près de cinq mille cas de blessures du crâne.

Pour écrire ce volume de la " Collection Horizon ", mon assistant, le Docteur Charles Chatelin, neurologiste éprouvé, s'est presque exclusivement servi des documents personnels que nous avons ensemble rassemblés et étudiés. Il a surtout décrit ce que nous avons vu ; et dans ce nombre de 5000 cas nous avons vu beaucoup de choses. — Mieux que tout autre, le Docteur Charles Chatelin était à même d'utiliser un matériel aussi considérable, car c'est particulièrement à lui que revient le mérite d'avoir développé, dans des proportions inespérées, notre Consultation Externe de la Salpêtrière dont il a été l'âme.

Depuis plus de 6 ans. soit comme Interne, soit comme Assistant, Charles Chatelin est mon collaborateur de tous les instants. Il est si près de moi que j'éprouve une sorte de pudeur à dire tout le bien que je pense de lui. Un mot suffira qui, à mon sens, résume tous les éloges : c'est un clinicien hors de pair.

On trouvera dans ce livre, au début de chaque chapitre important, non pas une partie théorique, à proprement parler, mais plutôt une sorte d'Introduction Anatomo-Physiologique, qui permettra aux médecins peu familiarisés avec les études neurologiques, de s'assimiler rapidement les connaissances théoriques préalables nécessaires à la compréhension des phénomènes ou des troubles décrits.

L'étude des blessures du crâne dues à la guerre nous a apporté une série de notions nouvelles. Jusqu'alors nos connaissances de la pathologie cérébrale chez l'homme, au point de vue surtout des localisations, étaient basées presque exclusivement sur les cas de lésions en foyer provenant de l'hémorragie et surtout du ramollissement cérébral. Dans les lésions de ce genre, lésions d'origine vasculaire, il est impossible que la substance blanche des circonvolutions ne soit pas intéressée dans une proportion considérable; aussi est-on autorisé à dire que la pathologie cérébrale, telle que nous la connaissions, était presque exclusivement une *pathologie de substance blanche*. Les blessures de guerre nous ont montré des faits tout différents, des lésions de *la corticalité*, à l'exclusion plus ou moins complète de la substance blanche. Et ainsi cette pathologie nouvelle se trouve infiniment plus voisine des données de la physiologie expérimentale que ne l'était l'ancienne pathologie cérébrale. Celle-ci qu'on pourrait appeler la *leuco-pathologie cérébrale* nous montrait surtout des syndrômes globaux — hémiplégie

— aphasie persistante — hémianopsie etc... tandis que la *polio-pathologie cérébrale* nouvelle nous offre à considérer des symptômes parcellaires, des monoplégies, des dissociations parfois très délicates; on voit tout l'intérêt de cette constatation.

Ces lésions surtout corticales, il était nécessaire de les « situer » avec des approximations suffisantes pour permettre de savoir quelles circonvolutions se trouvaient intéressées. La méthode de radiographie des circonvolutions après plombage des sillons, employée tout d'abord par Chatelin, perfectionnée et généralisée par mes élèves Charles Foix et I. Bertrand, s'est montrée suffisamment précise et pratique pour rendre à la Clinique de réels services. C'est grâce à elle que nous avons pu étudier, en la localisant, toute cette pathologie cérébrale inusitée qui s'offrait à nous avec une si lamentable abondance.

On trouvera, en outre, dans ce volume, un exposé intéressant des troubles de la vision par blessures du crâne, troubles beaucoup plus fréquents qu'on aurait pu le supposer. Je signalerai également une mise au point très claire des différents symptômes cérébelleux et de leur localisation.

Je n'ai guère de compétence pour parler de la partie chirurgicale de ce livre, le nom de DE MARTEL suffit à lui seul et en garantit l'excellence. Mais je considère comme un devoir médical et social de déclarer une fois de plus que, tout au moins pendant les premiers temps de la guerre, on a opéré les blessures du crâne *beaucoup trop, beaucoup trop tôt, beaucoup trop près du front.*

Aussi, est-ce avec une satisfaction profonde que j'ai lu, dans ce petit volume, la phrase suivante de de Martel :

« Il n'y a généralement aucune urgence à opérer les blessés du crâne, et les chirurgiens qui estiment qu'il faut opérer un crâne comme on opère un ventre, sont à mon sens dans l'erreur. Si le ventre, comme le crâne, ne contenait que des organes pleins au lieu de contenir des organes creux et remplis de matières septiques, on pourrait agir de même à son égard. Il n'y a de chirurgie réellement urgente que celle du tractus digestif et de l'appareil circulatoire. »

Ceci est la vérité même, on ne saurait mieux dire.

Malgré son petit nombre de pages, et son modeste aspect de simple manuel, le livre de Chatelin et de de Martel, n'est pas seulement un véritable traité des affections traumatiques, il demeurera un guide pour l'étude des affections en foyer du crâne et de l'encéphale, il est riche en vues originales et en notions nouvelles. Ce livre représente en réalité un gros effort. C'est un pas en avant.

PIERRE MARIE.

LES BLESSURES
DU CRANE ET DU CERVEAU

PREMIÈRE PARTIE

BLESSURES DU CERVEAU

Par CH. CHATELIN.

INTRODUCTION

Nous ne nous occuperons dans ce livre que des *blessures du crâne chirurgicalement guéries* et qui peuvent être soumises à un examen neurologique approfondi.

L'étude de la blessure en elle-même, des accidents qui surviennent aussitôt après la blessure (perte de connaissance, paralysie, etc.), ou quelques jours après, seront étudiés dans la partie de ce livre réservée au Dr de Martel. Nous nous limiterons aux *suites tardives*, c'est-à-dire à celles qui persistent quelques semaines après la blessure et que l'on peut soumettre à une étude clinique attentive.

Mais dans l'examen de notre blessé, nous ferons une très large part, dans l'interrogatoire, à l'*histoire de la blessure* et à tous les renseignements que pourra nous fournir le blessé sur les symptômes éprouvés depuis le moment du traumatisme jusqu'au moment de l'examen.

Le titre exact de ce précis devrait donc être : *suites tardives des blessures du crâne*.

Dans une première partie du volume, nous ferons la plus large part à la technique de l'interrogatoire et de l'examen du blessé. D'un examen pratiqué méthodiquement dépend un diagnostic précis et dans la mesure du possible un pronostic exact.

Dans la deuxième partie, nous étudierons les différents syndromes consécutifs aux blessures du cerveau suivant leur localisation.

Nous verrons que, sur certains points, les blessures de guerre ont précisé beaucoup de faits que la pratique civile nous avait permis de connaître, que sur d'autres points elles nous ont révélé des faits nombreux à peine soupçonnés, mais que dans l'ensemble elles ne nous ont jusqu'ici rien apporté d'absolument nouveau : par exemple, elles ont fréquemment réalisé des monoplégies par lésion corticale ou des troubles sensitifs d'origine corticale ; leur étude a confirmé les notions récentes sur l'aphasie ; les lésions du lobe occipital ont révélé l'extraordinaire systématisation de la sphère visuelle que l'on soupçonnait seulement ; sur le lobe frontal enfin nos connaissances sont restées, à peu de chose près, celles que la pratique civile nous avait données.

Au point de vue pratique, thérapeutique, nous constaterons qu'il existe un très grand nombre de blessures du crâne ne se manifestant par aucun signe objectif de lésion organique du système nerveux, mais qui s'accompagnent de troubles subjectifs très marqués. En présence de ces symptômes on se demande très souvent quelle est la conduite à tenir tant au point de vue thérapeutique qu'au point de vue de l'utilisation militaire de ces blessés.

Dans tous les cas, qu'il s'agisse de lésions organiques incontestables ou de troubles purement subjectifs nous verrons combien on doit être prudent dans toutes les tentatives d'intervention chirurgicale ; celles-ci, sauf dans quelques circonstances bien déterminées, doivent être aussi réservées que possible.

CHAPITRE I

EXAMEN D'UN BLESSÉ DU CRANE

I. — INTERROGATOIRE DU BLESSÉ

Cet interrogatoire devra être aussi minutieux que possible; le plan que nous proposons devra être modifié et surtout étendu suivant la variété topographique de la blessure en présence de laquelle on se trouvera.

Les circonstances exactes de la blessure et les premiers symptômes éprouvés. — On demandera d'abord le jour exact de la blessure et autant que possible l'heure. Que faisait le soldat au moment où il a été blessé? Était-il debout, assis ou couché? Avait-il un casque ou un képi. Dans quelle position était la tête? Par quel projectile a-t-il été blessé? Balle de fusil, de mitrailleuse ou de shrapnell? Éclat d'obus? de grenade? *Contusion violente ou simple commotion* sans blessure apparente, ce qui est loin d'être exceptionnel. Souvent le blessé ne pourra préciser que très imparfaitement.

Quelle sensation le blessé a-t-il *éprouvée au moment même de la blessure?* A-t-il perdu connaissance immédiatement? Sinon, quelle sensation immédiate a-t-il eue? Choc violent sur la tête? Engourdissement ou paralysie immédiate de toute une moitié du corps? Perte complète de la parole? Perte de la vue, précédée ou non de la vision d'une flamme devant les yeux? Sifflement ou bourdonnement dans les oreilles? Le blessé a-t-il ensuite perdu connaissance; et au bout de combien de temps? Comment est-il tombé. Un certain nombre de blessés ne perdant pas connaissance immédiatement peuvent donner des renseignements assez précis sur les symptômes éprouvés dans le court espace de temps, quelques secondes, qui a précédé la perte de connaissance.

Combien de temps le blessé est-il resté dans le coma? Où était-il lorsqu'il est revenu à lui? Combien de temps pense-t-il être resté sans être relevé?

Quelle sensation avait-il lorsqu'il est revenu à lui du côté de la tête? Céphalée, vertiges, diminution plus ou moins considérable de la vue allant jusqu'à la cécité? — surdité?

Pouvait-il parler? — Trouvait-il les mots qu'il voulait employer? Parlait-il sans qu'on puisse le comprendre? Comprenait-il ce qu'on lui disait? Il faudra se méfier des réponses fournies sur ce point particulier, le blessé se faisant souvent illusion sur sa faculté de compréhension. Au bout de combien de jours a-t-il pu parler? Lui reste-t-il à l'heure actuelle des difficultés d'élocution? Lesquelles?

Y a-t-il eu paralysie? — Le blessé pouvait-il se servir de son bras, de sa jambe. Quels mouvements pouvait-il faire dans son lit? Il faut insister sur ce point. Le blessé répond souvent qu'il ne pouvait pas du tout se servir de son bras et de sa jambe et l'on conclut qu'il y a eu une paralysie complète. Par exemple, le blessé, tant qu'il ne s'est pas levé, affirme qu'il ne pouvait pas se servir de son bras ni de sa jambe; il faut préciser et lui demander s'il pouvait remuer les doigts de la main, prendre un verre, une cuiller avec la main, s'il pouvait remuer les orteils, plier ou étendre sa jambe dans le lit, la soulever, etc.

De quel côté était la paralysie des membres? du côté opposé à la blessure ou du même côté (paralysie homolatérale), ce qui peut se voir.

Le blessé a-t-il éprouvé des sensations douloureuses ou *simplement désagréables du côté des membres?* Sentait-il les objets qu'il prenait dans la main? le contact des draps dans le lit ou de la boule d'eau chaude?

Le blessé se plaint-il d'avoir éprouvé une *maladresse particulière* du bras ou de la jambe? Avait-il du *tremblement* intentionnel? On devra s'efforcer de distinguer par l'interrogatoire les phénomènes paralytiques des phénomènes ataxiques ou asynergiques. Il est souvent très difficile d'obtenir des réponses précises sur ce point si important.

A-t-il eu des *difficultés pour uriner?* — Quel genre de troubles éprouve-t-il? Miction impérieuse ou miction retardée?

Y a-t-il eu des *troubles de la vue*, lesquels? Le malade a-t-il vu double? Par exemple deux têtes aux personnes qui l'entouraient, ce qui est assez fréquent après n'importe quelle blessure du crâne; il importe de préciser, le blessé confondant souvent *double* et *trouble*. Y a-t-il eu cécité ou diminution très marquée de la vision? Voyait-il du brouillard, des ombres sans relief? des flammes ou des étincelles devant les yeux?

Le blessé *entendait-il bien des deux oreilles* ou pas du tout d'une oreille? Avait-il des sifflements d'oreille?

Avait-il de la *difficulté pour boire* ou pour manger? *Avalait-il de travers?*

Bien entendu, tout cet interrogatoire devra s'adapter aux réponses fournies par le blessé et s'orienter dans tel ou tel sens suivant le siège même de la blessure, par exemple s'il s'agit d'une blessure occipitale, on devra insister sur tous les phénomènes d'ordre visuel éprouvés par le blessé.

Évolution de la blessure et des symptômes nerveux. — Au bout de combien de temps le blessé a-t-il pu se lever? Avait-il des maux de tête, des vertiges? Pouvait-il marcher seul? ou avec des béquilles ou des cannes.

Y a-t-il eu une ou plusieurs *interventions chirurgicales?* Trépanation, extraction de projectile, plastie. La plaie a-t-elle beaucoup saigné? Y a-t-il eu longtemps un pansement? La plaie a-t-elle longtemps suppuré? La question de l'intervention reste bien souvent sans réponse précise; la feuille d'hôpital que possède quelquefois le blessé donne des renseignements très concis et l'on qualifie de « trépanation » la moindre intervention chirurgicale, par exemple l'agrandissement de la plaie cutanée et le nettoyage de celle-ci. En particulier sur la question de l'extraction du projectile, il faudra être très sceptique : le blessé dira que le projectile a été enlevé; quelquefois même il le montrera. la feuille d'hôpital portera la mention : extraction de projectile. Cependant, il faudra toujours faire une nouvelle radiographie; dans un grand nombre de cas que nous avons examinés, celle-ci nous a révélé la présence d'un projectile, intra-cérébral, dont il n'était fait nulle part mention.

Enfin on terminera l'interrogatoire en demandant au blessé *quels troubles il éprouve actuellement*. On n'insistera pas sur les accidents manifestes : hémiplégie, monoplégie, troubles divers du langage, troubles de la vue qui vont faire l'objet d'un examen approfondi; on lui demandera d'énumérer les troubles d'ordre subjectif communs à presque toutes les blessures du crâne : ces troubles subjectifs peuvent exister seuls et demandent à être analysés en détail. Nous y reviendrons bientôt.

II. — ÉTAT ACTUEL OBJECTIF DE LA BLESSURE

Comme nous l'avons dit au début, les blessés tels que nous les examinons sont chirurgicalement guéris. La plaie cranienne est par conséquent presque toujours cicatrisée.

Cicatrice cutanée. — Cette cicatrice peut être *lisse*, nette et *résistante* — ou *mince* avec tendance à la hernie du cerveau — ou *déprimée* — *anfractueuse* surtout après les incisions cruciales, avec enclavement des bulbes pileux dans le sillon cicatriciel — ou enfin la blessure peut être *imparfaitement cicatrisée* : la surface de la plaie est suintante (cela se voit particulièrement dans les cicatrices anfractueuses); il persiste un peu d'infection cutanée superficielle due à l'engagement des cheveux dans le sillon cicatriciel, mais il peut s'agir aussi d'une petite *fistule* permanente laissant s'écouler une gouttelette de pus; cette fistule est le plus souvent en relation avec la présence d'une *esquille sous-cutanée* et réclame un nettoyage chirurgical de la plaie avec enlèvement de l'esquille superficielle.

Perte de substance osseuse. — Les *dimensions* et la *forme* seront naturellement très variables et il sera bon de mesurer les deux dimensions principales avec une règle graduée ou un compas.

La *palpation* permettra de préciser, dans une certaine mesure, s'il s'agit seulement d'une blessure superficielle n'intéressant que les parties molles, d'un simple sillon osseux sur la table externe, d'une brèche osseuse de dimensions variables avec ou sans battements spontanés, avec ou sans impulsion à la toux. Dans un certain nombre de cas, il est difficile de percevoir à la palpation un battement ou même l'impulsion à la toux [1], on peut alors dire au blessé de se moucher très fortement ou de baisser

1. On ne devra pas prendre pour une impulsion la contraction du muscle temporal ou le déplacement de l'aponévrose épicranienne qui peuvent se produire au moment de la toux ou de l'acte de se moucher.

très fortement la tête en avant. On peut également serrer modérément le cou avec la main, on provoque ainsi une hypertension veineuse cérébrale passagère et l'on voit à jour frisant la cicatrice bomber légèrement.

Dans un certain nombre de cas, c'est seulement *la radiographie* qui montrera d'une façon exacte l'importance de la perte de substance osseuse en étendue et en profondeur et aussi la présence d'esquilles et de projectile.

Nous reviendrons sur ce point particulier à propos de l'étude de la radiographie dans les blessures du crâne.

Reste une dernière question : quand peut-on dire qu'une *blessure cranienne* est *cranio-cérébrale*. C'est seulement par la constatation des symptômes organiques, parfois très frustes. Dans toute une série de cas, où l'on ne trouve rien d'objectif à un examen minutieux, où les blessés accusent des troubles subjectifs importants, où la radiographie ne montre cependant ni esquilles ni projectile intra-cérébral, il sera à peu près impossible d'affirmer la lésion cérébrale.

Dans ces cas, plusieurs auteurs ont proposé la ponction lombaire et l'analyse du liquide céphalo-rachidien pour trancher la question d'une atteinte de l'encéphale (Cf. chapitre III).

III. — TOPOGRAPHIE CRANIO-CÉRÉBRALE

La blessure décrite, il est important de préciser son siège.

Après avoir mesuré ses dimensions, on la situera approximativement de la façon suivante :

Le centre de la perte de substance siège à tant de centimètres à droite ou à gauche de la ligne médiane, à tant de centimètres au-dessus et en avant ou en arrière du trou auditif externe ou au-dessus de la racine du nez, ou de la protubérance occipitale externe, suivant le siège de la blessure.

Mais cette localisation est assez vague et d'un intérêt médiocre. Il est beaucoup plus important de préciser le siège de la perte de substance par rapport aux circonvolutions cérébrales sous-jacentes, en un mot, de tenter une *localisation cranio-cérébrale*.

Pour faire cette localisation d'une façon un peu précise sur le vivant, il est croyons-nous indispensable de prendre des points de repère et de mesurer au mètre souple méthodiquement certaines dimensions. On peut déjà, approximativement et sans erreur considérable, topographier la blessure si l'on tient compte de ce fait qu'il existe *deux grandes variétés de conformation cranienne* que l'on peut désigner sous le nom de *type frontal* et de *type occipital* (Froriep).

Dans le type frontal, le cerveau est comme ramassé en avant : la

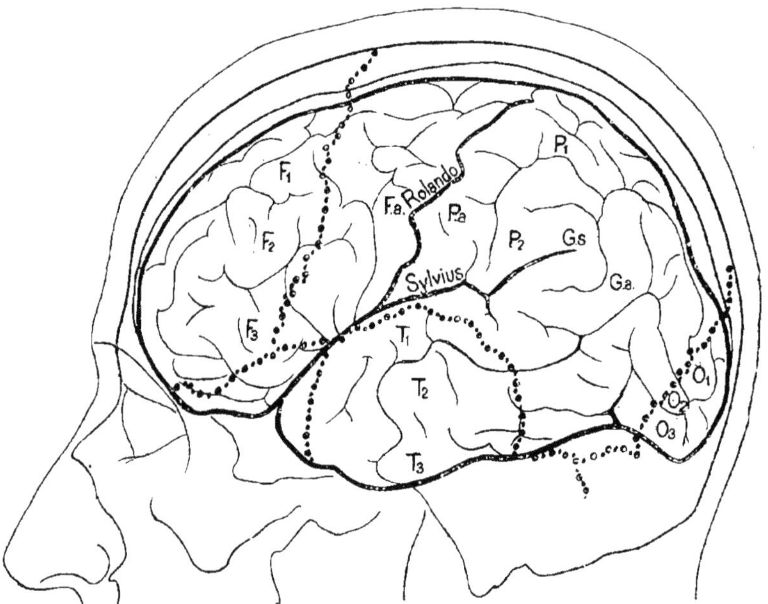

Fig. 1. — Conformation cranienne de type frontal.

Le cerveau est ramassé en avant : la scissure de Rolando se rapproche de la verticale. Les lignes pointillées représentent les sutures osseuses. Les lignes pleines représentent les scissures et les sillons du cerveau.)

scissure de Rolando est très antérieure et voisine de la verticale.

Dans le type occipital. le cerveau semble avoir basculé en arrière autour d'un axe transversal passant par les deux conduits auditifs; le sillon de Rolando est très postérieur, très oblique en arrière et les autres sillons subissent le même report en arrière, la même inclinaison vers l'horizontale. Dans ce dernier type d'ailleurs, toute la partie occipitale, soit la portion du crâne qui est en arrière du trou auditif, est très développée en longueur et la protubérance occipitale externe est très bas située. D'une façon générale un crâne *court* est du *type frontal*, un crâne *long* du *type occipital*; la dimension du crâne en largeur n'a qu'une importance tout à fait minime pour ce qui est de la direction des scissures principales.

Nous avons pensé qu'il était utile de rappeler ces notions générales avant de passer à l'étude des méthodes précises de topographie

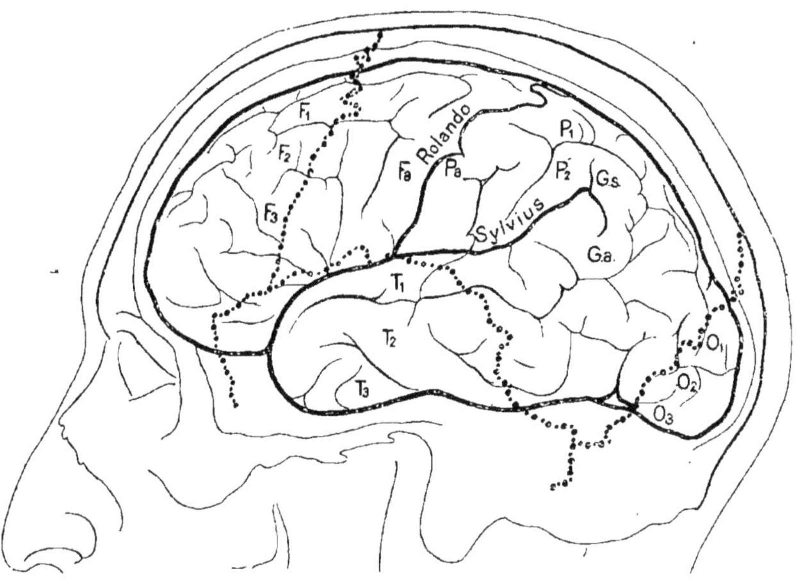

Fig. 2. — Conformation cranienne de type occipital.

Le cerveau est basculé en arrière autour de l'axe passant par les conduits auditifs. Le sillon de Rolando est oblique en arrière, la scissure de Sylvius voisine de l'horizontale ; la protubérance occipitale externe très bas située.

cranio-cérébrale, elles éviteront les erreurs trop grossières, dans les cas où l'on n'aurait pas le temps ou le moyen de prendre ces mesures précises.

Nous n'entrerons pas dans la description détaillée des nombreux procédés de topographie cranio-encéphalique. Nous donnerons seulement les *procédés les plus simples* et les plus approchés de la réalité et qui sont d'une application facile sur n'importe quel blessé.

Enfin nous indiquerons les procédés nouveaux, basés sur la radiographie, qui ont été récemment proposés.

Procédé de repérage métrique sur le vivant. — Les procédés de repérage topographique cranio-cérébral sont essentiellement basés sur la connaissance et la *recherche de points de repère appréciables sur le vivant par la palpation du crâne.*

Recherche des points de repère.

1° *Point nasal.* — C'est le fond de l'angle naso-frontal. Le fond de cet angle est beaucoup plus facile à préciser que la glabelle prise habituellement comme point de repère frontal et qui répond à la saillie située au-dessus de la racine du nez, entre les deux sourcils. De plus le ruban métrique se fixe beaucoup plus sûrement dans le fond de l'angle naso-frontal que sur une saillie souvent difficile à déterminer.

2° *Protubérance occipitale externe.* — Ce point de repère est généralement très facile à sentir par la palpation.

3° *Lambda.* — C'est le point de rencontre de la suture sagittale avec les deux sutures pariéto-occipitales. C'est le seul point où les sutures des os du crâne peuvent être utilisées comme point de repère. Ce point est marqué le plus souvent par une petite dépression accusée par le relief de l'angle supérieur de l'os occipital. Lorsque le lambda est difficile à apprécier, il suffit de mesurer sur la ligne médiane 7 centimètres depuis la protubérance occipitale externe pour découvrir la suture lambdoïde.

4° *Le conduit auditif externe et surtout l'arcade zygomatique* dont le relief est toujours facile à sentir sont également des points de repère précieux particulièrement pour la recherche de l'extrémité inférieure du sillon de Rolando.

Détermination des scissures.

1° *Scissure de Rolando.* — Pour déterminer *l'extrémité supérieure* de la scissure de Rolando, on prend *sur la ligne sagittale antéro-postérieure, à partir de l'angle naso-frontal, la moitié — plus deux centimètres, — de la distance qui sépare l'angle naso-frontal de la protubérance occipitale externe* (*inion*).

Pratiquement, on commence par mesurer au ruban métrique la distance de la racine du nez à la protubérance occipitale externe et on compte, à partir de la racine du nez, la moitié de cette distance plus 2 centimètres. On peut contrôler en mesurant d'emblée 18 centimètres sur la ligne sagittale à partir de la racine du nez. Les points trouvés par ces deux repérages correspondent à peu près toujours.

Pour déterminer le point du crâne correspondant à *l'extrémité inférieure* du sillon de Rolando, on procède de la façon suivante :

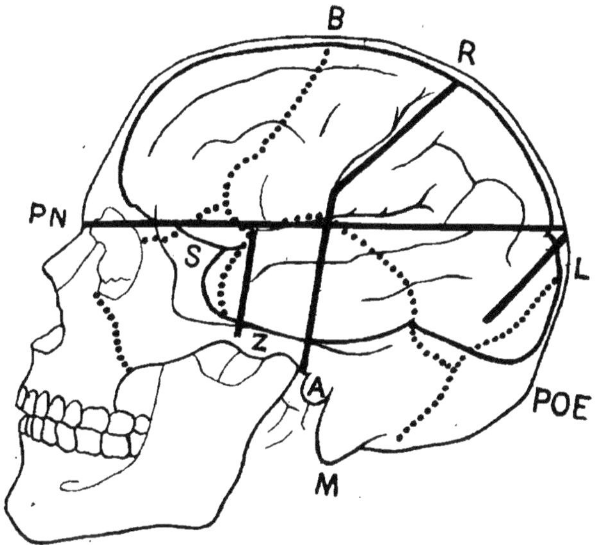

Fig. 3. — Les points de repère exocraniens et les lignes de repère des principales scissures. — PN, point nasal ; B, bregma ; R, extrémité supérieure du sillon de Rolando ; L, lambda ; POE, protubérance occipitale externe ; M, mastoïde ; A, conduit auditif externe ; Z, arcade zygomatique ; S, extrémité antérieure de la scissure de Sylvius ; PN L, ligne sylvienne.

Élever sur l'apophyse zygomatique immédiatement en avant du trou auditif une perpendiculaire sur laquelle on compte 7 centimètres à partir de l'arcade zygomatique. Le point obtenu répond à l'extrémité inférieure de la scissure de Rolando.

On peut contrôler de la façon suivante : prolonger jusqu'à la ligne sagittale la perpendiculaire ainsi élevée sur l'arcade zygomatique en avant du trou auditif. Prendre sur cette ligne à partir du trou auditif la moitié de sa longueur moins 1 centimètre et demi. On a l'extrémité inférieure de la scissure de Rolando. Les points obtenus pour ces deux mesures différentes coïncident à très peu près.

2° *Scissure de Sylvius.* — Avec le ruban métrique *on réunit l'angle naso-frontal à un point situé à 1 centimètre au-dessus du lambda en passant sur la face latérale du crâne à 6 centimètres au-dessus du trou auditif externe.* C'est la *ligne sylvienne* qui suit la scissure de Sylvius sur presque toute sa longueur.

On trouve le *pli courbe* (gyrus angularis) sur cette ligne sylvienne *à 7 centimètres du lambda* et *le lobule du pli courbe* (gyrus supramarginalis) *à 10 centimètres. L'extrémité antérieure de la scissure* peut se préciser en *élevant une perpendiculaire au milieu de l'arcade zygomatique jusqu'au point de rencontre avec la ligne sylvienne : en ce point se trouve le cap de la 3e frontale.*

Quant à la *scissure perpendiculaire externe* qui sépare les circonvolutions externes de la face externe du lobe occipital du lobe pariétal, son *extrémité supérieure* sur le bord convexe de l'hémisphère répond sur la ligne sagittale approximativement à *un point situé à 1 ou 2 centimètres au-dessus du lambda* (les variations sont assez grandes); si on élève *en ce point une perpendiculaire à la ligne saggitale* on a le *trajet de la scissure perpendiculaire externe* sur la convexité de l'hémisphère.

Ces données très simples, permettant de repérer facilement sur un individu avec un ruban métrique le trajet des principales scissures, nous paraissent largement suffisantes dans la pratique pour préciser le siège d'une blessure par rapport aux scissures principales et aux centres principaux de l'écorce.

Procédé radiographique de topographie cranio-cérébrale. — On peut, à l'aide de la radiographie, fixer d'une façon assez précise les rapports de la perte de substance osseuse avec les circonvolutions cérébrales sous-jacentes.

Nous avons appliqué ce procédé à l'étude des blessures de la sphère visuelle (voir le chapitre, Blessures du lobe occipital). Depuis, cette technique a été étudiée en détail[1] et appliquée à

1. Pierre Marie, Foix et Bertrand, Recherches sur la topographie cranio-cérébrale, etc., *Société de Neurologie*, 2 mars 1916; *Revue Neurologique*, n° 3, mars 1916, p. 437.

l'étude des sillons et des circonvolutions de la face externe du cerveau. Il serait trop long de décrire le procédé employé, on se reportera au travail indiqué ci-dessous : il est basé essentiellement sur le procédé suivant. Sur un cerveau formolé extrait de sa boîte cranienne on repère à l'aide de fils de plomb les circonvolutions, on replace le cerveau dans la boîte cranienne : le tout est radiographié en suivant certaines règles indispensables que nous indi-

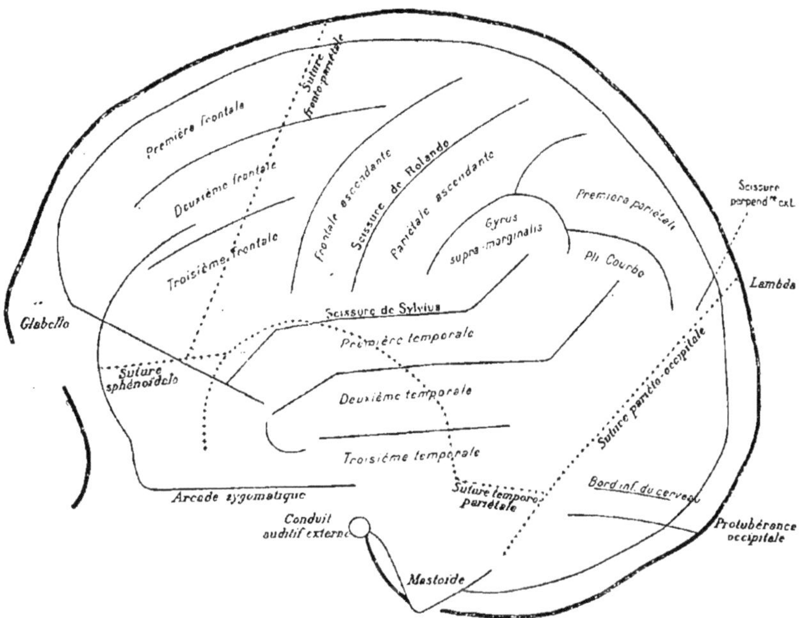

Fig. 4. — Projection radiographique des sutures craniennes et des circonvolutions (scissures et sillons cérébraux) d'après une radiographie en position fixe de M. Infroit. Malade assis, plaque parallèle au plan sagittal, ampoule à 50 centimètres (Pierre Marie, Foix et Bertrand).

quons plus loin à propos de la radiographie du crâne des blessés. La radiographie de cerveaux de forme variable, munis de repère de plomb, permet d'établir un schéma topographique moyen que l'on peut superposer à la radiographie du crâne de tel ou tel blessé. On voit ainsi sur quelle circonvolution ou sillon se projette la perte de substance osseuse. Un tel procédé n'est utilisable qu'après avoir établi ce schéma moyen, et en radiographiant les blessés dans des conditions identiques de position et d'orientation.

IV. — EXAMEN NEUROLOGIQUE

Dans ce chapitre nous proposons un plan méthodique d'examen du système nerveux en insistant sur les signes qu'il faut toujours rechercher et sur la façon de les rechercher.

Examen de la force musculaire segmentaire.

Recherche des troubles d'ordre paralytique. — On examinera le blessé couché et on explorera méthodiquement la force musculaire segmentaire des membres, du tronc, du cou; c'est-à-dire que par chaque segment de membre on étudie la force de flexion, d'extension, d'abduction, d'adduction, de rotation. Voici comment on procède : on dit au blessé de plier l'avant-bras sur le bras et le mouvement de flexion *une fois réalisé*, de résister au mouvement contraire d'extension de l'avant-bras sur le bras que l'on essaie de produire. De cette façon on met le blessé en état de réaliser le maximum d'effort pour chaque mouvement. Il ne faut pas dire au blessé : pliez le bras, étendez la jambe, etc., et s'opposer au mouvement commandé avant que la flexion du bras ou l'extension de la jambe ne soient aussi complètes que possible. En opérant ainsi on pourrait croire à tort à une diminution de la force musculaire segmentaire.

Cette exploration devra être méthodique. *Au membre supérieur* : flexion et extension des doigts, en étudiant séparément la flexion de la première phalange sur le métacarpien (interosseux), la flexion de la deuxième et troisième phalange (fléchisseur des doigts). Extension de la première phalange. Extension des deuxième et troisième phalanges. — Abduction et adduction des doigts. — Abduction, adduction et opposition du pouce. — Flexion, extension, mouvement de latéralité du poignet. — Flexion, extension du coude. — Pronation et supination de l'avant-bras. — Abduction du bras jusqu'à l'horizontale, en avant, latéralement, verticalement. Adduction du bras. — Rotation du bras en dedans et en dehors. — Élévation de l'épaule.

Les mouvements seront étudiés successivement du côté sain et du côté malade. Pour avoir chaque fois un terme de comparaison, il y aura lieu dans certains cas d'étudier simultanément la force musculaire segmentaire des deux côtés, par exemple la flexion du coude, l'abduction du bras ou l'adduction du bras.

Les mêmes épreuves seront répétées *au membre inférieur* : flexion, extension, adduction et abduction des orteils. — Flexion, extension, abduction, adduction du pied. — Flexion et extension de la jambe sur la cuisse, etc., comme au membre supérieur et dans les mêmes conditions.

Pour les *mouvements du tronc*, le blessé étant assis et penché en avant, on essaie de le redresser, en lui disant de s'opposer à ce mouvement et en ayant soin de maintenir les genoux. L'extension du tronc s'explore de la façon inverse.

Les *mouvements de la tête* : flexion, — extension, — rotation, — inclinaison latérale seront également reconnues en ayant soin comme toujours de *faire exécuter d'abord le mouvement*, puis de s'opposer à ce mouvement.

On terminera l'examen de la force musculaire par l'étude de la *motilité de la face :* tirer la langue, — ouvrir la bouche, — montrer les dents, — siffler ou souffler, — rire, — fermer les yeux, — et chaque œil isolément, — froncer et relever les sourcils. On observera pendant ces mouvements *les contractions du muscle peaucier* de chaque côté en ayant soin que le cou soit bien découvert et la tête bien droite et pas trop renversée en arrière.

Cet examen de la motilité de la face comporte en outre : 1° l'examen de la *motilité de la langue* (XIIe paire) on note l'existence d'atrophie ou de secousses fibrillaires au niveau de cet organe ; 2° l'examen des *fonctions du trijumeau moteur :* fermeture des mâchoires par contractions du temporal et du masséter, mouvements de diduction par action des ptérygoïdiens. La palpation permet d'apprécier la consistance du masséter et de reconnaître l'atrophie plus ou moins marquée du muscle.

Examen des réflexes.

Réflexes tendineux et osseux. — *Les réflexes* seront étudiés *comparativement de chaque côté* du corps.

A. *Membres inférieurs.* — On commencera par exemple par *les réflexes rotuliens.* Le mieux est de faire asseoir le blessé sur une chaise, les genoux légèrement fléchis, les pieds reposant à plat sur le sol, et de percuter alternativement à droite et à gauche le tendon, après avoir recommandé au blessé la résolution musculaire la plus complète. Celle-ci ne s'obtient pas toujours facilement et il faudra vérifier par la palpation du quadriceps crural que ce muscle est en relâchement complet; cette méthode nous paraît préférable à celle qui consiste à rechercher le réflexe, la jambe explorée étant croisée sur l'autre, ou bien les jambes pendantes sur le bord du lit, ou enfin sur le blessé couché. Centre du réflexe : 3e segment lombaire.

Si le réflexe paraît très faible ou aboli, on le recherchera en appliquant la manœuvre de Jendrassik : pendant que l'on percutera le tendon, le blessé tire sur ses doigts fléchis en crochets.

Pour la recherche du réflexe achilléen, le blessé se met à genou sur une chaise basse, on vérifie que le pied n'est pas immobilisé par une contraction du muscle et on percute le tendon d'Achille. Si le réflexe est aboli il est bon de vérifier par la percussion directe du corps du triceps sûral avec le marteau que la contraction idiomusculaire existe et qu'il n'y a pas eu une faute de technique dans la recherche du réflexe tendineux. Cette remarque s'applique également d'ailleurs à la recherche des autres réflexes tendineux. On peut également dans cette même position rechercher le réflexe médio-plantaire (Guillain et Barré) en percutant la partie moyenne de la plante du pied; on obtient le même mouvement réflexe que par la percussion du tendon d'Achille. Centre du réflexe : 1er segment sacré.

B. *Membre supérieur.* — *Réflexe du triceps brachial* ou d'extension de l'avant-bras. — On est assis à côté du blessé et on fait porter le membre supérieur en dehors et en arrière et on fait appliquer à plat sur sa cuisse la main du blessé, on percute le tendon du triceps, au voisinage de l'olécrâne et l'on observe la secousse musculaire du triceps. Centre du réflexe : 7e segment cervical.

Le *réflexe de flexion de l'avant-bras* ou *l'extrémité inférieure du radius* s'obtient en percutant le radius à son extrémité inférieure, l'avant-bras étant fléchi en partie sur le bras et en demi-pronation et soutenu par la main gauche de l'observateur. Il se produit *une flexion de l'avant-bras sur le bras* et *une flexion des doigts*[1]. Centres du réflexe : 5e et 8e segment cervical.

1. Le réflexe peut être *inversé* (Babinski) c'est-à-dire que l'on obtient seulement *la flexion des doigts sans flexion de l'avant-bras.* Cette particularité s'observe lorsque le 5e segment cervical est lésé et le 8e segment respecté.

Le *réflexe cubito-pronateur* s'obtient en percutant dans la même position que précédemment, la partie postéro-inférieure du cubitus, il y a pronation de l'avant-bras et légère flexion des doigts. Centre du réflexe : 6e segment cervical.

Ce sont les cinq réflexes tendineux et osseux essentiels à rechercher. Suivant les cas, il est parfois utile de rechercher d'autres réflexes : acromial — sous-épineux — claviculaire — massétérin, etc., nous les signalerons au besoin.

En tout cas il est essentiel de se rappeler dans la recherche des réflexes que : le blessé doit être en résolution musculaire complète, qu'il faut faire cette recherche avec minutie en comparant un côté à l'autre et *ne jamais conclure à l'abolition d'un réflexe sans l'avoir longuement cherché* et dans les meilleures conditions possibles. A l'état normal, les réflexes tendineux faibles ou forts sont égaux à droite et à gauche. C'est surtout l'abolition ou la dissemblance entre les réflexes tendineux qui a une signification pathologique en séméiologie.

Réflexes cutanés et muqueux. — Les réflexes cutanés et muqueux que nous allons énumérer doivent toujours être recherchés :

Réflexe cutané plantaire. — Le plus important comme valeur séméologique *est le réflexe cutané plantaire.* Pour la recherche de ce signe, il importe que les muscles du pied et de la jambe ne soient pas en état de contraction, la jambe doit être légèrement fléchie sur la cuisse et soutenue par l'observateur; si l'on excite alors la plante du pied avec une épingle le long de son bord externe en allant du talon vers la base des orteils, il se produit *normalement* un mouvement réflexe de *flexion des orteils*, ou bien les *orteils restent immobiles*. En cas de perturbation du système pyramidal, l'excitation de la plante du pied provoque l'*extension des orteils*, en particulier du gros orteil, l'*abduction des orteils* (signe de l'éventail), la contraction à la cuisse du tenseur du *fascia lata*, et parfois une *flexion de la jambe sur la cuisse.* L'excitation nécessaire pour provoquer le réflexe devra être tantôt légère, tantôt énergique, pour faire apparaître le mouvement réflexe, il faudra alternativement faire porter l'excitation cutanée sur la région plantaire interne et externe, il est des cas où l'excitation de la région interne donne de la flexion des orteils, alors que la région externe donne seule l'extension.

En répétant la recherche plusieurs fois dans des positions différentes, avec une intensité d'excitation variable, en observant les autres mouvements réflexes associés à l'extension de l'orteil, on évitera sûrement toute cause d'erreur. Dans certains cas l'extension réflexe du gros orteil peut s'obtenir par une excitation (pincement par exemple, portant sur la peau de la région dorsale du cou de pied, ou en un point quelconque du revêtement cutané du membre inférieur.

Un *autre réflexe cutané plantaire* très important sur lequel Hirschberg et plus récemment MM. Pierre Marie et Meige ont insisté à juste titre, est le *réflexe d'adduction du pied.*

On recherchera ce réflexe comme le précédent sur le blessé assis ou placé dans le décubitus dorsal, les deux pieds dépassant le bout du lit, ou dans le décubitus ventral, les deux jambes étant soulevées presque à angle droit avec les cuisses. On vérifie qu'il n'existe aucune contraction des muscles; on pratique alors avec une épingle ou une pointe mousse l'excitation de la peau tout le long du bord interne du pied de la base du gros orteil au talon. — Il se produit un réflexe d'adduction du pied par contraction du jambier postérieur, le pied se porte en adduction avec renversement de la plante du pied en dedans et élévation de son bord interne. Chez beaucoup de blessés, alors que l'excitation de la plante du pied donne difficilement une réponse du gros orteil malgré des épreuves répétées, il se produit par contre facilement de l'adduction du pied. Ce signe est important pour déceler les atteintes très légères de la voie pyramidale, surtout dans la région corticale, au niveau des centres moteurs du membre inférieur.

Réflexe crémastérien. — Ce réflexe s'obtient par l'excitation de la peau de la face interne de la cuisse, il se produit un relèvement brusque du testicule du côté exploré par contraction du crémaster. Il ne faut pas confondre ce réflexe avec la contraction lente, vermiculaire, beaucoup plus tardive qui se produit dans les mêmes conditions par contraction des muscles lisses du dartos (réflexe scrotal).

Réflexe cutané abdominal. — On peut en distinguer trois : supérieur, moyen, inférieur; une excitation rapide avec une pointe mousse, de la peau de l'abdomen au-dessus, au niveau ou au-dessous de l'ombilic, à droite et à gauche de la ligne médiane, provoque une contraction réflexe des muscles sous-jacents. Dans ce cas encore, il faut vérifier que les muscles abdominaux sont en relâchement complet.

Réflexe du voile. — On touche avec un mince tortillon de papier le voile du palais à droite et à gauche de la ligne médiane; il se produit un *mouvement réflexe d'élévation du voile*, qu'il *ne faut pas confondre avec le réflexe nauséeux.*

Réflexe cornéen. — On touche la cornée avec un cheveu, en ayant soin de ne pas effleurer les cils; il se produit un clignement immédiat des paupières.

Réflexes d'automatisme médullaire (Pierre Marie et Foix) **ou réflexes de défense.** — Ce sont des mouvements réflexes complexes et coordonnés qui s'obtiennent par une excitation de la sensibilité profonde ou superficielle et résultent du fonctionnement automatique de la moelle.

Nous ne décrirons que le *phénomène des raccourcisseurs*, le plus fréquemment observé et le plus important de ces réflexes.

Il consiste essentiellement en un mouvement de raccourcissement du membre inférieur que l'on provoque de la façon suivante : le blessé étant en résolution musculaire complète, étendu sur le lit, on saisit à pleine main les orteils et on exécute progressivement une flexion forcée passive des orteils. Il se produit alors un mouvement de retrait de tout le membre inférieur, d'abord du pied sur la jambe, puis de la jambe sur la cuisse, enfin de la cuisse sur le bassin, mouvement absolument indépendant de toute action volontaire.

Ce phénomène des raccourcisseurs peut être obtenu par des excitations cutanées superficielles (pincement de la peau du pied et de la jambe — recherche du réflexe cutané plantaire).

Ces réflexes d'automatisme se rencontrent avec une grande fréquence au cours des affections spasmodiques des centres nerveux et surtout lorsqu'il y a interruption plus ou moins complète des voies de conduction entre le cerveau et la moelle.

Clonus. — Le *clonus du pied* ou trépidation épileptoïde du pied se recherche de la façon suivante :

On soulève de la main gauche la jambe qui doit être en résolution musculaire complète et avec la main droite on fléchit brusquement le pied sur la jambe sans la lâcher. Il se produit une succession rapide, rythmée, régulière de mouvements de flexion et d'extension du pied. Cette trépidation épileptoïde est quelquefois déclanchée par la simple recherche du réflexe rotulien.

Il ne faut pas confondre ce clonus vrai pathologique avec le clonus fruste (Babinski) que l'on peut réaliser par contraction volontaire des muscles, qui n'a ni la durée ni la régularité du clonus vrai et n'a rien de pathologique.

Le *clonus de la rotule* s'obtient en repoussant brusquement la rotule vers l'extrémité inférieure du membre. Il se produit une danse de la rotule par contractions rythmées du quadriceps.

Ces divers clonus sont un indice de surréflectivité marquée (Babinski).

Examen de la sensibilité.

Sensibilité superficielle. — Le blessé sera étendu sur le lit, entièrement découvert, et les yeux fermés avec un bandeau. (Il est bon de faire cet examen dans un local suffisamment chauffé, sinon le sujet a des frissons, des troubles vasomoteurs et donne des réponses inexactes.)

Sensibilité tactile. — On explique avec précision ce qu'on va faire : « Je vous toucherai légèrement avec le doigt (ou avec un pinceau), vous me direz chaque fois que vous sentirez quelque chose : Je sens, ou bien vous compterez, un, deux, trois, etc., chaque fois que vous sentirez quelque chose. » Il est à peu près indispensable de faire deux ou trois essais pour s'assurer que le malade a bien compris. On explorera ainsi la sensibilité tactile en variant d'une façon irrégulière la région explorée et en précipitant ou en ralentissant les contacts successifs. Il faut simplement toucher, non appuyer ni frotter; on demande au sujet de temps en temps de porter son doigt au point touché (*sens de localisation*) et on note l'erreur de localisation. On n'oubliera pas d'explorer la sensibilité de la face, en particulier dans le *territoire du trijumeau*. Pour explorer ce territoire, il sera préférable d'employer un petit flocon d'ouate ou un cheveu.

Si l'examen révèle des modifications de la sensibilité en une région quelconque, on fera une exploration minutieuse de la zone anesthésique ou hypoesthésique, on précisera les limites de cette zone en allant des régions saines vers les régions malades et inversement. On obtient généralement par le premier procédé un territoire anesthésique un peu moins étendu que par le second procédé. Enfin on pourra, dans certains cas, utiliser le *compas de Weber* et mesurer l'écart nécessaire pour que deux contacts simultanés ne soient plus perçus comme un seul contact (*discrimination tactile*).

Sensibilité à la douleur. — Sensibilité thermique. — La recherche de la sensibilité à la douleur se fera avec une épingle dans les mêmes conditions que précédemment; on notera en outre s'il existe des zones d'hyperalgésie. La sensibilité thermique se recherchera à l'aide de deux tubes à essais de gros diamètre remplis l'un d'eau chaude à 50° environ, l'autre d'eau froide. Le blessé devra dire si ce qu'il ressent est chaud, froid, indifférent.

Sensibilité profonde. — L'étude de la sensibilité profonde a une grande importance, et ne doit jamais être négligée, qu'il existe ou non des troubles de la sensibilité superficielle. On pratiquera les épreuves suivantes :

Sensibilité osseuse au diapason. — On se sert d'un diapason à fortes vibrations, le pied du diapason mis en vibration est appliqué sur les différents points du squelette les plus superficiels : malléoles interne et externe du cou-de-pied, diaphyse des os longs, etc.

Sens des attitudes segmentaires ou de la notion de position. — On donne au membre exploré des positions de plus en plus compliquées et l'on dit au blessé de les reproduire avec l'autre membre ou de décrire la position dans laquelle se trouve le membre.

Sens des mouvements passifs. — Se recherche en imprimant des mouvements très lents de flexion ou d'extension aux divers segments de tel ou tel membre et en demandant au malade d'indiquer s'il se rend compte du mouvement et du sens du mouvement.

Sens stéréognostique. — On désigne sous ce nom la faculté de reconnaître, les yeux fermés, la nature d'un objet par la palpation et le toucher. Le blessé, ayant les yeux fermés, reçoit dans une seule main successivement des objets divers : couteau, crayon, clef, montre, pièce de monnaie, bouton, épingle, etc., qu'on lui demande de nommer; on fait cette épreuve séparément pour chaque main.

Lorsque les phénomènes paralytiques sont trop marqués pour que le blessé puisse palper l'objet, on l'aide en fermant passive-

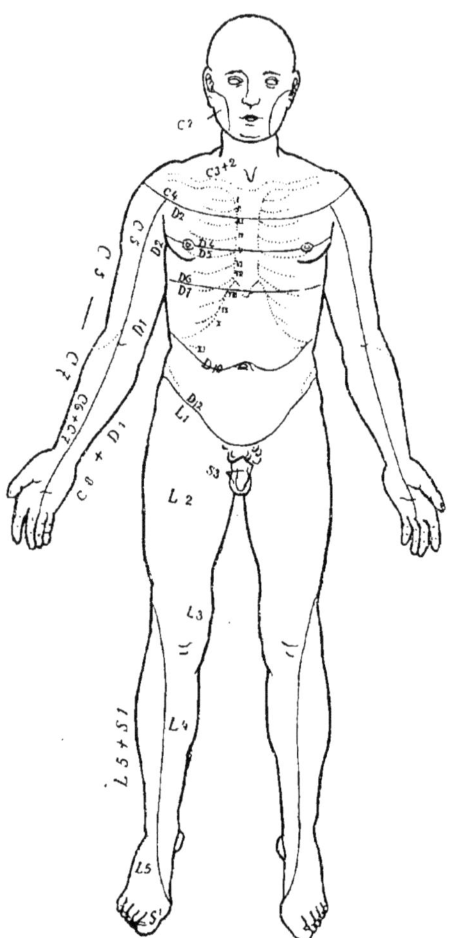

Fig. 5 et 5 *bis*. — Schéma de la topographie radiculaire de la sensibilité. (Les lettres avec indice chiffré désignent les racines rachidiennes et les segments médullaires correspondants.)

ment ses doigts et en retournant et déplaçant l'objet entre la paume de la main et la pulpe des doigts. Il y a intérêt à rechercher le sens stéréognostique dans la moitié radiale et dans la moitié cubitale de chaque main séparément; certains blessés reconnaissent un objet entre le pouce et l'index et ne l'identifient pas s'il reste entre les deux derniers doigts et la paume et inversement.

Toutes les constatations faites dans l'ordre des troubles sensitifs seront reportées sur un ou plusieurs modèles du type ci-joint.

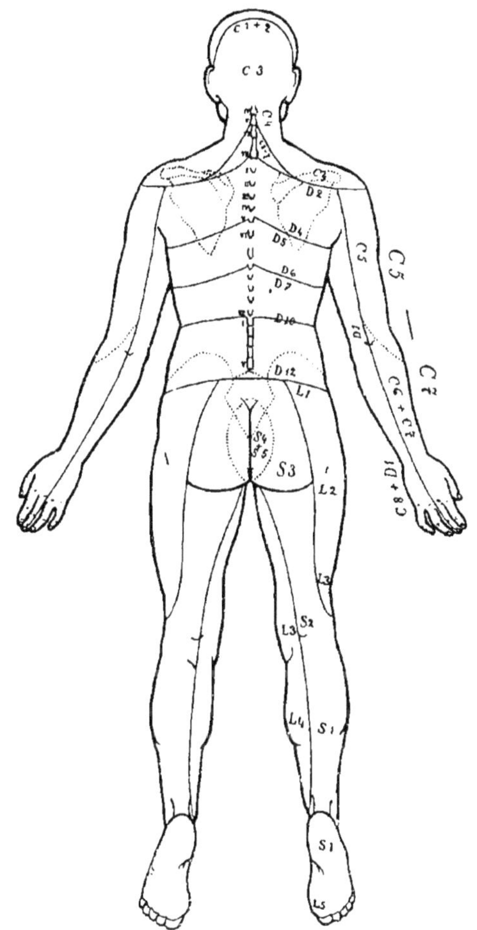

Fig. 5 *bis*.

Examen de la coordination.

Membre inférieur. — Le malade étant couché on lui dira de *porter le talon d'un côté sur le genou du côté opposé*, de s'arrêter un instant dans cette position, pour étendre à nouveau la jambe, de recommencer ce geste quatre fois. On notera comment s'exécute le mouvement : s'il se produit de fortes oscillations en arrivant au but — si le talon peut être maintenu en équilibre sur le genou — si le mouvement se fait avec régularité ou au contraire en décomposant les différents temps du mouvement et en les exécutant avec une amplitude exagérée (dysmétrie). On fera exécuter *le même mouvement les yeux fermés* et on notera les modifications qui se produisent.

On pourra, pour le membre inférieur, exécuter encore les manœuvres suivantes :

Porter le talon à la fesse, et poser le pied à plat sur le lit, étendre de nouveau la jambe dans toute sa longueur et recommencer.

Si le malade peut se tenir debout on le mettra debout devant une chaise basse, il s'appuiera des deux mains sur le dossier et il devra *placer la pointe du pied sur le bord de la chaise*, puis reposer le pied à terre et recommencer quatre fois, successivement pour chaque pied, on notera si le blessé accroche le bord de la chaise ou lève trop haut le pied.

Membre supérieur. — Mettre le *bout de l'index sur le bout du nez*, en étendant chaque fois le bras dans toute sa longueur en gardant les *yeux ouverts* puis les *yeux fermés*.

Recherche de la diadococinésie (Babinski). — On fera exécuter au blessé des mouvements sucessifs rapides de pronation et de supination de l'avant-bras (faire les marionnettes) de chaque côté séparément ; on notera comment le mouvement est exécuté.

Examen de l'équilibre.

Le blessé se mettra *debout talons joints*, puis talons et pieds joints, — debout sur une seule jambe. On observera les modifications de l'équilibre qui se produisent lorsque le blessé *renverse la tête en arrière*, ou la *tourne brusquement* à droite, puis à gauche. On répétera les mêmes épreuves les *yeux fermés* (*signe de Romberg*). En cas de chute on notera si sa direction est constante, si le blessé tombe d'une seule masse ou s'il esquisse des mouvements plus ou moins désordonnés pour reprendre son equilibre. Ces recherches simples seront complétées s'il y a lieu par les épreuves labyrinthiques, que nous étudierons plus loin.

Examen de la marche.

Souvent la marche révèle des troubles légers que l'étude analytique de la force segmentaire ou de la coordination ne mettent pas nettement en évidence. Il faudra l'étudier longuement, et préciser les troubles que l'on peut constater : *titubation — déviation latérale — entraînement en avant — latéropulsion — festonnement — marche en steppant — en fauchant — en tâtonnant — démarche spasmodique — à petits pas, — mouvements associés.* Nous ne saurions trop insister sur l'étude attentive de cette fonction. On pourra la compléter par l'étude de la marche sur place. Il faudra faire cet examen, le malade étant entièrement dévêtu.

Nous reviendrons en détail sur les troubles de la coordination, de l'équilibre et de la marche à propos des blessures du cervelet. Dans ces cas, il y a lieu de multiplier les diverses épreuves cliniques que nous venons de résumer. (Voir : Technique de l'examen d'un cérébelleux.) Quoi qu'il en soit, dans un examen méthodique d'un « blessé nerveux » il faut au moins rechercher les signes que nous venons d'étudier dans ces trois paragraphes.

Examen de la parole.

Nous réservons pour un chapitre spécial la technique de l'examen d'un blessé qui présente des troubles de la parole (chapitre VII, L'aphasie et les blessures du cerveau).

Examen des appareils sensoriels.

Appareil visuel. — Il est indispensable que le neurologiste puisse faire lui-même un examen sommaire des fonctions visuelles du blessé qu'il examine. Voici le schéma des investigations les plus importantes à pratiquer :

1° *Examen de la motilité oculaire.* — On note d'abord s'il existe du *strabisme* puis on dit au blessé de suivre le doigt de l'observateur avec un seul œil, l'autre étant fermé puis avec les deux yeux, la tête restant immobile. On remarque si le déplacement de l'œil se fait complètement dans toutes les directions, et s'il se produit du *nystagmus* (horizontal, vertical ou rotatoire), c'est-à-dire des secousses oculaires rythmées; la secousse nystagmique comprend un mouvement brusque et un mouvement lent de sens contraire, c'est la *direction du mouvement rapide* qui donne le sens du nystagmus.

On demande au blessé si, pendant cette épreuve, il voit toujours un seul doigt ou deux. S'il y a de la *diplopie*, on précise l'examen en donnant au blessé un verre rouge qu'il met devant un des yeux et dans les mêmes conditions que précédemment on lui fait suivre des yeux la flamme d'une bougie. S'il voit deux flammes, l'une rouge et l'autre blanche, il doit dire dans quelle situation se trouve l'image rouge par rapport à l'image blanche, ce qui permet de localiser sur tel ou tel muscle la paralysie cause de la diplopie.

Examen de la pupille. — Cet examen doit être fait de préférence dans la chambre noire avec éclairage artificiel. On note la *forme* et les *dimensions de la pupille* — l'*inégalité pupillaire* — le *réflexe irien à la lumière* soit direct, soit consensuel, c'est-à-dire en éclairant un œil et en observant la pupille de l'autre œil. On complète par la recherche du *réflexe pupillaire à la convergence et à l'accommodation.*

Acuité visuelle. — Sa recherche ne doit jamais être négligée, mais il est indispensable avant toute mesure d'acuité visuelle de corriger la réfraction si elle n'est pas normale. Ceci fait, on place le blessé à 5 mètres de distance d'une échelle d'optotypes. L'acuité est indiquée par le chiffre situé en regard de la ligne de lettres la plus fine qui puisse être lue.

Examen des milieux oculaires et du fond de l'œil. — On terminera par l'*examen des milieux oculaires* (cornée, chambre antérieure, cristallin) au miroir-plan, ou à l'éclairage oblique et enfin par l'*examen du fond de l'œil* (papille, région maculaire) à l'image renversée et s'il y a lieu, à l'image droite après dilatation à l'homatropine.

Nous réservons pour le *chapitre des blessures du lobe occipital* la technique de l'*examen périmétrique.*

Dans bien des cas, une étude aussi détaillée ne sera pas possible et l'on devra demander l'avis d'un spécialiste, mais tout neurologiste devrait être en mesure de faire cet examen élémentaire, ne serait-ce que pour se rendre un compte approximatif des lésions et adresser le blessé en connaissance de cause au spécialiste.

Appareil auditif. — Nous en dirons autant de l'examen de l'appareil auditif, tout au moins en ce qui concerne les *épreuves auditives*. Quant aux épreuves vestibulaires, elles ont au moins autant d'importance pour le neurologiste que pour l'auriste et il faut en connaître la technique.

Épreuves auditives. — On se renseignera d'abord, d'une façon sommaire, sur *l'état de l'audition* en approchant une montre du pavillon de l'oreille et en notant à quelle distance le tic-tac est perçu de chaque côté, ou bien en prononçant à voix chuchotée des chiffres que l'on fait répéter au blessé (12 — 22 — 33 — 40 et 55 — 66 — 70, etc.). On mesure la distance à laquelle il faut prononcer les mots pour qu'ils soient entendus.

Épreuves au diapason. — Une mensuration plus précise de l'acuité auditive ne peut être faite que par l'otologiste, mais le neurologiste devra préciser la région anatomique lésée par les épreuves suivantes :

Épreuve de Schwabach : appliquer sur la mastoïde le pied du diapason grave et mesurer le temps pendant lequel il est entendu. (L'augmentation de la durée de perception indique une lésion de l'appareil de transmission ; la diminution, au contraire, une lésion de l'appareil de perception.)

Épreuve de Weber : appliquer sur le sommet du crâne un diapason grave en vibration. (S'il y a une lésion de l'appareil de transmission d'un côté, le son est entendu plus fort de ce côté, s'il y a une lésion de l'appareil de perception, il est entendu plus fort du côté opposé.)

Épreuve de Rinne : appliquer le pied du diapason vibrant sur la mastoïde ; lorsqu'il cesse d'être entendu, on approche du méat auditif les hanches encore vibrantes, le son est de nouveau perçu pendant quelques secondes. (Si le diapason n'est plus perçu, la lésion siège dans l'appareil de transmission : Rinne négatif.)

Épreuve de Lombard : si, chez un individu atteint de surdité unilatérale, on supprime fonctionnellement l'oreille saine (appareil assourdisseur spécial, injection d'eau dans le conduit) et que l'on dise en même temps au malade de lire à haute voix, il élève considérablement le ton pendant l'expérience si la surdité est d'origine centrale labyrinthique (appareil de perception).

Ces épreuves permettent de s'orienter et de localiser les lésions soit dans l'appareil de transmission soit dans l'appareil de perception. Lorsqu'elles ne donnent pas un résultat normal, il est nécessaire de soumettre le blessé à l'examen d'un auriste.

Épreuves vestibulaires. — Beaucoup plus importantes pour le neurologiste sont les épreuves qui portent sur le labyrinthe vestibulaire, parce qu'elles donnent des indications précieuses non seulement sur l'état du labyrinthe mais aussi sur les fonctions du cervelet.

Avant de faire ces recherches, il est entendu que l'on aura interrogé le blessé sur les troubles subjectifs qu'il peut présenter tels que : vertiges, sensation de chute ou d'entraînement ou de déplacement des objets, etc. ; que l'on aura observé soigneusement s'il existe du nystagmus spontané, des troubles de l'équilibre statique et cinétique en pratiquant les épreuves que nous avons indiquées plus haut.

Ceci fait, on aura recours aux épreuves suivantes :

Épreuve de la rotation. — Épreuve calorique de Barany. — Épreuves du vertige voltaïque de Babinski.

Épreuve rotatoire. — Voici la manière la plus simple de la rechercher. Le blessé est placé sur un siège tournant, la tête droite, les yeux fermés ; on lui imprime 12 tours de rotation en trente secondes environ, de gauche à droite par exemple ; à l'état normal il se produit, à l'arrêt de la rotation, un nystagmus horizontal dirigé vers la gauche et qui dure environ une demi-minute ; si l'on examine l'équilibre du patient on constate une chute de tout le corps vers la droite (chute variable de sens avec la position de la tête).

On répète la même épreuve quelques minutes après en faisant tourner de droite à gauche, le nystagmus est alors dirigé vers la droite et la chute se fait à gauche.

Le défaut de cette épreuve est qu'elle présente de grandes variations individuelles, qu'elle est peu sensible et enfin que l'excitation porte en même temps sur les deux labyrinthes si bien qu'il est difficile d'obtenir des résultats précis pour un des labyrinthes seulement. Cependant le mouvement de rotation vers la droite agit surtout sur le labyrinthe gauche et inversement.

Nous verrons à propos de l'étude des lésions labyrinthiques

quelles sont les modifications pathologiques observées au cours de cette épreuve.

Épreuve calorique de Barany. — Cette épreuve se fait en injectant à l'aide d'un bock placé à une faible hauteur de l'eau froide ou de l'eau chaude dans le conduit auditif externe. Nous nous bornerons à l'étude de l'épreuve calorique à l'eau froide, qui est plus rapide et plus sûre. Avant de pratiquer cette épreuve, il faut naturellement vérifier l'état du conduit auditif : il ne faut pas qu'il y ait de bouchon de cérumen, obstruant le conduit et il est préférable de s'abstenir de toute injection lorsqu'il y a une perforation tympanique.

Voici comment l'on devra procéder : avec un bock placé à 50 centimètres de hauteur et une canule auriculaire on injecte dans le conduit auditif de l'eau à 25°. Le blessé est assis la tête droite ou légèrement inclinée en arrière ; on dit au blessé de regarder du côté opposé à l'oreille injectée et l'on observe ses yeux, pendant que se fait l'injection.

A l'état normal, on constate les phénomènes suivants : 1° au bout d'un temps variable (une demi-minute à une minute), un nystagmus latéral se produit du côté opposé à l'oreille injectée : *nystagmus latéral* droit si l'oreille gauche est injectée, ce nystagmus d'abord léger devient très intense ; 2° on arrête l'injection, on met le malade debout, les pieds joints, les yeux fermés, il se produit *une chute de tout le corps* du côté de l'oreille injectée, c'est-à-dire à gauche dans l'exemple que nous avons pris. Si maintenant on tourne la tête du blessé de 90° vers la gauche, de façon que l'oreille gauche regarde en arrière, la chute se fait en arrière ; si on tourne la tête de 90° vers la droite de façon que l'oreille gauche se trouve en avant, la chute se fait en avant.

Toutes ces réactions sont d'ordre labyrinthique et sont d'ailleurs très variables dans leur intensité d'un individu à l'autre.

3° Il existe enfin au cours de cette épreuve calorique des *mouvements réactionnels du côté des membres*, mouvements réactionnels conditionnés par le cervelet sous l'influence de l'excitation labyrinthique.

Par exemple si l'on dit à un individu normal les yeux fermés de tenir les bras tendus en avant, pendant quelques minutes il garde facilement cette attitude. Si chez ce même individu on provoque un nystagmus latéral droit par irrigation de l'oreille gauche à l'eau froide, et qu'on répète cette même épreuve des bras tendus en avant, on voit insensiblement et inconsciemment les bras dévier lentement vers la gauche; le même phénomène se produit au niveau du membre inférieur sur le malade couché.

Toutes ces réactions labyrinthiques provoquées par l'épreuve calorique s'accompagnent de troubles subjectifs : vertiges, nausées, etc., plus ou moins intenses. Elles sont très variables dans leur intensité d'un individu à l'autre et demandent à être recherchées à plusieurs reprises.

Nous n'étudierons pas ici les *modifications pathologiques* très variées qui trouveront mieux leur place dans un autre chapitre; nous énumérons seulement dans cette description de technique les réactions *normales*; mais nous insisterons tout particulièrement sur les modifications des mouvements réactionnels des membres dans le chapitre des blessures du cervelet, modifications qui sont de la plus haute importance pour l'étude des localisations cérébelleuses.

Épreuve du vertige voltaïque (Babinski). — Si chez un individu normal on applique devant les deux tragus les pôles d'un appareil galvanique et qu'on fasse passer un courant de 2 à 5 milliampères, la tête s'incline du côté du pôle positif; à droite par exemple si le pôle positif est à droite.

On se servira d'une batterie de 24 éléments groupés en tension avec un rhéostat et un milliampèremètre. Les électrodes seront constituées par des tampons de 2 à 3 centimètres de diamètre bien mouillés que l'opérateur tiendra et qu'il appliquera de chaque côté en avant du tragus en maintenant un bon contact. Le malade est debout les pieds joints. On fait alors progressivement passer le courant : *à l'état normal* quand le courant atteint 1 à 2 milliampères on voit la tête incliner du côté du pôle positif, et si l'intensité du courant augmente tout le corps est entraîné du côté du pôle positif et à l'entraînement du corps s'associe souvent un nystagmus rotatoire dirigé vers le pôle négatif. Si on intercepte brusquement le courant, la tête reprend sa position normale.

Cette épreuve s'accompagne de sensations vertigineuses plus ou moins intenses.

Quelquefois le vertige voltaïque s'obtient avec une intensité de courant extrêmement faible ou au contraire la résistance au vertige voltaïque est exagérée et l'intensité nécessaire pour obtenir l'inclinaison de la tête peut atteindre 15 à 20 milliampères.

Les caractères du nystagmus sont très variables et d'ailleurs il peut manquer chez des individus sains.

Les *modifications pathologiques* du vertige voltaïque que nous étudierons également plus loin s'associent très souvent à celles du réflexe calorique de Barany, mais ne sont pas nécessairement liées les unes aux autres. Ajoutons que dans cette épreuve comme dans l'épreuve de Barany, on peut observer des mouvements réactionnels du côté des membres.

Ponction lombaire. — Radiographie.

Nous terminons l'examen neurologique d'un blessé du crâne par une courte analyse de deux procédés complémentaires de diagnostic très importants.

1° Ponction lombaire. — Nous n'insistons pas sur la technique de la ponction lombaire, que tout le monde connait.

Nous préciserons seulement les points suivants.

Il faut toujours rechercher l'*hyperalbuminose* dans le liquide; on la mettra en évidence en ajoutant goutte à goutte de l'acide azotique à froid à une quantité déterminée de liquide; on agite et on cesse d'ajouter de l'acide lorsque l'opalescence n'augmente plus. Avec un peu d'habitude on peut apprécier d'une façon assez exacte la quantité d'albumine par litre; on sait que le taux normal est de 0,20 cg. environ.

On pourra obtenir une bien plus grande précision en utilisant un tube gradué imaginé par MM. Sicard et Cantaloube : à une quantité déterminée de liquide céphalo-rachidien (4 cm^3) on ajoute, après chauffage léger, 12 gouttes d'acide trichloracétique au tiers, on laisse reposer quatre heures et on note à quel niveau de la graduation portée sur le tube s'élève le précipité; en se reportant à un tableau fixé par les auteurs, on sait qu'à telle division répond telle quantité d'albumine par litre.

L'*examen cytologique* est à la fois *quantitatif et qualitatif*;

Pour l'*examen quantitatif* on utilisera la *cellule de Nageotte* qui, par un procédé tout à fait analogue à celui de la numération globulaire dans le sang donne le taux d'éléments cellulaires par centimètre cube de liquide céphalo-rachidien. L'*examen qualitatif* se fera après centrifugation d'une durée de trente minutes de dix centimètres cubes de liquide céphalorachidien. On recueille le culot et l'on fait un étalement; après fixation et coloration au bleu polychrome, par exemple, on examine à l'immersion les éléments cellulaires.

La ponction lombaire a deux indications précises sur lesquelles nous reviendrons : d'une part chez les blessés du crâne ne présentant pas de signes organiques objectifs d'une lésion cérébrale et qui se plaignent de troubles subjectifs plus ou moins marqués, et d'autre part lorsque l'on craint une complication de la blessure : méningite, abcès ou encéphalite.

2° **Radiographie.** — C'est un des éléments essentiels de l'examen d'un blessé du crâne. Il est important de suivre certaines précautions de technique sur lesquelles M. Infroit, à la Salpêtrière, a insisté depuis longtemps.

Le plus souvent on radiographie le crâne, le malade étant couché à plat ventre, la tête appliquée du côté droit, ou du côté gauche sur la plaque radiographique. Ce procédé a de multiples inconvénients : inclinaison variable de la tête sur la poitrine et surtout inclinaison latérale de la tête qui amène des déformations considérables des profils osseux et rendent l'interprétation radiographique beaucoup plus incertaine. Il faut donc assurer l'immobilité du sujet en même temps qu'une fixation tout à fait exacte et toujours identique de la position de la tête, ce qui est indispensable si l'on veut faire un repérage topographique cranio-cérébral par le procédé que nous avons indiqué précédemment.

Cette technique, qu'il serait trop long d'étudier en détail, a été imaginée par M. Infroit, chef du laboratoire de radiographie de la Salpêtrière. La radiographie se fait sur le sujet assis de profil.

La radiographie faite de face et de profil montrera le *siège* et les *dimensions de la perte de substance osseuse*, les *traits de fracture irradiée*, l'*existence d'esquilles*, ou de *corps étranger métallique* dont on pourra apprécier le siège avec une grande exactitude par la comparaison des radiographies ainsi faites.

CHAPITRE II

LES TROUBLES SUBJECTIFS COMMUNS A TOUTES LES BLESSURES DU CRANE

Le syndrome subjectif commun.

Tous ou presque tous les blessés du crâne se plaignent de troubles d'ordre purement subjectif, d'une interprétation souvent délicate.

Ces troubles subjectifs se voient chez des blessés qui ont eu à un moment donné ou qui ont encore au moment même de l'examen, des signes indiscutables de lésion organique du système nerveux; nous dirons même que ces troubles subjectifs sont plus fréquents, plus marqués chez les blessés à l'examen desquels l'étude neurologique la plus minutieuse ne révèle aucun symptôme organique même léger : aucune dissemblance entre les réflexes tendineux ou cutanés, aucun résidu aphasique, aucun trouble sensitif et en particulier aucune trace d'astéréognosie, aucun déficit même très petit du champ visuel, aucun trouble de l'équilibre.

Ces troubles subjectifs se retrouvent chez les blessés du crâne avec une constance remarquable sous diverses modalités qui ont été étudiées en détail par M. Pierre Marie[1].

1. Pierre Marie, La conduite à tenir vis-à-vis des blessures du crâne, *Société de Neurologie*, 2 mars 1910.

Céphalée.

Presque tous les blessés du crâne se plaignent de *céphalée*.

Ils accusent des sensations de pesanteur, de serrement, de battement soit dans toute la tête, soit dans la région frontale ou occipitale, soit derrière les yeux avec irradiations à la face; la topographie de la céphalée est souvent indépendante du siège de la blessure, mais il y a une prédominance manifeste de la céphalée frontale ou occipitale. Au niveau même de la cicatrice, quels que soient ses caractères, et dans une zone souvent assez large autour d'elle, on note fréquemment une hyperesthésie extrême au toucher, au moindre contact, en particulier sur les limites de la cicatrice cutanée

La céphalée est *rarement permanente*, en général elle se montre à certaines heures, le matin au réveil ou le soir au coucher, ou avant les repas, et surtout elle est réveillée ou exagérée par une foule de circonstances.

Dans l'interrogatoire de nombreux blessés nous relevons, comm *causes d'aggravation de la céphalée* : l'acte de se baisser, d'éternuer, de tousser; tout effort physique : une marche un peu rapide, un escalier à monter; même un effort intellectuel : lecture, composition d'une lettre, etc.; la lumière un peu vive : grand soleil, ou lumière électrique des lampes à arc. La vue d'objets en mouvements : roues de voiture, cinéma, réveille rapidement cette céphalée et elle s'associe alors souvent à une sensation de vertige sur laquelle nous allons revenir. Enfin les secousses brusques, les bruits plus ou moins violents, en particulier les détonations, les explosions, provoquent presque à coup sûr cette céphalée qui s'associe quelquefois à de l'hyperacousie. Les voyages dans le chemin de fer et plus particulièrement dans le Métro, les tramways sont très mal supportés.

Enfin les modifications de la température extérieure : le froid, la chaleur orageuse, le grand vent l'augmentent également.

Vertiges. Éblouissements.

Presque toujours en même temps que la céphalée le blessé accuse des *vertiges*.

Ce que le blessé nomme vertige *débute en général par un*

éblouissement : un voile se répand sur les objets devant ses yeux, il se sent perdre l'équilibre bien qu'il ne tombe pas ou tout à fait exceptionnellement ; il est obligé de s'arrêter, de s'appuyer ou de s'asseoir, puis le calme revient, mais le blessé reste pendant quelques instants mal à son aise, et comme courbaturé, il garde une sensation d'instabilité, d'insécurité dans la marche.

Cet éblouissement *n'est pas un trouble constant* ; certains blessés en éprouvent plusieurs fois par jour ; d'autres à intervalles très éloignés.

En outre, dans bien des cas l'éblouissement consiste en un *simple trouble de la vue*, l'apparition de mouches volantes, lorsque le blessé fixe longtemps un objet ou lit trop longtemps, et cet éblouissement ne s'accompagne pas de vertige.

Autres troubles subjectifs. — En dehors de la céphalée et des éblouissements qui sont les troubles les plus constants, les plus apparents, on note chez les blessés d'autres troubles nerveux qui passent plus ou moins au premier plan chez tel ou tel individu.

On peut observer :

De l'*insomnie*, soit que le blessé ne puisse trouver le sommeil, soit qu'il se réveille la nuit avec des cauchemars.

Des *modifications du caractère* : irritabilité ou émotivité exagérées, s'accompagnant de *phénomènes vasomoteurs* plus ou moins marqués : bouffées de chaleur, rougeur du visage, parfois épistaxis, transpiration au moindre effort et assez fréquemment de la *tachycardie*, d'ailleurs rarement permanente ;

Des *troubles de la mémoire* : par exemple, le blessé oublie ce qu'il a fait dans la journée, oublie la commission qu'on lui donne à faire, etc.

Enfin une *très rapide fatigue dans le travail intellectuel*, même très modéré, travail qui réveille souvent la céphalée et les éblouissements.

Caractères généraux du syndrome subjectif commun.

Chez tous les blessés, la description des troubles que nous venons d'énumérer se fait d'une façon presque identique et avec les mêmes expressions — il y a là un syndrome tout à fait spécial, très caractérisé, mais dont l'*interprétation pathogénique reste très difficile*.

Il est intéressant de constater, en effet, qu'il n'y a aucun rapport entre le siège de la blessure, ses dimensions, sa profondeur et l'intensité ou la modalité de la céphalée ou des éblouissements. Bien plus, on constate que les sujets chez lesquels, selon toute vraisemblance, le cuir chevelu seul a été entamé, se plaignent exactement de la même céphalée, des mêmes éblouissements. Ce sont souvent les embarrures de la table externe qui s'accompagnent le plus facilement de ce genre de troubles. Et même il n'est pas rare de voir des blessés présentant une large brèche crânienne accompagnée d'hémiplégie, de paraplégie, etc., ne se plaindre d'aucun de ces troubles. Enfin d'une façon générale, il faut noter que le syndrome se rencontre, semble-t-il, beaucoup moins fréquemment chez les officiers que chez les soldats.

Diagnostic différentiel et recherche des signes objectifs organiques.

Dans ces conditions, il est très important d'analyser minutieusement les symptômes dont se plaint le blessé, de rechercher l'existence de signes organiques même très minimes qui puissent donner la clef des troubles purement subjectifs — et de ne pas confondre un des symptômes subjectifs de caractère banal, que nous venons d'énumérer, avec un symptôme révélateur d'une lésion organique plus ou moins grave de l'encéphale.

Les caractères de la **céphalée** sont d'ordinaire assez particuliers pour qu'une confusion ne soit pas possible avec la céphalée d'une méningite au début, ou d'un abcès cérébral, affections qui s'accompagnent d'ailleurs de symptômes organiques importants sur lesquels nous aurons l'occasion d'insister.

Par contre les **vertiges** et **éblouissements** peuvent donner lieu à plusieurs causes d'erreur importantes. Une analyse attentive des symptômes éprouvés permettra de ne pas confondre cet éblouissement, ce vertige sans chute avec une série de troubles sûrement organiques que nous allons rappeler.

Il ne faudrait pas identifier l'éblouissement banal des blessés du crâne avec le *scotome scintillant* accompagné de migraine que l'on peut voir dans les blessures du lobe occipital.

Le scotome scintillant est d'ailleurs à peu près toujours associé à un scotome absolu de caractère hémianopsique, souvent de très petites dimensions — ignoré le plus souvent du blessé et qui relève d'une lésion de la sphère visuelle occipitale.

Il ne faut pas non plus considérer cette sensation vertigineuse, accompagnée d'un état de malaise général, comme une *attaque de petit mal épileptique.*

Cet état de petit mal peut quelquefois terminer une crise de scotome scintillant. Dans ces cas on voit toute l'importance de l'analyse des symptômes et de l'étude minutieuse du champ visuel.

Les troubles vertigineux de caractère banal dont se plaignent les blessés doivent être également distingués des *troubles labyrinthiques vrais*, et cela est loin d'être toujours facile.

L'examen des fonctions vestibulaires devra toujours être fait et en particulier la recherche du vertige voltaïque. Lorsqu'il s'agit des manifestations vertigineuses banales rentrant dans le syndrome que nous étudions, la réaction au courant galvanique est d'ordinaire peu modifiée. Mais M. Babinski insiste sur ce fait que, quel que soit le siège de la blessure cranienne, il peut y avoir eu perturbation labyrinthique expliquant les sensations vertigineuses éprouvées par le malade et l'examen objectif révèle alors des modifications variées : augmentation de la résistance à l'excitation provoquée par le courant voltaïque, mouvements de la tête en arrière et en avant au lieu de l'inclinaison, etc.

En résumé, chez les blessés qui présentent le syndrome de troubles subjectifs que nous venons d'analyser il faut pratiquer un examen neurologique complet et surtout porter son attention sur deux appareils sensoriels qui peuvent être révélateurs de lésions légères organiques, dont les symptômes demandent à être recherchés.

Pour l'appareil visuel : examen du *fond de l'œil* qui montrera la trace ou la présence de lésions dues à l'hypertension cérébrale ; examen du *champ visuel*, qui révélera un scotome méconnu. *Pour l'appareil auditif* : examen de la *fonction vestibulaire* qui permettra parfois de préciser l'origine des vertiges.

Enfin on ne devra pas négliger l'**étude du liquide céphalo-**

rachidien, lorsque les circonstances le permettront. La ponction lombaire décèle dans bien des cas des modifications appréciables du liquide révélatrices de la lésion organique du système nerveux. (Claude, Sicard.) On constate : une *élévation de la pression* du liquide céphalorachidien mesurée au manomètre, élévation qui ne dépasse pas en général 50 centimètres cubes d'eau : il n'existe d'ailleurs pas un parallélisme constant entre l'élévation de la pression et l'intensité des symptômes subjectifs ; une *augmentation de l'albumine* du liquide céphalorachidien, augmentation qui n'est jamais considérable et oscille entre 30 et 60 cg. par litre (Sicard).

On ne devra jamais, bien entendu négliger la **radiographie**, qui pourra montrer la présence d'esquilles au voisinage de la perte de substance ou de fracture irradiée ou même de projectile intracérébral méconnu.

Évolution. Traitement.

Le pronostic de ces troubles est très difficile à préciser ; *ils ne se modifient pas sensiblement ou d'une façon très lente* et nous avons revu, à plusieurs mois de distance, des blessés qui accusaient toujours les mêmes symptômes. En particulier, nous signalons dès maintenant que plusieurs blessés, chez lesquels à cause de l'intensité de ces symptômes subjectifs une plastie de la perte de substance osseuse avait été pratiquée, ne semblent pas avoir tiré grand profit de cette intervention.

La *conduite à tenir* vis-à-vis d'un blessé du crâne présentant ces troubles subjectifs nous paraît devoir être la suivante : d'abord le repos en donnant des congés de convalescence d'un, deux ou trois mois, pendant lesquels le blessé, s'il se trouve à proximité d'un centre de physiothérapie, pourra suivre un traitement par l'électricité (l'hydrothérapie ne nous a pas paru donner de bons résultats). Puis suivant les cas : la mise en réforme temporaire ou le passage dans le service auxiliaire.

De façon générale un blessé du crâne *ne doit pas être renvoyé au voisinage de la ligne de feu*, à proximité des canonnades ou des explosions.

Lorsque le blessé présente une large brèche cranienne impulsive et battante la *réforme n° 1* s'impose sauf de très rares exceptions.

Pathogénie

L'origine de ces troubles subjectifs doit être cherchée pour l'immense majorité des cas dans *une modification organique* du système nerveux qui, si elle ne se traduit par des signes de localisation, se révèle cependant par ces signes généraux. Les résultats de la ponction lombaire nous en fourniraient une preuve. Comme l'a écrit le professeur Pierre Marie dans son rapport : « Chez tous les sujets les descriptions des troubles qu'ils éprouvent sont absolument identiques et faites avec les mêmes expressions. Bien évidemment, il ne peut s'agir là d'une leçon apprise. »

On ne peut faire que des hypothèses sur l'importance et la nature anatomique de la lésion causale, mais il est très possible, comme l'a soutenu Léri, que ces troubles subjectifs soient en rapport avec des *adhérences méningées.* Les vérifications opératoires et nécropsiques qui ont été faites dans quelques cas sont en faveur de cette opinion. Nous croyons qu'il faut faire également une part importante, tout au moins pour les blessures qui siègent sur la ligne médiane du crâne, aux lésions des sinus veineux et en particulier du sinus longitudinal supérieur, l'obstruction ou la modification de la circulation dans les sinus veineux pouvant amener une perturbation importante dans toute la circulation de l'encéphale. Il faudrait aussi tenir compte d'un ébranlement possible des labyrinthes par l'intensité du choc déterminé sur le crâne par le projectile.

CHAPITRE III

BLESSURES DU LOBE FRONTAL

Anatomie.

Le lobe frontal est la partie de l'hémisphère qui s'étend en avant du sillon de Rolando.

Ce lobe *correspond à l'os frontal* dont il occupe non seulement la partie verticale écailleuse mais encore toute la face orbitaire. Sur sa face externe et en arrière il *déborde notablement les limites de cet os.*

Le lobe frontal comprend *quatre circonvolutions : une vertico-transversale*, parallèle au sillon de Rolando, qui est *la frontale ascendante*, et *trois circonvolutions longitudinales*, antéro-postérieures que l'on nomme de haut en bas *1re, 2e, 3e frontales.*

Chacune de ces circonvolutions s'insère perpendiculairement sur la frontale ascendante se dirige parallèlement au bord supérieur convexe de l'hémisphère et se replie au niveau du pôle frontal sur la face inférieure orbitaire du lobe.

Chaque circonvolution comprend donc une *portion supérieure externe*, et une *portion inférieure sous-frontale*; la 1re frontale a en outre une face interne.

Nous étudierons plus loin la frontale ascendante (voir Blessures

---

Fig. 6. — FACE EXTERNE, INTERNE D'UN HÉMISPHÈRE ET FACE INFÉRIEURE DU CERVEAU.

Les circonvolutions sont désignées par des lettres avec un indice : F_1, *première frontale;* Fa, *frontale ascendante, etc.:* G.s., *gyrus supramarginalis* (*lobule du pli courbe*); G.a., *gyrus angularis* (*pli courbe*): R., *sillon de Rolando;* Sy., *sillon de Sylvius*: Lob. para., *lobule paracentral*: L. ling., *lobule lingual*: L. fus., *lobule fusiforme*, etc.

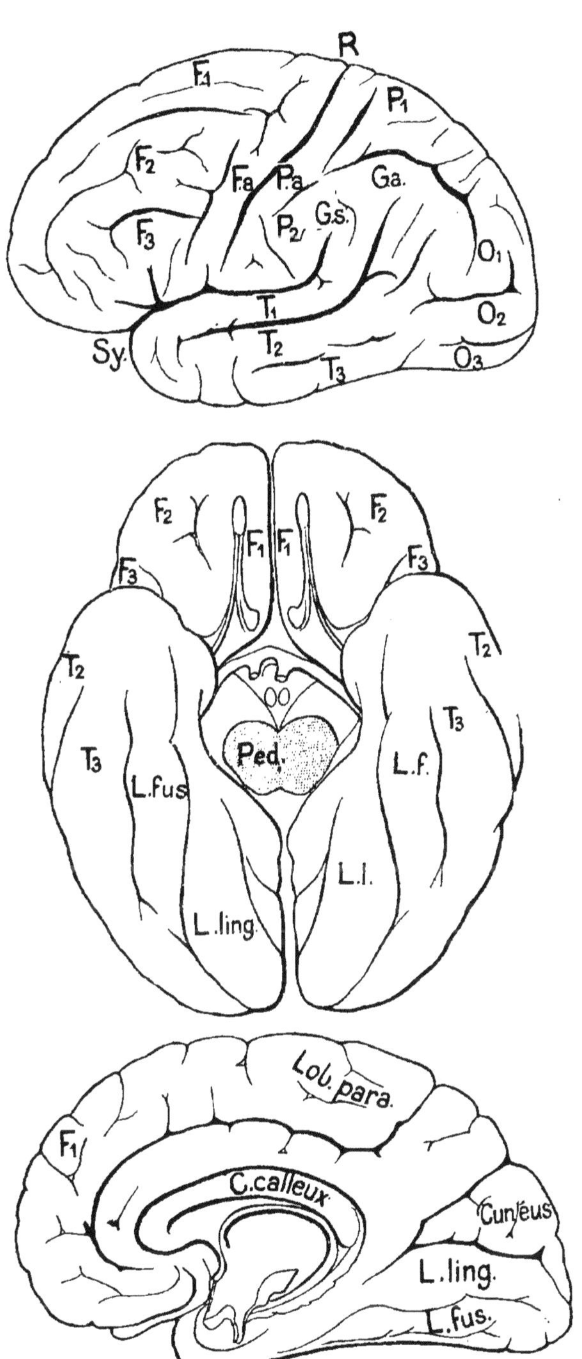
R
F1
P1
F2
F.a
P.a
Ga.
P2
G.s.
F3
O1
T1
O2
Sy.
T2
O3
T3
F2
F1
F1
F2
F3
F3
T2
T2
T3
T3
Ped.
L.f.
L.fus
L.l.
L.ling.
Lob. para.
F1
C.calleux
Cuneus
L.ling.
L.fus.

de la région rolandique). Cette circonvolution est séparée des trois circonvolutions horizontales par le *sillon prérolandique* ou *sillon précentral* parallèle au sillon de Rolando et souvent séparé en deux tronçons par le pied d'insertion de F^2 sur la frontale ascendante.

La *première frontale* ou *supérieure* est située sur le bord sagittal de l'hémisphère, elle comprend une portion externe ou dorsale qui naît de la frontale ascendante par trois racines, se dirige en avant en s'amincissant de plus en plus — une partie sous-frontale ou orbitaire, étroite, rectiligne — une portion interne qui occupe sur la face interne de l'hémisphère tout ce qui est en dehors de la circonvolution du corps calleux.

Le *premier sillon frontal* sépare F^1 de F^2 sur la face externe du lobe; sur sa face orbitaire le sillon sous le nom de sillon olfactif contient le pédoncule et le bulbe olfactif.

La *deuxième circonvolution frontale* ou *frontale moyenne* se détache du milieu de F^a elle est très développée et flexueuse, c'est la plus large des trois circonvolutions, elle occupe les deux tiers de la face orbitaire et se termine à la branche transversale du sillon en H que l'on voit au milieu de la face orbitaire.

Elle est séparée de la 3e frontale par le *deuxième sillon frontal* et le *sillon orbitaire externe*.

La *3e circonvolution frontale* ou *frontale inférieure* ou *circonvolution de Broca* est comprise entre le 2e sillon frontal et la scissure de Sylvius.

Les branches de la scissure de Sylvius la divisent en trois parties : *le pied* ou partie operculaire entre le sillon prérolandique et la branche ascendante de la scissure de Sylvius, *le cap* ou partie triangulaire entre cette branche et la branche horizontale, *la tête* ou partie orbitaire qui forme la partie externe et postérieure de la face orbitaire.

La *substance blanche* du lobe frontal est constituée par de nombreuses fibres d'association : faisceaux d'association intrinsèque, faisceau arqué, faisceau occipito-frontal, faisceau unciforme, fibres calleuses.

Nous n'insisterons pas sur les variétés *cyto-architectoniques* assez nombreuses de la région frontale. Le type frontal est caractérisé globalement par un développement peu marqué de diverses couches cellulaires, et une faible richesse en éléments cellulaires.

Physiologie.

Les fonctions du lobe frontal ont toujours beaucoup exercé la curiosité des psychologues et des médecins, mais on peut dire qu'à l'heure actuelle, malgré le grand nombre d'expériences physiologiques, de constatations anatomo-cliniques, nous ne savons à peu près rien sur le rôle de cette portion si considérable des hémisphères cérébraux.

A. Les **expériences des physiologistes** peuvent se grouper en deux classes : excitation électrique de l'écorce, extirpation totale ou partielle des lobes frontaux.

C'est une théorie ancienne que les lobes frontaux représentent un *centre d'association très important* et sont le siège des plus hautes fonctions psychiques. Aucune donnée expérimentale n'est venue apporter une confirmation quelconque à cette conception purement théorique, qui s'appuyait avant tout sur l'accroissement de volume des lobes frontaux dans la série animale, au fur et à mesure que l'on se rapproche de l'homme.

Il semble, par contre, que l'*excitation électrique* de l'écorce frontale, entre les mains de Munk et de Sherrington, ait montré que les lobes frontaux jouent *un certain rôle dans les fonctions motrices*. (Rappelons que nous n'étudions pas dans ce chapitre la frontale ascendante.)

Munk trouve, chez le chien, une zone d'excitabilité pour la musculature du tronc et du ventre et pour les mouvements respiratoires. Sherrington, chez le singe, ne peut mettre en évidence dans tout le lobe frontal (frontale ascendante exceptée) qu'un centre de mouvement de latéralité des globes oculaires du côté opposé à l'hémisphère excité.

Par contre, les *tentatives d'extirpation* de la partie antérieure du lobe frontal chez le chien et le singe n'ont donné aucun résultat certain. Munk aurait cependant observé une paralysie des muscles du tronc.

B. La **pathologie humaine**, et en particulier l'étude clinique des tumeurs du lobe frontal, a révélé l'existence d'un certain nombre de symptômes que beaucoup d'auteurs considèrent comme caractéristiques d'une localisation frontale.

Il nous paraît, d'après notre expérience personnelle, qu'il est très difficile, dans la plupart des cas, de dire si ces symptômes relèvent bien d'une lésion frontale ou s'ils ne sont pas dus à une action à distance de la tumeur sur d'autres régions du cerveau.

1° **Symptômes d'ordre psychique.** — Il existe fréquemment des troubles profonds de l'intelligence dans les lésions importantes des lobes frontaux ; en particulier on a voulu considérer comme pathognomonique, une tendance marquée à la « jovialité » (le malade plaisante, fait des jeux de mots souvent d'une extrême puérilité), contrastant avec la *lenteur des réactions psychiques*, la *diminution extrême de l'attention*, l'*apathie* de ces malades.

2° **Symptômes d'ordre moteur.** — Oppenheim a attiré l'attention sur l'existence de *contracture permanente des muscles du tronc* en opistothonos ou emprostothonos, au cours de l'évolution des tumeurs du lobe frontal. Cette contracture peut survenir par crises. Elle est à rapprocher des constatations expérimentales de Munk. La déviation conjuguée des yeux du côté opposé à la lésion a été également signalée.

Sous le nom d'*ataxie frontale*, on a décrit des troubles de l'équilibre et de la coordination pendant la marche ou les mouvements, troubles constatés chez les malades atteints de tumeur du lobe frontal. Ces symptômes sont loin d'être constants et pour beaucoup de neurologistes, il s'agirait de phénomènes d'action à distance sur le cervelet.

Dans ces dernières années enfin, Kleist a décrit sous le nom d'*apraxie frontale*, des troubles moteurs très voisins des phénomènes catatoniques observés dans les psychoses et dont il localise la cause dans le lobe frontal. (Innervation tonique et persévération tonique de Wilson.) Nous reviendrons sur ces symptômes en étudiant l'apraxie.

Nous n'insistons pas sur les *troubles du langage* notés dans les lésions du lobe frontal gauche. Ils seront étudiés en détail au chapitre de l'aphasie.

Symptômes des blessures du lobe frontal

Siège et caractères de la blessure. — Signalons quelques particularités des blessures du lobe frontal.

Il ne faut pas considérer comme ayant touché le lobe frontal une blessure *qui en réalité n'a atteint que le sinus frontal*. Le sinus frontal dont la cavité s'étend dans l'épaisseur de l'os frontal au-dessus de l'orbite présente des dimensions très variables suivant les individus et son diamètre vertical au-dessus de l'arcade sourcilière est souvent de 2 à 3 centimètres. Cette notion est importante à rappeler pour ne pas localiser sur le lobe frontal une blessure qui est en réalité une blessure de sinus ce qui n'implique pas d'ailleurs l'absence de complications graves.

Une autre particularité assez curieuse, mais qui demande peut-être vérification, c'est *la fréquence relative des vastes traumatismes de la région frontale*. C'est le plus souvent dans la région frontale que l'on voit les pertes de substance les plus étendues, supérieures en dimension à une pièce de cinq francs, perte de substance animée de battements très visibles et impulsive à la toux. Il semble donc que la blessure du lobe frontal soit parmi les moins graves ou tout au moins les mieux supportées; la symptomatologie si fruste des blessures du lobe frontal explique en partie cette bénignité relative des blessures frontales.

Symptômes. — On pourrait presque dire sans exagération qu'il n'y a pas de symptomatologie propre aux blessures du lobe frontal.

Parmi les nombreux blessés que nous avons examinés, les symptômes constatés relevaient non pas de la blessure du lobe lui-même mais de complications particulières à ces blessures.

D'une façon générale cependant il semble que les blessés atteints d'une lésion *importante* du lobe frontal présentent un *état mental particulier* : une sorte de torpeur, d'engourdissement psychique, de la lenteur de l'idéation, et de l'élocution; mais le nombre est grand des blessés du lobe frontal, qui n'offrent à l'examen clinique aucun trouble qu'on puisse mettre en évidence ou qui relève certainement de la lésion du lobe frontal, circonvolution frontale ascendante exceptée, comme nous l'avons déjà dit.

A part une *légère dissemblance entre les réflexes tendineux* plus vifs du côté opposé à la blessure (lésion de voisinage des circonvolutions motrices), nous n'avons jusqu'ici observé chez les blessés aucun des symptômes que nous avons énumérés plus haut : contracture des muscles du tronc, déviation des yeux, ataxie, apraxie.

Seules *les blessures du lobe frontal gauche* méritent une mention spéciale à cause des *troubles de la parole* qu'elles peuvent entraîner, troubles de la parole que l'on voit également dans les blessures du lobe droit mais moins fréquemment.

Il s'agit de *troubles anarthriques ou dysarthriques* qui surviennent aussitôt après la blessure et persistent seulement quelques jours ou quelques semaines. Ces troubles n'existent généralement plus au moment de l'examen : le blessé raconte qu'il est resté quelque temps sans pouvoir parler ou qu'il parlait très mal, tout en sachant très bien ce qu'il voulait dire.

Dans d'autres cas et nous en avons observé plusieurs il s'agissait de blessures du lobe frontal gauche en un point quelconque; il existait d'une façon persistante, plusieurs mois après la blessure, soit du *bégaiement*, soit une *lenteur de l'élocution*, soit surtout une *scansion* de la parole rappelant celle de la sclérose en plaques. Par ailleurs, aucun trouble d'ordre aphasique.

Complications propres aux blessures de la région frontale.

1° Paralysie faciale parcellaire de type périphérique. — Cette paralysie est due aux *lésions des plans superficiels* et s'observe même s'il n'y a pas de lésions osseuses; elle est due à la section de filets de la branche supérieure du nerf facial et se voit dans les plaies latérales, très antérieures de la fosse temporale; il s'agit d'une paralysie du muscle frontal. Au repos la moitié du front du côté de la blessure est lisse et sans rides et le sourcil abaissé; si l'on dit au malade de froncer les sourcils ou de relever les sourcils, le mouvement ne se produit pas du côté paralysé, par contre l'occlusion de l'œil se fait généralement bien. L'exploration électrique révèle de l'hypoexcitabilité électrique du muscle frontal avec DR totale ou partielle.

Il ne faudra pas confondre cette paralysie avec une *paralysie périphérique totale* relevant d'une fracture irradiée à la base et atteignant le nerf facial dans le rocher, auquel cas il y a le plus souvent des troubles auditifs associés, ni avec une *paralysie de type central* qui d'ailleurs siège du côté opposé à la blessure.

2° Lésion du sinus frontal. — Lorsque la blessure est antérieure et basse, c'est-à-dire très rapprochée du bord supérieur de l'orbite, le sinus frontal peut être intéressé; il peut même l'être isolément dans bon nombre de cas comme nous l'avons dit. Si la paroi postérieure a été atteinte et la dure-mère ou le cerveau mis en contact direct avec le sinus, cette particularité se révèle généralement par un *écoulement de liquide céphalorachidien par le nez*, écoulement qui peut être très persistant et réapparaître d'une façon intermittente durant des mois, comme nous en avons observé un cas. Cette complication est d'une particulière gravité; elle expose le blessé à la complication redoutable d'une *infection méningée*; la cavité sous-arachnoïdienne se trouvant en communication avec une cavité naturelle peut facilement s'infecter même après cicatrisation de la plaie extérieure.

3° **Lésions oculaires.** — Cette complication est d'une grande fréquence dans les blessures de la région frontale : elle présente diverses variétés importantes à connaître. Il faut toujours interroger le blessé sur l'état de la vision de chaque œil, pratiquer l'examen du fond de l'œil et particulièrement de la région maculaire et mesurer le champ visuel et l'acuité visuelle.

1° *Lésions du nerf optique.* — A la suite d'une blessure quelquefois minime de la région frontale, le blessé perd immédiatement la vue pour l'œil qui se trouve du côté de la blessure; la cécité est d'ordinaire immédiate et complète, c'est à peine si dans quelques cas il persiste une vague sensation de luminosité. L'examen de l'appareil oculaire et en particulier du fond de l'œil ne révèle à ce moment rien d'anormal.

L'évolution est la suivante : au bout de quelques semaines, la vision réapparaît extrêmement affaiblie, le blessé distingue la lumière de l'obscurité, mais l'acuité visuelle reste très basse et l'amélioration ne progresse pas ou bien la vision reste définitivement abolie. L'examen du fond de l'œil révèle alors une *décoloration de la papille* avec rétrécissement des vaisseaux qui témoigne de l'*atrophie du nerf optique.*

La *pathogénie* de cette atrophie est assez complexe; elle relève semble-t-il de l'irradiation au plafond de l'orbite et au canal optique de la fracture de la voûte; la conséquence est tantôt une véritable *section du nerf optique*, plus souvent une *hémorragie de la gaine du nerf* avec compression de ce dernier et atrophie consécutive.

2° *Lésion des nerfs moteurs oculaires.* — L'atteinte des nerfs moteurs de l'œil à leur passage dans l'orbite est beaucoup moins souvent constatée; on peut voir une *paralysie totale* ou *parcellaire de la troisième paire* ou de la *sixième paire* avec strabisme et diplopie. Ces paralysies n'appartiennent d'ailleurs pas en propre aux blessures de la région frontale. La sixième paire semble particulièrement fragile et chez beaucoup de blessés du crâne on constate, quel que soit le siège de la blessure, une légère diplopie qui relève d'une parésie du muscle droit externe innervé par la sixième paire.

3° *Lésions de la macula.* — C'est une conséquence très curieuse des blessures de la région frontale, et quelquefois d'ailleurs de régions plus éloignées de l'œil.

Le blessé, aussitôt après la blessure, est privé de la vision de l'œil du côté blessé. Son état s'améliore plus ou moins et la vision réapparaît dans les parties périphériques du champ visuel. Cette restitution peut être très faible et l'acuité visuelle demeure extrêmement réduite. Dans d'autres cas, la restauration se fait beaucoup plus complètement, mais le blessé conserve un *scotome central* plus ou moins étendu qui gêne considérablement la vision et dont on peut mesurer les dimensions exactes au périmètre.

Il ne faut pas confondre un tel scotome qui relève d'une lésion proprement oculaire avec le *scotome hémianopsique maculaire* ou paramaculaire relevant d'une lésion du lobe occipital; ces scotomes hémianopsiques ont comme caractère essentiel d'exister dans le champ visuel de *chaque œil* et d'être identiques ou presque absolument identiques dans chaque champ visuel.

D'ailleurs l'examen du fond de l'œil révèle lorsqu'il s'agit de scotome par lésion oculaire, l'existence de lésions très particulières de la région maculaire de la rétine : tantôt simple œdème de cette région, tantôt hémorragies et déchirures à des stades variés d'évolution; l'intérêt de cette lésion consiste en ce qu'il ne s'agit pas d'une blessure directe de l'œil, mais d'une altération à distance, par contre-coup semble-t-il, lésion toujours limitée à la région maculaire ou à son voisinage immédiat.

4° *Lésions choroïdo-rétiniennes.* — Très analogues aux lésions précédentes comme pathogénie, elles se traduisent par les mêmes symptômes, mais les modifications de la vision sont souvent plus persistantes et l'examen périmétrique révèle l'existence d'un scotome irrégulier plus ou moins étendu, qui n'est pas limité au champ maculaire et qui peut d'ailleurs le respecter.

L'étude du fond de l'œil montre des lésions variées qui se présentent souvent sous l'aspect de larges fissures rectilignes ou étoilées, blanchâtres, ou bordées de pigment et qui résultent de véritables éclatements choroïdo-rétiniens avec hémorragies consécutives.

4° **Troubles auditifs.** — On peut constater l'existence d'une *surdité unilatérale* siégeant du même côté que la blessure *ou même du côté opposé* ou d'une *diminution bilatérale de l'acuité auditive.* Il s'agit rarement de l'irradiation de la fracture jusqu'au rocher, ce qui peut cependant s'observer, auquel cas il existe généralement une paralysie faciale totale de type périphérique du même côté que la paralysie de la 8e paire.

Le plus souvent on se trouve en présence de troubles labyrinthiques par commotion à distance ou de rupture du tympan. L'existence de ces troubles auditifs demande toujours un examen spécial.

Telles sont les *complications* des blessures de la région frontale, complications qui sont nombreuses et fréquentes et en somme *beaucoup plus importantes que la lésion du lobe frontal lui-même.*

Diagnostic.

La *lésion directe du lobe frontal* lui-même dans les *blessures de la région frontale* sera donc souvent d'un *diagnostic fort difficile.* On se basera sur les caractères mêmes de la blessure et la présence de projectile intra-cérébral, l'existence des signes classiques, énumérés plus haut, qui n'ont guère été constatés jusqu'ici que dans les tumeurs du lobe frontal. Comme nous l'avons dit cet examen sera le plus souvent négatif.

Mais ce qu'il faudra toujours rechercher systématiquement, c'est, d'abord la participation du sinus frontal et surtout les lésions oculaires : en particulier, à l'aide de l'ophtalmoscope, les lésions maculaires et avec le périmètre, l'existence d'un scotome central unilatéral.

Traitement.

Les blessures du lobe frontal ne réclament *aucun traitement spécial*. Les complications oculaires sont du domaine de l'ophtalmologiste. Une question importante se pose toutefois lorsque la perte de substance osseuse est étendue. *Faut-il ou non faire une plastie?* Lorsque la perte de substance est franchement frontale, antérieure, il peut y avoir intérêt à combler la brèche osseuse *dans un but esthétique*; c'est, croyons-nous, la seule raison valable. Il semble d'ailleurs que les plasties de la paroi antérieure du sinus frontal soient fort bien supportées et nous avons vu de telles réparations, qui étaient parfaites au point de vue esthétique. Nous reviendrons d'ailleurs sur cette question très importante des plasties dans un chapitre spécial.

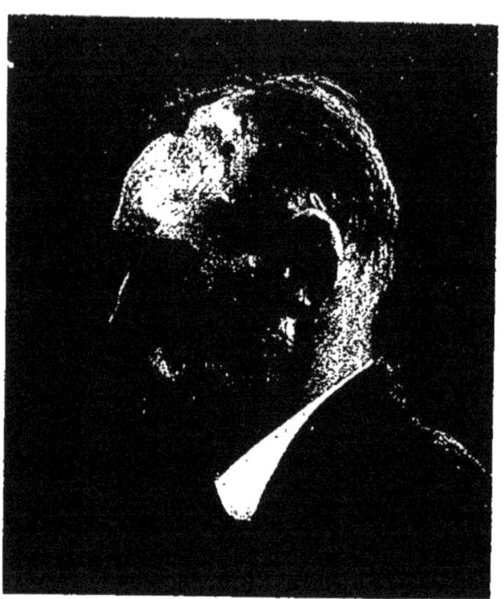

Fig. 6 *bis*. — Blessure de la région frontale gauche avec très vaste perte de substance osseuse.

CHAPITRE IV

LES BLESSURES DE LA RÉGION ROLANDIQUE

NOTIONS ANATOMIQUES ET PHYSIOLOGIQUES

Les circonvolutions rolandiques.

Sous le nom de *région rolandique* nous comprenons *les deux circonvolutions frontale et pariétale ascendante*, qui entourent le *sillon de Rolando.*

Nous étudierons :

1° La *scissure de Rolando*;

2° La *circonvolution frontale ascendante* (*Fa*) qui constitue la lèvre antérieure de la scissure de Rolando et dont le bord antérieur donne insertion aux trois circonvolutions frontales;

3° La *circonvolution pariétale ascendante* (Pa) qui forme la lèvre postérieure de la scissure de Rolando et dont le bord postérieur donne insertion aux circonvolutions pariétales supérieure et inférieure.

La situation de ces deux circonvolutions, leur importance anatomique et physiologique justifient la distinction d'un *territoire cérébral à part* (lobe central d'Ecker) et permettent de les séparer de leurs lobes respectifs.

La scissure de Rolando commence sur le bord de la scissure interhémisphérique, un peu en arrière de la partie moyenne de l'hémisphère, elle se dirige obliquement en bas et en avant et cette obliquité est d'autant plus prononcée que le lobe frontal est plus développé ; elle se termine en bas à une distance variable de la scissure de Sylvius.

Dans son trajet, qui n'est pas absolument rectiligne, elle dessine des sinuosités : une courbe supérieure convexe en avant, une courbe moyenne concave en avant, une courbe inférieure de nouveau convexe en avant.

L'extrémité supérieure de la scissure entaille légèrement la face interne de l'hémisphère ; elle est entourée par le pli de passage frontopariétal supérieur, ou *lobule paracentral* qui relie à la face interne de l'hémisphère l'extrémité supérieure des deux circonvolutions rolandiques.

L'extrémité inférieure se termine au-dessus de la scissure de Sylvius dont elle est séparée par le pli de passage frontopariétal inférieur ou *opercule rolandique*, quelquefois très peu marqué ou très profondément situé dans la scissure même de Sylvius.

Enfin le fond de la scissure est presque toujours coupé par des plis transversaux profonds, véritables plis de passage, qui unissent profondément les deux bords de la scissure, c'est-à-dire les deux volumineuses circonvolutions rolandiques : la frontale ascendante et la pariétale ascendante.

La circonvolution frontale ascendante commence à la face interne de l'hémisphère et forme la plus grande partie du lobule paracentral. Elle descend obliquement en bas et en avant, suivant les sinuosités de la scissure de Rolando dont elle forme la lèvre antérieure. Elle se termine au-dessus de la scissure de Sylvius en s'unissant au-dessous de l'extrémité inférieure du sillon de Rolando avec l'extrémité inférieure de la circonvolution pariétale ascendante (opercule rolandique).

La circonvolution pariétale ascendante, comme la précédente, suit les courbures du sillon de Rolando dont elle forme la lèvre postérieure. Beaucoup plus mince dans sa partie supérieure,

---

Fig. 7. — FACE EXTERNE, INTERNE D'UN HÉMISPHÈRE ET FACE INFÉRIEURE DU CERVEAU.

Les circonvolutions sont désignées par des lettres avec un indice: F_1, *première frontale;* Fa, *frontale ascendante. etc.;* G.s., *gyrus supramarginalis* (*lobule du pli courbe*); G.a.. *gyrus angularis* (*pli courbe*); R.. *sillon de Rolando;* Sy., *sillon de Sylvius*; Lob. para., *lobule paracentral:* L. ling.. *lobe lingual;* L. fus., *lobule fusiforme*; etc.

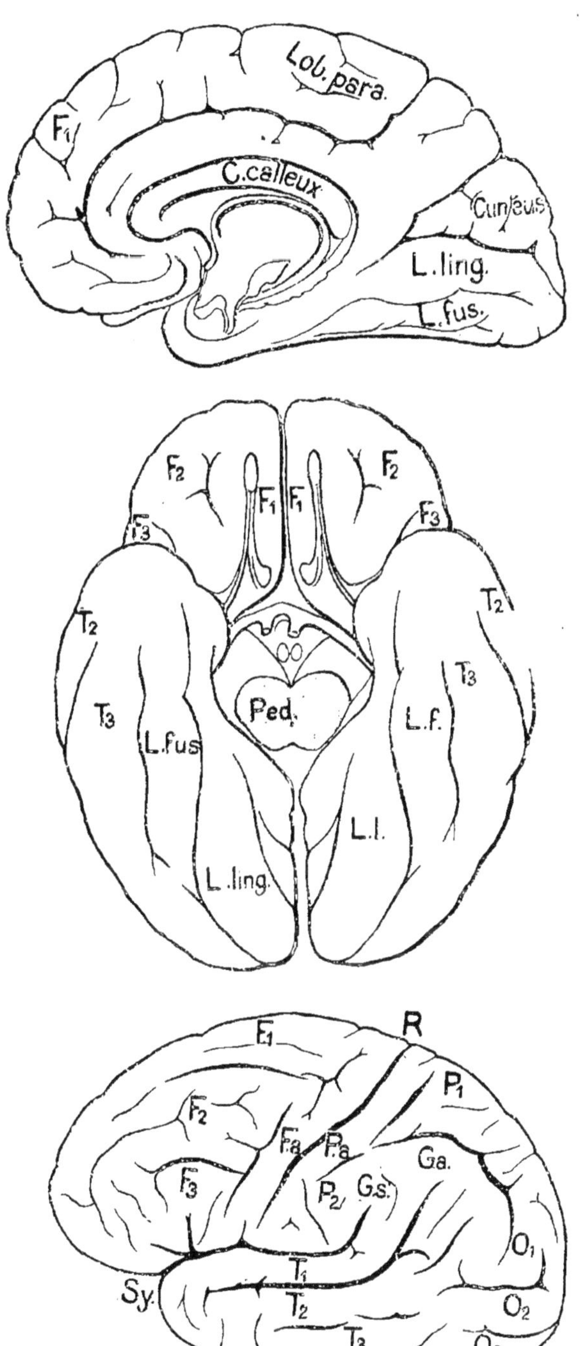
Lob. para.
F1
C. calleux
Cuneus
L. ling.
L. fus.
F2
F2
F1
F1
F3
F3
T2
T2
T3
T3
Ped.
L. fus
L. F.
L. l.
L. ling.
F1
R
P1
F2
Fa
Pa
Ga.
F3
P2
G.s.
O1
T1
Sy.
T2
O2
T3
O3

que la portion correspondante de la frontale ascendante, cette circonvolution rejoint par son extrémité inférieure au-dessus de la scissure de Sylvius, en contournant l'extrémité inférieure du sillon de Rolando, la frontale ascendante. Ce pli de passage constitue l'*opercule rolandique* qui recouvre les circonvolutions profondes de l'insula. Par son extrémité supérieure, la pariétale ascendante contourne l'extrémité supérieure du sillon de Rolando pour constituer avec l'extrémité supérieure de la frontale ascendante à laquelle elle s'unit, le *lobule paracentral.*

Le *lobule paracentral* est ainsi constitué dans sa plus grande partie d'une portion frontale épaisse volumineuse, et d'une portion pariétale mince et étroite.

Dans l'ensemble on voit que les deux circonvolutions frontale et pariétale ascendantes forment un véritable *lobe central* dont l'union intime, la *disposition anatomique* et, comme nous le verrons, les *propriétés physiologiques* justifient l'étude séparée d'avec leurs lobes respectifs.

Voies motrice et sensitive centrales. — A cette portion de l'écorce cérébrale que nous venons de décrire se rattache tout un système de fibres blanches qui constituent la voie motrice centrale et la voie sensitive centrale :

La voie motrice centrale, voie centrifuge. est constituée par divers ordres de fibres : 1° *le faisceau géniculé* dont les fibres naissent dans le quart inférieur des circonvolutions pariétale et frontale ascendantes et dans l'opercule rolandique, se dirigent transversalement en dedans à travers le centre ovale, dans le segment moyen de la couronne rayonnante, occupent ensuite le genou de la capsule interne, au sortir de la capsule gagnent la partie interne du pied du pédoncule cérébral, et vont se terminer dans la protubérance et le bulbe.

2° *Le faisceau pyramidal proprement dit* a pour origine les trois quarts supérieurs de la frontale et de la pariétale ascendante et le lobule paracentral. De ce point de départ les fibres forment une sorte d'éventail disposé transversalement dans le segment moyen de la couronne rayonnante et gagnent la capsule interne dont elles occupent le segment postérieur immédiatement en arrière du faisceau géniculé, puis le pied du pédoncule cérébral (partie moyenne). Le faisceau pyramidal ainsi formé parcourt dans toute sa longueur l'étage antérieur de la protubérance, constitue dans le bulbe la pyramide antérieure et à l'extrémité inférieure du bulbe, se divise en trois groupes de fibres : le plus important passe en bloc du côté opposé (*faisceau pyramidal croisé*) : un autre, le *faisceau pyramidal direct*, descend dans la moelle et passe fibre à fibre également du côté opposé ; enfin il existe des *fibres homolatérales* qui ne subissent pas de décussation.

Toutes ces fibres quelles qu'elles soient se terminent autour des cellules des cornes antérieures de la moelle.

La voie sensitive centrale comprend deux parties : un *segment inférieur*, *Ruban de Reil médian* : faisceau de fibres qui, prolongeant les cordons postérieurs de la moelle, s'étend des noyaux du cordon postérieur, dans le bulbe, à la partie inférieure de la couche optique ; à ce faisceau se joignent les fibres sensitives émanées des noyaux des nerfs craniens sensitifs ; — un deuxième segment, *segment supérieur*, s'étend de la partie inférieure de la couche optique à l'écorce de la zone rolandique. En sortant de la couche optique ces fibres occupent le segment postérieur de la capsule interne en arrière du genou de la capsule interne ; elles sont à ce niveau intimement mélangées aux fibres pyramidales motrices décrites plus haut. Ces fibres gagnent ensuite le centre ovale, s'étalent en éventail dans sa partie moyenne et vont se terminer dans les deux circonvolutions centrales et plus particulièrement dans la pariétale ascendante.

Il était important de rappeler la disposition générale de ces faisceaux blancs : les blessures de la région rolandique sont souvent profondément pénétrantes et intéressent la substance blanche sous-jacente aux circonvolutions rolandiques sur une assez grande étendue.

Histologie. — Les recherches de Brodmann et de Campbell ont apporté des notions très importantes sur la *structure* et la *cytoarchitectonique* de l'*écorce rolandique*, que nous croyons intéressant de résumer.

La région rolandique dans toute son étendue est divisée par le sillon de Rolando en *deux champs entièrement différents* quant à leur structure cytoarchitectonique. La *zone antérieure* qui répond à la frontale ascendante est essentiellement caractérisée par l'absence de la lame granuleuse interne et par la présence de *cellules pyramidales géantes* (cellules de Betz); ces cellules sont d'autant plus nombreuses que l'on se rapproche davantage du lobule paracentral; à la partie inférieure de la frontale ascendante elles finissent par disparaître complètement. La *zone postérieure* immédiatement en arrière du sillon de Rolando offre différents types de structure assez voisins, mais ne présente *aucune cellule pyramidale géante*.

Ces données cytologiques sont très importantes comme nous allons le voir à propos de la physiologie de la région rolandique.

Physiologie.

Zone motrice. — Jusqu'aux travaux de Sherrington, on admettait que la zone motrice s'étendait aux circonvolutions frontale et pariétale ascendantes et au lobule paracentral; on localisait les centres moteurs de tous les groupes musculaires autour du sillon de Rolando : les centres des muscles du *membre inférieur* au voisinage du *lobule paracentral*: les centres des muscles du *membre supérieur* à la *partie moyenne des deux circonvolutions*; enfin les *centres de la face, du cou, des yeux* à la *partie inférieure de ces mêmes circonvolutions*.

Sherrington et Grünbaum, par de minutieuses recherches sur le singe, ont montré grâce à la faradisation unipolaire que *seule l'excitation électrique de la frontale ascendante et du lobule paracentral* (portion antérieure) *en un point déterminé produit une réaction motrice déterminée*. La *région motrice* serait donc *entièrement prérolandique*. Ces auteurs complétèrent leurs recherches par des destructions très limitées de l'écorce de la frontale ascendante, destruction qui entraînait une paralysie limitée à un groupe musculaire déterminé.

Krause a fourni une contribution essentielle à la physiologie des circonvolutions motrices *au cours d'opérations pratiquée sur l'homme*. Il a appliqué la méthode de l'électrisation localisée et précisé la position des centres moteurs sur la frontale ascendante en avant du sillon de Rolando à l'exclusion de la pariétale ascendante.

La distribution de ces centres moteurs est d'ailleurs celle que les premiers auteurs avaient indiquée. Ils sont étagés de telle façon que les centres moteurs du membre inférieur siègent dans le lobule paracentral et la partie supérieure de la frontale ascendante, ceux du membre supérieur occupent la partie moyenne, ceux de la face la partie inférieure de cette circonvolution.

Sans être aussi absolu, Horsley arrive à des conclusions analogues et pense que la frontale ascendante est surtout motrice, qu'elle joue un certain rôle dans les perceptions sensitives, mais à un degré beaucoup moindre que la pariétale ascendante.

On peut donc dire d'une façon un peu schématique, en se basant sur les données histologiques et expérimentales, que la circonvolution frontale ascendante, y compris la plus grande partie du lobule paracentral, est seule motrice.

Zone sensitive. — La *localisation corticale de la sensibilité est actuellement beaucoup moins précise que la localisation des centres moteurs.*

Les recherches sur l'animal sont fort difficiles et leur application à l'homme sont loin d'être justifiées. Quelques essais expérimentaux ont été faits sur l'homme, mais en si petit nombre et avec des résultats tellement incertains qu'on ne peut leur accorder grande valeur.

Ce sont donc avant tout les observations anatomo-cliniques qui peuvent être utilisées. D'après ces observations, d'une façon générale on peut admettre que *les fonctions sensitives appartiennent à la pariétale ascendante et aux régions voisines du lobe pariétal* sans qu'on puisse assigner d'ailleurs de limites plus exactes à l'aire corticale sensitive.

Les essais de localisation des différentes formes de la sensibilité : sens tactile, sens musculaire, sens stéréognostique, etc., ne présentent aucun caractère de certitude.

Nous verrons que les constatations faites chez les blessés permettent seulement de dire que les symptômes sensitifs prédominent ou existent seuls lorsque les lésions siègent dans la région pariétale; que les symptômes moteurs prédominent et que l'on constate un minimum de troubles sensitifs lorsque les lésions siègent dans la région prérolandique.

Physiologie de la capsule interne : voie motrice et sensitive centrale. — Depuis longtemps les physiologistes et les cliniciens ont cherché à localiser dans la capsule interne les différents conducteurs qui viennent de l'écorce ou qui s'y rendent.

a. En ce qui concerne *la systématisation des différents faisceaux de la voie motrice*, les *classiques* admettent que, au voisinage du genou de la capsule, se trouve la voie des nerfs craniens moteurs (faisceau géniculé) ; dans le segment postérieur : le faisceau pyramidal proprement dit, divisé en plusieurs territoires qui sont d'avant en arrière : le territoire cortico-cervical, le territoire cortico-brachial, le territoire cortico-lombaire et enfin le territoire cortico-crural; en résumé, les fibres nerveuses issues de l'écorce motrice occupent dans le segment postérieur de la capsule interne une situation d'autant plus en arrière du genou qu'ils proviennent de régions plus élevées de la zone rolandique. Dans ces conditions, une *lésion limitée d'un territoire capsulaire* devrait être susceptible de déterminer une *paralysie limitée*, *localisée* soit à la face, soit au membre supérieur, soit au membre inférieur.

En réalité, *les recherches anatomo-cliniques de Pierre Marie et Guillain* ont montré qu'*une lésion quelconque*, *si petite soit-elle*, intéressant le segment postérieur de la capsule interne amène toujours chez l'homme *le syndrome hémiplégie* et que jamais à une lésion capsulaire limitée ne correspond une paralysie limitée à un membre ou à la face; qu'il est impossible, chez l'homme, cliniquement, contrairement aux schémas anatomiques classiques, de spécifier des territoires capsulaires distincts pour les différents faisceaux du bras, de la jambe, du pied.

b. En ce qui concerne *la voie sensitive*, l'école de Charcot admettait qu'en arrière des fibres motrices occupant les deux tiers antérieurs du segment postérieur de la capsule interne, passaient les différents faisceaux de sensibilité générale et spéciale (*carrefour sensitif*), et qu'une *lésion de cette région* avait pour conséquence une *hémianesthésie dite cérébrale*. En fait les recherches de Pierre Marie ont montré que l'on peut constater chez l'homme des *lésions destructives de la zone dite sensitive* de la capsule interne *sans qu'il s'ensuive une hémianesthésie persistante* et qu'il n'y a pas par conséquent dans la capsule interne des voies de conduction, en groupement isolé, préposées à la transmission des impressions sensitives.

SIÈGE ET CARACTÈRES DES BLESSURES DE LA RÉGION ROLANDIQUE

Nous avons dit précédemment comment devait se faire *le repérage de la perte de substance cranienne*, par rapport à la scissure de Rolando et aux circonvolutions adjacentes grâce aux procédés craniométriques ordinaires ou par la technique de repérage radiographique spécial que nous avons indiqué.

Les caractères anatomiques de la blessure ne présentent rien de particulier à signaler : mais étant donnée la systématisation de l'écorce rolandique, le tableau clinique sera différent suivant le *siège de la blessure*, d'une part en hauteur le long du sillon rolandique, et d'autre part suivant sa situation en avant ou en arrière du sillon de Rolando mais à condition que la lésion cérébrale soit limitée à l'écorce et qu'il n'y ait pas ou presque pas de destruction des faisceaux blancs sous-jacents.

Étant données les propriétés physiologiques que nous avons rappelées, on pourra voir des *monoplégies brachiales*, *crurales*, *sans troubles sensitifs*, ou *avec troubles sensitifs plus ou moins importants*, ou même qui l'emportent de beaucoup sur les troubles moteurs. Ces monoplégies par lésion cérébrale corticale *si rares dans la pratique civile*, sont au contraire *très fréquentes au cours des blessures de guerre* qui peuvent atteindre presque uniquement l'écorce. Une forme particulièrement intéressante est *la double monoplégie crurale, par lésion des deux lobules paracentraux*, qui réalise une véritable *paraplégie d'origine cérébrale*.

Le syndrome hémiplégie est la conséquence de *vastes lésions osseuses* avec destruction de l'*écorce rolandique* et de *la substance blanche sous-jacente*. Une *blessure de petites dimensions*, si elle s'accompagne d'*atteinte plus ou moins profonde* de la substance blanche avec ou sans pénétration du projectile, se traduit également par une hémiplégie complète, et il se manifeste souvent des symptômes indiquant l'atteinte des noyaux gris centraux ou des faisceaux blancs profonds. La blessure peut même siéger *en dehors de la région rolandique*, par exemple dans la région frontale et la radiographie montre le projectile souvent de très petites dimensions ayant traversé toute la capsule interne et arrêté, dans la région occipitale. Nous en avons observé plusieurs cas.

Les *constatations cliniques* permettent donc de juger, *beaucoup mieux que les dimensions de la blessure*, de l'*importance* de la *lésion du cerveau*, les lésions osseuses et les lésions profondes cérébrales étant loin d'être proportionnelles : les monoplégies ou les troubles sensitifs limités à un membre indiquent une lésion purement corticale, non profondément pénétrante; le syndrome hémiplégique au contraire permet d'affirmer une destruction plus ou moins profonde de la substance blanche sous-jacente aux circonvolutions et parfois aussi de fibres de la capsule interne.

Il importe enfin de signaler l'existence de *lésions de la région rolandique* avec syndrome hémiplégique ou monoplégie par contusion *sans qu'il y ait perte de substance osseuse*. Dans ces cas, l'examen révèle seulement une lésion du cuir chevelu, quelques irrégularités de la surface osseuse, de la table externe; il est vraisemblable, que sous l'influence du trauma, une hémorragie sus ou sous-dure-mérienne s'est produite avec compression des circonvolutions ou même une lésion directe de l'écorce rolandique (attrition de la substance cérébrale, petites hémorragies intracorticales). Le tableau clinique assez souvent réalisé dans ces cas est celui d'une monoplégie.

FORMES CLINIQUES DES BLESSURES DE LA RÉGION ROLANDIQUE

Monoplégies.

Dans la *pratique civile*, les monoplégies *vraies* sont d'une certaine *rareté*, et ne s'observent guère qu'au début de l'évolution des tumeurs cérébrales, mais on ne constate presque jamais de monoplégie par ramollissement ou hémorragie cérébrale.

La blessure. — Les blessures du crâne telles que nous les voyons dans la guerre actuelle réalisent souvent une monoplégie parce que la lésion cérébrale reste superficielle. Ces monoplégies corticales sont par fréquence décroissante, celles du membre supérieur, du membre inférieur et de la face. Le siège de la blessure est dans chacune de ces variétés différent et répond aux localisations corticales des centres moteurs pour la face, le membre supérieur et le membre inférieur que nous avons relatées plus haut dans l'étude de la physiologie de la région rolandique.

Dans ces monoplégies qui sont globales ou dissociées suivant

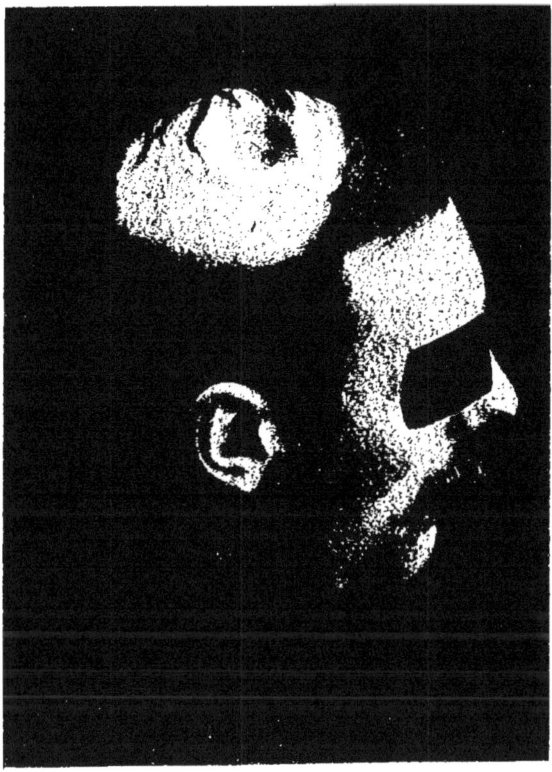

Fig. 8. — Siège habituel de la blessure dans les monoplégies brachiales par lésion corticale.

l'importance de la blessure, on note également des troubles variés des différents modes de sensibilité. On peut dire d'une façon un peu schématique que suivant le siège de la blessure, les troubles moteurs seront au premier plan si la perte de substance osseuse siège en avant du sillon de Rolando, que les troubles sensitifs seront les plus importants ou existeront seuls si la lésion siège sur la pariétale ascendante.

A. Monoplégie brachiale. — Les symptômes. — Aussitôt après le traumatisme, le blessé, s'il n'a pas perdu connaissance ou lorsqu'il revient à lui, constate une impotence complète ou à peu près complète du membre supérieur. Dans un certain nombre de cas, les phénomènes paralytiques ne sont pas strictement limités à un membre : il existe un engourdissement plus ou moins marqué

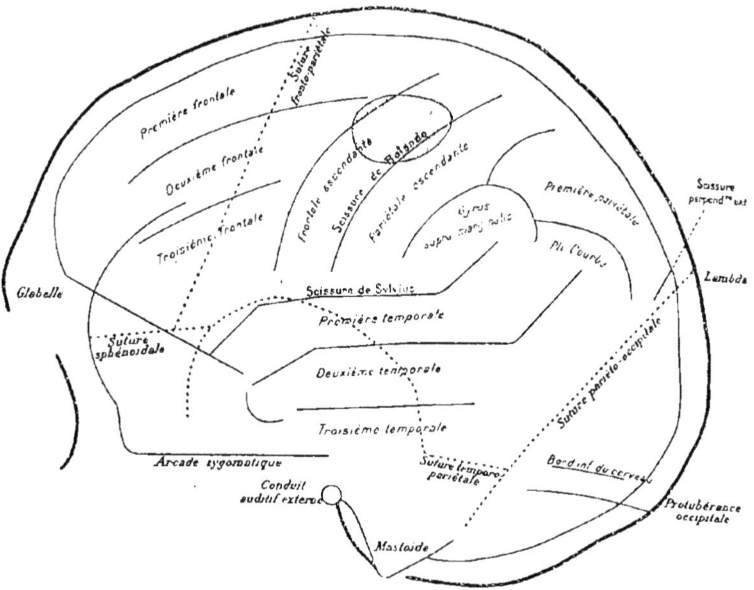

Fig. 9. — Localisation radiographique des blessures de la région rolandique entraînant une monoplégie brachiale (procédé Pierre Marie, Foix et Bertrand). La zone pointillée indique la projection de la perte de la substance cranienne sur les circonvolutions sous-jacentes.

du membre inférieur du même côté : cette gêne disparaît en quelques heures ou persiste pendant des semaines.

La monoplégie limitée au membre supérieur nous paraît notablement plus fréquente que la monoplégie crurale.

Au début, cette monoplégie est *flasque* et passe à la *contracture* au bout de quelques semaines, c'est généralement à cette période que le neurologiste examine le blessé. Il est important de noter que cette contracture est d'ordinaire *peu intense*, beaucoup moins marquée en tout cas que dans l'hémiplégie globale que nous étudierons plus loin.

Troubles moteurs. — Il est exceptionnel de constater la perte absolument complète de la motilité du membre. Presque toujours les mouvements de l'épaule sont conservés, dans une certaine mesure le blessé peut soulever son bras et l'écarter légèrement du thorax. Il se présente au repos l'avant-bras demi-fléchi sur le bras et en pronation le poignet légèrement fléchi, les doigts repliés ou incomplètement étendus.

Dans cette forme de monoplégie très accentuée, l'exploration de la force segmentaire montre une *atteinte prédominante de tous les extenseurs* : des doigts, du poignet, de l'avant-bras; des rotateurs en dehors, et des abducteurs. Les autres muscles : fléchisseurs, rotateurs en dedans et adducteurs sont relativement beaucoup plus actifs. Il est rare de ne pas observer également une très légère atteinte de la motricité du membre inférieur[1]. La face présente un peu d'asymétrie et la contraction du muscle peaucier est plus faible du côté de la monoplégie. Ce sont, en somme, limités au membre supérieur les troubles moteurs que l'on observe dans l'hémiplégie globale par blessure profonde du cerveau.

Dans une autre variété, la paralysie atteint d'une façon égale tous les groupes musculaires du membre supérieur, le bras pend inerte le long du corps.

Plus souvent la paralysie est plus localisée, elle revêt une *topographie segmentaire* et se manifeste seulement pour tous les mouvements de la main ou plus rarement de l'épaule.

Enfin on observe fréquemment dans les paralysies très améliorées, ou chez les blessés qui ont eu d'emblée une monoplégie peu accentuée, une limitation encore plus marquée des troubles moteurs de *topographie segmentaire*; certains groupes musculaires localisés à la main ou beaucoup plus rarement à la racine du membre demeurent seuls atteints. Dans ces cas de *monoplégie dissociée*, on peut constater l'atteinte à peu près égale de tous les mouvements des doigts (extension ou flexion s'exécutant sans force) ou une parésie limitée aux mouvements exécutés par les inter-osseux ou par quelques-uns d'entre eux au point que l'attitude de la main rappelle celle que l'on observe dans les paralysies peu accentuées du nerf cubital. Nous avons même observé un blessé chez lequel les troubles moteurs étaient limités aux

1. La recherche de la flexion combinée de la cuisse et du tronc indiquée par Babinski (cf. Diagnostic différentiel) révèle souvent du côté monoplégique une élévation du membre inférieur qui ne se produit pas du côté sain.

mouvements du médius seulement. Il sera donc essentiel dans ces cas d'explorer méthodiquement les mouvements exécutés par les divers segments du membre supérieur.

L'étude des *réflexes tendineux* révèle une perturbation du régime des réflexes : il existe presque toujours une exaltation de tous les réflexes du côté de la monoplégie; cette exaltation est plus marquée au niveau du membre paralysé.

Les *réflexes cutanés* sont souvent normaux, sauf le réflexe cutané plantaire. Il est rare de constater une flexion franche des orteils; assez souvent la recherche de ce réflexe reste sans réponse; nous attirons l'attention sur la rareté relative du signe de Babinski typique : l'excitation de la plante du pied n'amène pas d'extension de l'orteil, souvent une simple ébauche d'éventail; par contre la recherche du *signe de l'adduction* par excitation du bord interne du pied donne très souvent un résultat positif alors que l'excitation du bord externe donne une flexion des orteils.

Troubles sensitifs. — Les *troubles de la sensibilité*, tant superficielle que profonde, sont presque de règle dans les monoplégies brachiales qui ne sont pas purement motrices. On constate fréquemment, lorsqu'il s'agit de blessures répondant à la partie postérieure de la région rolandique, des troubles sensitifs sous forme d'hypoesthésie globale ou d'hypoesthésie dissociée sur toute la moitié du corps du côté ou siège la monoplégie. Au niveau du membre supérieur les troubles de la sensibilité sont très accentués et revêtent d'ordinaire une *topographie segmentaire*. Ils peuvent être globaux ce qui est assez rare. Plus souvent, on trouve réalisé le syndrôme sensitif cortical classique : à peu près intégrité complète de la sensibilité tactile, douloureuse, thermique, osseuse; atteinte très marquée de la discrimination tactile, du sens des attitudes, astéréognosie. Mais ce syndrôme est loin d'être la règle; on peut observer des modes très variés de dissociation de la sensibilité, en particulier une atteinte presque exclusive de la sensibilité douloureuse, thermique et vibratoire. L'explication de ces variations dans les troubles sensitifs observés nous échappe.

Ces troubles sensitifs revêtent souvent une topographie spéciale, *topographie d'aspect radiculaire*, qui avait déjà été signalée autrefois mais qui s'est rencontrée fréquemment à la suite de blessures craniennes : ces troubles sensitifs sont disposés en bandes longitudinales sur chaque segment (mains, avant-bras,

bras) bandes qui parfois ne se correspondent pas dans le sens de la largeur et sont d'ordinaire plus marqués à l'extrémité qu'à la racine du membre. Il est important de connaître que l'anesthésie d'origine corticale peut ainsi affecter un type pseudo-radiculaire.

Ces troubles sensitifs sont parfois très persistants et, dans un certain nombre de cas, alors que les troubles moteurs avaient entièrement disparu, on ne relevait qu'une *modification du sens stéréognostique*. Cette *astéréognosie* peut s'étendre à toute la main ou se limiter à son bord radial (pouce et index) ou à son bord cubital (les 3 derniers doigts). Cette perte limitée du sens stéréognostique est le dernier vestige d'une lésion corticale ancienne minime ou en restauration très avancée.

L'importance des *troubles vaso-moteurs et trophiques* est très variable : œdème et cyanose des téguments dans les monoplégies très accentuées; simple différence dans la coloration cutanée de la main malade et de la main saine lorsqu'il s'agit de lésions corticales légères.

Monoplégies crurales. — Elles s'observent *plus rarement* à l'état pur, isolé, que les monoplégies brachiales.

On retrouve les mêmes particularités que dans les monoplégies brachiales. Tantôt *monoplégie atteignant tous les segments du membre* : l'examen méthodique de la force segmentaire montre une atteinte prédominante de tous les raccourcisseurs du membre; c'est-à-dire extenseurs du pied, fléchisseurs du genou et de la cuisse, adducteurs, en somme type inverse de celui de la monoplégie brachiale. Plus souvent *monoplégie segmentaire ou dissociée, de type variable*, limitée souvent aux mouvements du pied. Elle réalise l'aspect d'une paralysie de type périphérique dans le domaine du sciatique poplité externe avec impossibilité des mouvements volontaires d'extension des orteils et au contraire conservation de ces mouvements, automatiques, pendant la marche. Nous reviendrons sur cette particularité au paragraphe suivant.

Les réflexes : rotulien et achilléen, sont vifs et il existe fréquemment du clonus du pied et quelquefois le signe des raccourcisseurs.

Les réflexes cutanés sont modifiés : le réflexe cutané plantaire donne souvent une extension des orteils, mais dans le type signalé plus haut de monoplégie limitée aux extenseurs du pied et des orteils, il est fréquent de n'obtenir aucune réponse à l'excitation cutanée plantaire. Le signe de l'adduction s'observe très souvent ; le réflexe crémastérien est généralement aboli du côté de la monoplégie.

Les *troubles de la sensibilité* revêtent le *type segmentaire ou pseudo-radiculaire* et les modifications de la sensibilité profonde sont souvent très accentués.

Les troubles trophiques : œdème avec aspect succulent, cya-

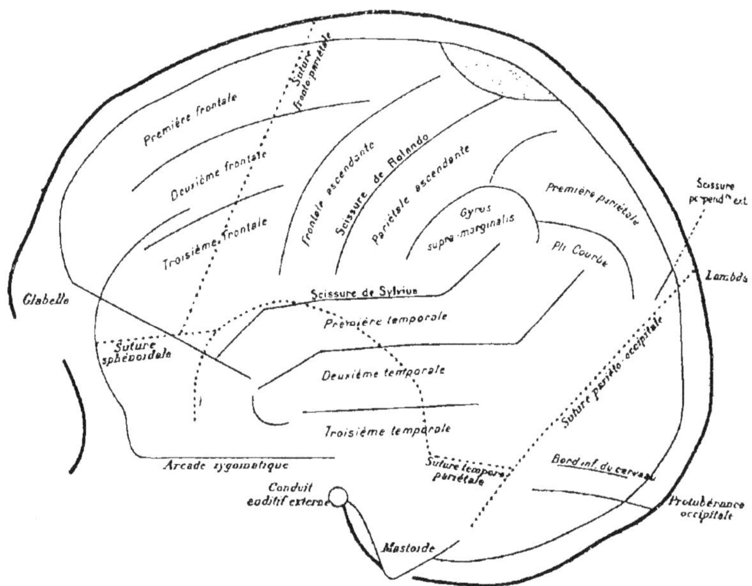

Fig. 10. — Localisation radiographique des blessures de la région rolandique entraînant une monoplégie crurale, ou une paraplégie corticale (procédé Pierre Marie et Foix). La zone pointillée indique la projection de la perte de substance cranienne sur les circonvolutions sous-jacentes.

nose et refroidissement sont plus marqués que dans la monoplégie brachiale.

Mais ce qu'on observe avec une grande fréquence c'est la *double monoplégie crurale*, réalisant une véritable « *paraplégie corticale* » par lésion des lobules paracentraux.

Paraplégie corticale cérébrale.

La blessure. — Cette forme clinique relève toujours d'une *blessure du vertex*, blessure le plus souvent tangentielle, qui atteint *les deux lobules paracentraux* où sont localisés les centres des mouvements du membre inférieur (cf. plus haut Anatomie et Physiologie). La lésion des deux lobules étant exceptionnellement symétrique, il est fréquent d'observer une prédominance plus ou moins marquée des symptômes sur l'un des membres inférieurs.

Les symptômes. — Aussitôt après la blessure, il existe une paraplégie flasque complète et il n'est pas rare que le blessé parle de phénomènes paralytiques transitoires du côté des membres supérieurs. On note fréquemment dans les premiers jours des troubles sphinctériens, puis rapidement la paralysie flasque devient spasmodique.

L'examen du blessé révèle alors des phénomènes paralytiques du côté des membres inférieurs : diminution de la force musculaire segmentaire des raccourcisseurs, plus marquée à l'extrémité du membre qu'à la racine; — exagération des réflexes tendineux aux membres inférieurs et supérieurs, avec clonus du pied et de la rotule, signe des raccourcisseurs, — réflexe des orteils en extension, ou signe de l'adduction du pied, — abolition des réflexes crémastériens et cutanés abdominaux, — troubles de la sensibilité inconstants, mais assez fréquents, de la sensibilité profonde, — troubles de la marche : steppage et spasmodicité. Ce sont en somme les signes d'une double monoplégie crurale.

Cette paraplégie spasmodique si spéciale aux blessures de guerre présente des variétés cliniques très particulières.

1° Paraplégie spasmodique avec conservation de l'automatisme spinal des mouvements de marche. — Dans certains cas, l'exploration de la force musculaire segmentaire révèle l'impossibilité absolue d'exécuter volontairement certains mouvements; il s'agit d'ordinaire de la paralysie du mouvement volontaire de relèvement des orteils et du pied.

Si les phémomènes paralytiques sont assez peu accentués, et que la marche, quoique difficile, reste possible, on constate que ces mouvements de relèvement des orteils et du pied, *impossibles volontairement* d'une façon isolée, *s'exécutent correctement pendant la marche*, mais d'une façon inconsciente et involontaire. Si le malade est trop paralysé pour marcher, on peut quelquefois mettre en évidence ce mouvement automatique de relèvement du pied et des orteils en disant au malade de fléchir fortement la jambe sur la cuisse et, en cherchant à s'opposer à ce mouvement : on voit le pied se fléchir sur la jambe et les orteils se relever.

Ce phénomène est très vraisemblablement une manifestation de l'automatisme médullaire, alors que la paralysie motrice volontaire relève des lésions cérébrales corticales.

2° **Paraplégie spasmodique corticale avec troubles de la coordination des mouvements.** — C'est là une forme particulièrement intéressante de paraplégie corticale.

Le tableau clinique est celui de la paraplégie spasmodique, mais il s'y surajoute des *troubles plus ou moins marqués de la coordination*. Si l'on dit au blessé de mettre le talon sur le genou — le talon à la fesse — de toucher avec le bout du pied le doigt de l'observateur — le mouvement se fait avec une correction relative si les yeux sont ouverts, mais, si les yeux sont fermés, les mouvements sont exécutés avec de larges oscillations et en dépassant le but comme cela s'observe chez un tabétique. La marche est également très troublée et aux phénomènes de spasmodicité se surajoute l'ataxie, qui est souvent considérable. Dans de tels cas, il est essentiel de faire un minutieux examen de la sensibilité profonde ; on trouve toujours des troubles très marqués de la notion de position, de la notion des mouvements passifs, de la sensibilité vibratoire au diapason. C'est, en somme, une *paraplégie spasmodique avec ataxie par déficit de la sensibilité profonde*, ataxie très vraisemblablement d'origine corticale.

Il est d'autres cas moins fréquents où l'on rencontre des *troubles marqués de la coordination de caractère non plus ataxique, mais asynergique*, c'est-à-dire existant aussi bien lorsque le blessé tient les yeux ouverts que si les yeux sont fermés. Les mouvements exécutés sont plutôt démesurés qu'incoordonnés et l'existence des troubles de la sensibilité profonde n'est pas constatée. La démarche de ces blessés est titubante ; ils élargissent leur base de sustentation ; ce sont, en somme, de véritables cérébelleux.

L'interprétation de cette forme cérébelleuse de la paraplégie corticale est difficile. On peut admettre une action à distance du traumatisme sur le cervelet qui est lésé par contre-coup ; c'est d'ailleurs une hypothèse non vérifiée anatomiquement ; mais il est importantde connaître un cette forme spéciale de paraplégie dans les blessures du vertex.

Paralysie faciale d'origine corticale.

La blessure. — Dans certaines blessures de la région rolandique, très bas situées et de très petites dimensions, on peut observer une asymétrie faciale qui relève d'une *parésie faciale siégeant du côté opposé à la blessure.*

Les symptômes. — Dans son aspect le plus caractéristique, cette parésie faciale ne s'accompagne pas de phénomènes hémiplégiques; c'est à peine si l'on peut noter une légère dissemblance entre les réflexes tendineux des membres, réflexes qui sont plus vifs du même côté que la parésie faciale. Cette parésie est surtout manifeste à l'occasion des mouvements, tels que parler, siffler, etc. L'occlusion de l'œil se fait bien, mais le blessé ne peut pas ou très difficilement fermer isolément l'œil du côté paralysé, alors qu'il ferme facilement l'œil du côté sain. Il nous a paru qu'il y avait une atteinte prédominante du facial inférieur, d'ailleurs il s'agit toujours de parésie. Il n'existe pas de modifications des réactions électriques du nerf et des muscles paralysés.

Cette paralysie faciale *d'origine corticale* par lésion du centre du facial se rencontre assez rarement. Elle est importante à connaître au point de vue du *diagnostic différentiel* : il ne faudra pas la confondre avec la paralysie *de type périphérique et parcellaire* que l'on voit dans les blessures antérieures ou latérales de la région frontale et qui n'atteignent que le facial supérieur : il reste dans ces cas une parésie ou une paralysie accentuée du muscle frontal avec imposibilité de relèvement du sourcil.

Il existe également *un autre type de paralysie faciale de type périphérique* dans les blessures du crâne qui s'accompagnent de *fracture irradiée à la base.* On se trouve en présence d'une paralysie faciale globale de type périphérique avec signe de Charles Bell, parfois associée à d'autres paralysies des paires craniennes, la sixième ou la huitième. Cette paralysie périphérique, comme la précédente, siège du même côté que la blessure et s'accompagne de modifications des réactions électriques du nerf facial et des muscles innervés par lui. Elle est due à la lésion du facial dans le rocher.

Hémiplégie.

La blessure. — L'hémiplégie globale, complète, résulte nous l'avons déjà dit soit d'une blessure étendue des circonvolutions rolandiques, soit d'une lésion en apparence peu importante, mais profondément pénétrante; certaines blessures dont la topographie

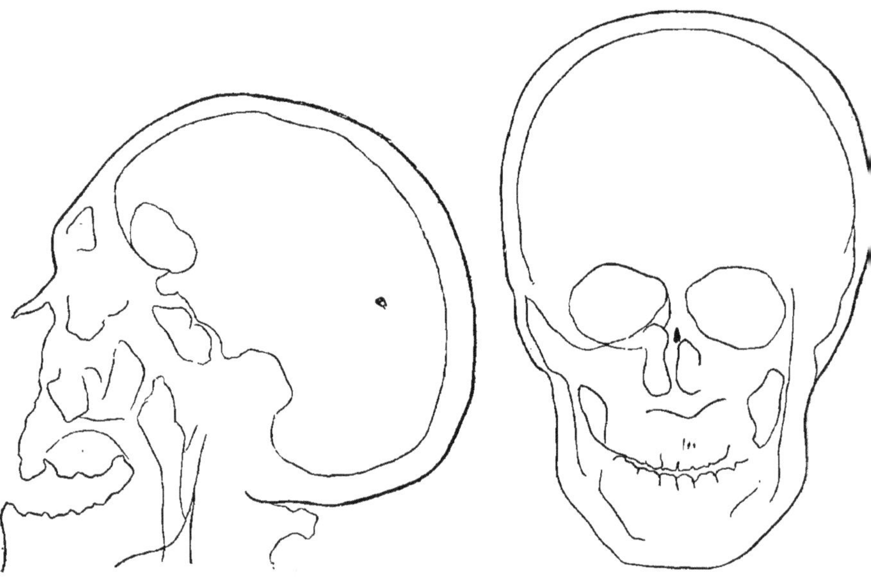

Fig. 11. — Radiographie du crâne (profil et face) dans un cas d'hémiplégie globale complète consécutive à une blessure de la région frontale. La radiographie montre l'existence d'un projectile intracérébral (petit point noir) qui a traversé la région de la capsule interne et s'est arrêté dans le lobe occipital près de la ligne médiane. L'orifice d'entrée siège dans la région frontale latérale.

ne répond pas directement aux circonvolutions rolandiques peuvent s'accompagner d'une grave hémiplégie; presque toujours dans ces cas la radiographie révèle la présence d'un projectile intra-cérébral, quelquefois de très petites dimensions, souvent très éloigné de la porte d'entrée cranienne et qui a détruit sur son passage les fibres de la couronne rayonnante ou de la capsule interne (fig. 11).

Quoi qu'il en soit, la constatation d'une hémiplégie globale, persistante, du type classique, permet d'affirmer que la lésion cérébrale n'est pas simplement superficielle, corticale, mais qu'elle touche plus ou moins profondément la substance blanche, même si la lésion corticale est de peu d'étendue. Cette notion des *syndromes globaux* par lésion même limitée de la substance blanche est capitale; établie par Pierre Marie et Guillain pour les petites lésions d'origine vasculaire de la capsule interne, elle trouve encore sa vérification dans les lésions traumatiques du cerveau.

Les symptômes. — Le tableau clinique de l'hémiplégie par blessure ne présente pas de caractères très particuliers, aussi n'insisterons-nous pas sur les symptômes constatés, qui sont plus ou moins ceux de toute hémiplégie banale par ramollissement ou hémorragie.

Dans les heures qui suivent la blessure, la paralysie de la moitié du corps est complète, les membres sont flasques, les réflexes diminués ou abolis, puis, en quelques semaines, la contracture apparaît et on a le tableau classique de l'hémiplégie avec contracture.

Le blessé se présente avec l'aspect suivant :

Au membre supérieur, contracture en flexion : les doigts sont fortement fléchis dans la paume de la main, le pouce en dedans ou en dehors, le poignet en flexion sur l'avant-bras, l'avant-bras en flexion sur le bras, le bras plus ou moins collé au corps et en rotation interne, l'épaule tombante.

Au membre inférieur contracture en extension de tout le membre; le pied se met en adduction et rotation sur son bord interne.

A la face, il est exceptionnel de noter de la contracture : la paralysie faciale est plus ou moins accentuée, mais le facial supérieur est beaucoup moins atteint que le facial inférieur : si l'on dit au malade d'ouvrir fortement la bouche, le muscle peaucier ne se contracte pas ou très peu du côté paralysé (Babinski).

La langue tirée hors de la bouche, est déviée du côté paralysé.

Cette attitude des membres, cet aspect de la face sont habituels; mais il n'est pas rare de voir apparaître de la contracture en extension au lieu de flexion dans certains segments du membre supérieur, ou beaucoup plus rarement de la flexion au membre inférieur.

La démarche est caractéristique : le membre inférieur contracturé en extension est à chaque pas porté en avant par un mouvement de circumduction; le blessé fauche en marchant, plus rarement le blessé traîne la pointe du pied paralysé sur le sol. Pendant la marche, le bras est maintenu à peu près immobile et en abduction modérée.

Les **réflexes tendineux** : achilléen, rotulien, radial, tricipital sont tous exagérés du côté paralysé ; le *réflexe contralatéral des adducteurs* s'observe fréquemment[1].

On note souvent du *clonus* du pied, de la rotule, quelquefois de la main.

Les **réflexes cutanés** sont modifiés : le réflexe cutané plantaire se fait en extension dans la plus grande majorité des cas, mais, si l'on se trouve en présence d'une hémiplégie légère, ce réflexe peut faire défaut, et l'on observe le réflexe de l'adduction que nous avons déjà décrit. Les réflexes crémastériens et cutanés abdominaux sont fréquemment abolis ou très faibles du côté paralysé.

Les **troubles de la sensibilité** sont fréquents, mais de topographie et de caractères assez variables.

Les *troubles de la sensibilité tactile* sont d'ordinaire plus marqués sur les membres que sur le tronc ; sur le tronc les limites de cette anesthésie n'atteignent pas la ligne médiane, mais s'arrêtent à quelque distance d'elle.

La *sensibilité à la douleur* est souvent modifiée d'une manière particulière : il n'y a pas anesthésie complète, on ne peut même pas dire qu'il s'agit d'hypoesthésie, mais bien plutôt d'une véritable hémiagnosie : le blessé sent la douleur, mais ne peut définir la cause de la sensation douloureuse ni son siège (Pierre Marie). Le plus souvent ces troubles de la sensibilité vont en s'améliorant beaucoup plus rapidement que les troubles moteurs.

La *sensibilité profonde* est très souvent altérée, soit en même temps que la sensibilité superficielle, soit d'une façon prédominante.

La recherche *du sens stéréognostique* doit toujours être faite chez un hémiplégique, si elle n'est pas rendue impossible à cause de l'intensité de la paralysie ; on trouve fréquemment de l'astéréognosie, trouble qui survit très longtemps comme séquelle d'une hémiplégie à peu près guérie.

1. Ce réflexe *pathologique*, décrit par Pierre Marie, s'obtient en percutant le tendon rotulien du côté sain : il se produit alors du côté paralysé une contraction des muscles adducteurs de la cuisse, visible sous les téguments, et se traduisant par un mouvement d'adduction de la cuisse.

Les **troubles trophiques et vaso-moteurs** sont variables d'intensité; lorsque l'hémiplégie et la contracture sont très marquées, il existe un œdème prédominant à l'extrémité du membre avec coloration rose violacé des téguments, et fréquemment abaissement de la température locale.

Un trouble trophique particulier et relativement rare est *l'amyotrophie.* Celle-ci peut être très marquée, elle est sans doute en relation avec une localisation spéciale des lésions anatomiques. Elle est le plus souvent globale, mais il semble qu'elle soit plus accusée à la racine du membre. Les réactions électriques des muscles et des nerfs sont en général normales.

Tel est le tableau clinique habituel de l'hémiplégie par blessure du cortex et de la substance blanche des circonvolutions rolandiques.

Mais l'aspect clinique peut se modifier, certains signes passer au premier plan et de nouveaux symptômes apparaître suivant *le siège de la lésion*, franchement en avant ou en arrière du sillon de Rolando et surtout suivant *la profondeur de la lésion cérébrale.*

Variétés cliniques de l'hémiplégie. — Au point de vue du *siège de la blessure*, on peut d'une façon un peu schématique distinguer les *blessures prérolandiques* et les *blessures rétro-rolandiques.*

Les lésions qui *siègent franchement sur la frontale ascendante* s'accompagnent d'un maximum de troubles moteurs, les troubles de la sensibilité ne sont d'ordinaire pas persistants. Ce sont ces blessures qui réalisent le type classique de l'hémiplégie globale. Dans les *blessures rétrorolandiques*, l'hémiplégie est moins accentuée, s'améliore souvent dans de larges proportions au point de ne plus se manifester que par la dissemblance des réflexes tendineux et des modifications des réflexes cutanés; par contre, il persiste pendant très longtemps des troubles sensitifs, en particulier de l'*astéréognosie*, il ne faudra jamais manquer de rechercher ce symptôme chez les blessés qui présentent cette localisation.

Les *blessures profondes* qui ont détruit largement la substance blanche ou qui s'accompagnent de pénétration du projectile très loin dans le cerveau, se caractérisent par des symptômes surajoutés au syndrome classique de l'hémiplégie, symptômes qui, dans quelques cas, permettront de préciser l'étendue de la destruction cérébrale, et devrait faire penser à la présence d'un projectile intra-cérébral.

Ainsi l'*atteinte des noyaux gris centraux* et plus particulièrement de la *couche optique* se traduit par des *phénomènes sensitifs particuliers* : douleurs plus ou moins vives dans tout le côté paralysé, — troubles de la sensibilité profonde très accusés, — hémiataxie ou hémiasynergie — apparition de mouvements involontaires rappelant ceux de l'athétose, et souvent troubles visuels consistant en une hémianopsie latérale homonyme du même côté que l'hémiplégie ou par une hémianopsie en quadrant.

Quant aux plaies pénétrantes de la région rolandique atteignant le *pédoncule* ou la *protubérance* elles nous paraissent tout à fait exceptionnelles, si même elles existent. Il ne faudrait pas, en effet, se baser sur l'existence de paralysie des paires craniennes : IIIe, VIe, VIIe, VIIIe paire du côté de la lésion pour faire le diagnostic d'*hémiplégie alterne.* Ces paralysies lorsqu'elles existent relèvent beaucoup plus vraisemblablement de fracture de la voûte du crâne irradiée à la base avec lésion des troncs nerveux et non pas de lésion protubérantielle ou pédonculaire directe.

Enfin la constatation d'une amyotrophie marquée, globale, de tout le côté hémiplégié plaide en faveur d'une blessure profondément pénétrante atteignant peut-être *la région sous-thalamique* ou *pédonculaire* (Georges Guillain et Barré). Nous avons observé, il est vrai, une amyotrophie très accentuée dans les blessures superficielles étendues *franchement pariétales.*

Nous laissons à dessein de côté les *troubles de la parole* qui se voient très fréquemment dans les blessures de la région rolandique. Ces troubles seront étudiés dans un chapitre spécial.

Diagnostic.

En présence d'une blessure de la région rolandique on devra donc faire un examen complet de la motilité et de la sensibilité du blessé. Cet examen permettra de préciser l'importance de la lésion cérébrale et surtout il autorisera à affirmer *qu'il s'agit bien d'une hémiplégie organique et non pas d'une hémiplégie fonctionnelle.*

Diagnostic différentiel de l'hémiplégie organique et de l'hémiplégie fonctionnelle. — Babinski, grâce à des recherches cliniques de la plus haute importance, a établi une série de tests qui devront être méthodiquement recherchés, chaque fois qu'un doute s'élèvera sur la nature organique ou fonctionnelle des troubles constatés.

En présence de troubles paralytiques du type hémiplégique ou monoplégique, la question qui se pose donc tout d'abord est de savoir s'il s'agit d'*hémiplégie organique* relevant de la blessure cranienne et de la lésion cérébrale sous-jacente, ou si le blessé ne présente pas des *phénomènes purement fonctionnels*, hystériques, suivant la conception classique.

Caractères cliniques de l'hémiplégie hystérique. — L'hémiplégie *hystérique* est d'ordinaire une *paralysie flasque* et qui *reste flasque* ou une *paralysie spasmodique d'emblée.*

Les *réflexes* sont *normaux et égaux* des deux côtés du corps, les réflexes osseux et tendineux aussi bien que les réflexes cutanés. La *démarche* est caractéristique; le malade traîne derrière lui sa jambe paralysée, il ne fauche pas. — Il existe, très fréquemment, associée à l'hémiplégie, une *hémianesthésie* de toute la partie du corps paralysée, hémianesthésie à tous les modes et généralement absolue ou bien une anesthésie affectant une disposition en gigot ou en manchon décrite autrefois par Charcot. — L'amblyopie est également fréquente pour les deux yeux ou l'œil du côté paralysé.

Cet aspect clinique permet dans la plupart des cas, lorsqu'il s'agit d'une hémiplégie très évidente, de faire le diagnostic. Mais lorsque les symptômes paralytiques sont peu accentués, il est nécessaire de faire un examen approfondi du blessé.

Les signes cliniques très variés (Babinski) qui permettent dans ces conditions de distinguer d'une façon aussi certaine que possible l'hémiplégie organique de l'hémiplégie hystérique seront recherchés méthodiquement de la façon suivante :

A la face : le *signe du peaucier* du cou. Dans certains actes tels que : ouvrir fortement la bouche, montrer les dents, le muscle peaucier se contracte bien du côté sain et ne se contracte pas ou faiblement du côté paralysé chez l'hémiplégique organique.

Aux membres supérieurs : dans l'hémiplégie organique encore flasque, le degré de flexion passive de l'avant-bras sur le bras, réalisée aussi complètement que possible est plus grand du côté paralysé que du côté sain, c'est le *phénomène de la flexion exagérée de l'avant-bras.*

— Si chez un hémiplégique organique on met *les deux mains passivement en supination* et qu'on les abandonne au repos on voit la main paralysée se mettre involontairement en pronation.

— Le *phénomène des inter-osseux* (Souques) : lorsqu'on dit à un hémiplégique organique de lever le bras paralysé, il se produit à ce moment un mouvement d'écartement des doigts en éventail.

— Pendant la marche le *mouvement de balancement du bras* qui se fait normalement en sens inverse du mouvement de la cuisse ne s'observe pas dans l'hémiplégie fonctionnelle ou bien se fait dans le même sens que le mouvement de la cuisse.

Membres inférieurs. — En dehors des réflexes que nous avons déjà signalés et qui ne se voient que dans les lésions du faisceau pyramidal : réflexe cutané plantaire avec extension des orteils — réflexe contra-latéral des adducteurs de Pierre Marie — clonus du pied et de la rotule, il existe d'autres symptômes cliniques de grande valeur qui ne se rencontrent que dans l'hémiplégie organique :

La *flexion combinée de la cuisse et du tronc* s'observe de la façon suivante. Le blessé étant étendu sur un plan résistant, on lui dit de croiser les bras et d'essayer de s'asseoir. Chez l'hémiplégique organique on voit, du côté paralysé, le membre inférieur se soulever : la cuisse se fléchit et le talon quitte le sol alors que du côté sain le talon reste appliqué sur le sol et tout le membre immobile. Le même mouvement se produit lorsque le blessé étant parvenu à s'asseoir, se laisse retomber rapidement en arrière. Cette flexion combinée de la cuisse et du tronc ne se rencontre pas dans l'hémiplégie fonctionelle.

Le *phénomène de Strümpell* ou *phénomène du jambier antérieur* consiste en un mouvement associé d'adduction et de rotation interne du pied qui se produit lorsque le blessé, ayant la jambe paralysée maintenue sur un plan résistant essaie de fléchir la jambe sur la cuisse et qu'on s'oppose à ce mouvement.

On a décrit également les *signes d'adduction et d'abduction associée* (Raimiste) : Le blessé est étendu les jambes écartées, on lui dit de rapprocher la jambe saine de la jambe paralysée; si on s'oppose à ce mouvement on voit la jambe paralysée exécuter un mouvement d'adduction. — Phénomène analogue d'abduction associée du côté paralysé, si l'on s'oppose au mouvement d'abduction de la jambe saine.

D'après Grasset, l'hémiplégique organique *peut soulever isolé-*

ment le membre inférieur paralysé; il est *incapable de soulever les deux membres inférieurs simultanément.*

D'autres signes moins intéressants ont été décrits que nous croyons inutile d'énumérer; tous ceux que nous avons indiqués sont largement suffisants pour permettre de préciser le diagnostic et de distinguer sûrement une hémiplégie organique d'une hémiplégie purement fonctionnelle.

Il nous a paru très utile d'étudier avec quelques détails ces signes distinctifs de l'hémiplégie organique et hystérique, car la question se pose fréquemment et la nécessité d'un diagnostic précis et certain est de toute évidence.

Évolution des blessures de la région rolandique.

L'évolution des hémiplégies ou des monoplégies consécutives aux blessures de la région rolandique est infiniment variable.

Il y a lieu de distinguer les blessures purement corticales donnant des monoplégies sensitivomotrices, d'avec les hémiplégies qui relèvent à peu près toujours des lésions profondes.

Les *monoplégies* pures, totales ou dissociées ont une tendance manifeste à l'amélioration.

Ordinairement les troubles moteurs rétrocèdent plus vite que les troubles sensitifs, sous l'influence d'un traitement bien conduit.

Les troubles sensitifs laissent souvent des séquelles persistantes qui, pendant des mois, témoignent de la lésion corticale : telle l'astéréognosie qui peut constituer le seul symptôme d'une lésion de la région rolandique plusieurs mois et même plusieurs années après la blessure.

Les *hémiplégies*, au contraire, dans lesquelles la lésion de la substance blanche et quelquefois des noyaux gris centraux est beaucoup plus importante que la lésion corticale, deviennent le plus souvent spasmodiques au bout de quelques semaines et ne s'améliorent qu'avec une extrême lenteur, il persiste pendant des mois et des années une gêne très marquée de tous les mouvements un peu délicats, en particulier des mouvements de la main. Les contractures ne diminuent que progressivement et, si le traitement est négligé, des raideurs articulaires et même des ankyloses se constituent, augmentant encore la gêne des mouvements due surtout à la spasmodicité.

Nous ne parlons pas des *complications* qui n'ont rien de particulier aux blessures de la région rolandique et seront étudiées plus loin dans un chapitre spécial.

Traitement. — Le traitement physiothérapique doit être appliqué aussi précocement que possible ; il consistera essentiellement en massage des membres du côté paralysé, avec mobilisation des articulations et mécanothérapie. Il ne faudra pas laisser ces blessés s'immobiliser au lit, mais les faire lever et marcher le plus précocement possible, dès que l'état de la blessure le permettra.

Le traitement électrique devra être très prudent (électricité statique) et ne sera que d'une utilité secondaire.

CHAPITRE V

BLESSURES DU LOBE PARIÉTAL

Anatomie.

Le *lobe pariétal* est situé à la partie moyenne et supérieure de l'hémisphère, au-dessus de la scissure de Sylvius qui le sépare du lobe temporal, en arrière de la scissure de Rolando qui le sépare du lobe frontal, en avant de la scissure occipitale externe qui limite le lobe occipital.

Les *limites du lobe.* très nettes en avant (s. de Rolando) et en bas (s. de Sylvius), sont moins nettes en arrière, où les circonvolutions pariétales s'anastomosent largement avec le lobe temporal et le lobe occipital. En haut et en dedans, le lobe pariétal constitue un bon tiers du bord supérieur convexe de l'hémisphère.

Il est intéressant de noter que le lobe pariétal correspond à l'os pariétal, mais que *l'os dépasse en tout sens toute la superficie du lobe pariétal*, le centre de la bosse pariétale répond à la circonvolution pariétale inférieure à la jonction de ses deux lobules constitutifs.

Le lobe pariétal comprend *trois circonvolutions*, une antérieure verticale, la *pariétale ascendante* et deux circonvolutions horizontales, la *pariétale supérieure* ou première pariétale et la *pariétale inférieure* ou deuxième pariétale. Ces circonvolutions sont séparées par *un seul sillon* en forme de T horizontal, *le sillon interpariétal.* Nous avons étudié précédemment la pariétale ascendante que nous avons rattachée à la région rolandique, nous n'y reviendrons pas.

La **circonvolution pariétale supérieure** ou *première pariétale* s'insère en avant par son pied sur la pariétale ascendante par une large base; elle suit le bord supérieur de l'hémisphère, empiétant sur les deux faces de l'hémisphère et, décrivant des inflexions en S dont la direction principale est verticale. En arrière, la circonvolution pariétale supérieure se rétrécit en un pli de passage qui franchit la scissure occipitale externe (premier pli de passage pariéto-occipital externe de Gratiolet) et qui se continue directement avec la première circonvolution occipitale.

Cette circonvolution présente deux faces : une *face externe* (lobule pariétal supérieur) et une *face interne* à la face interne de l'hémisphère : lobule quadrilatère ou lobe carré ou précunéus, limité par la scissure sous-frontale en avant, la scissure occipitale en arrière et à peine séparé en bas de la circonvolution du corps calleux par un faible sillon.

La **circonvolution pariétale inférieure** ou *deuxième pariétale* naît du pied de la pariétale ascendante par une racine unique qui fait partie de l'opercule rolandique et recouvre l'insula puis la circonvolution remonte le long de la pariétale ascendante contourne l'extrémité de la sissure de Sylvius, puis l'extrémité du premier sillon temporal et se bifurque pour se continuer, d'une part avec la deuxième circonvolution temporale et, d'autre part, par un pli de passage avec la deuxième circonvolution occipitale.

Cette circonvolution est toujours d'un aspect très compliqué. Elle présente en particulier deux inflexions importantes : l'une volumineuse embrasse l'extrémité postérieure de la scissure de Sylvius, c'est le **lobule marginal** ou lobule du pli courbe, ou gyrus supramarginalis; l'autre inflexion qui contourne l'extrémité postérieure du premier sillon temporal forme un lobule denommé **pli courbe** ou gyrus angulaire.

Le **sillon interpariétal** très profond, qui sépare les circonvolutions pariétales se présente sous la forme d'un T couché, la branche verticale est post-rolandique, la branche horizontale, parallèle au bord supérieur de l'hémisphère, sépare la pariétale supérieure de la pariétale inférieure. Ce sillon se continue à la

---

Fig. 12. — FACE EXTERNE, INTERNE D'UN HÉMISPHÈRE ET FACE INFÉRIEURE DU CERVEAU.

Les circonvolutions sont désignées par des lettres avec un indice : F., *première frontale* ; Fa, *frontale ascendante, etc.* ; G.s., *gyrus supramarginalis* (*lobule du pli courbe*) ; G. a., *gyrus angularis* (*pli courbe*) ; R., *sillon de Rolondo* ; Sy., *sillon de Sylvius* ; Lob. para., *lobule paracentral* ; L. ling., *lobule lingual* ; L. fus., *lobule fusiforme*, etc.

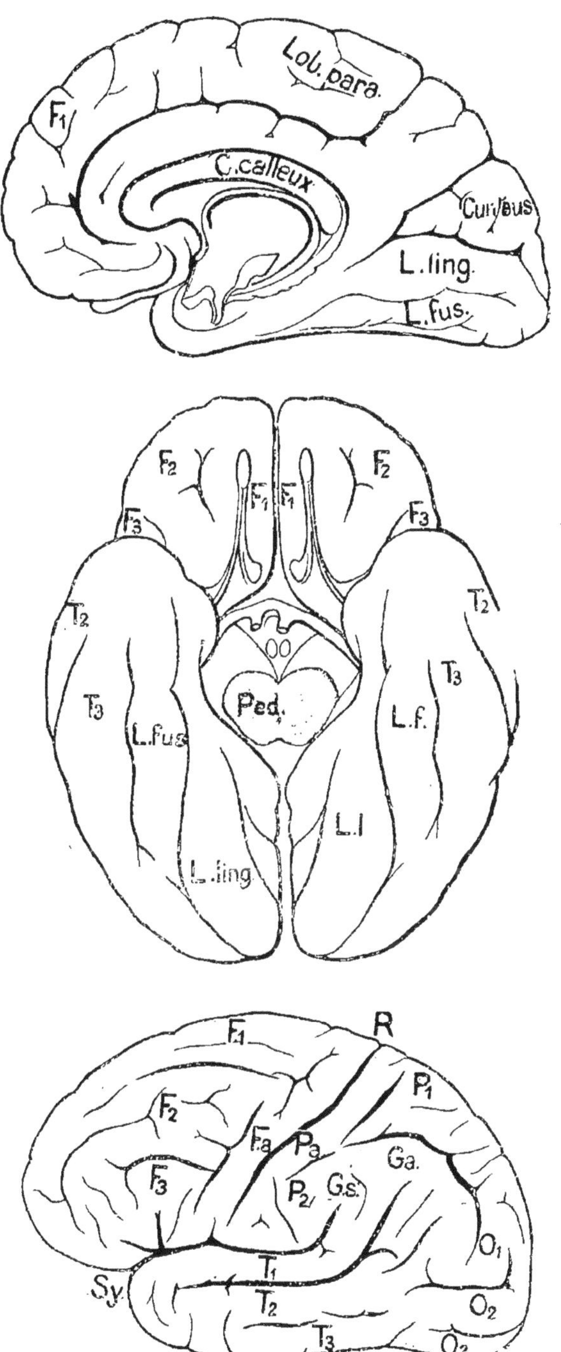
Lob. para.
F1
C. calleux
Cuneus
L. ling.
L. fus.
F2
F2
F1
F1
F3
F3
T2
T2
T3
T3
Ped.
L. fus
L. f.
L. l
L. ling.
F1
R
P1
F2
Fa
Pa
Ga.
F3
P2
G.s.
O1
T1
Sy.
O2
T2
T3
O3

face externe du lobe occipital avec le premier sillon occipital.

Il est intéressant de rappeler la *cyto-architectonique* de ces circonvolutions. D'après les recherches de Brodmann, la région pariétale (région cyto-architectonique) présente une structure homotypique à six couches qui se trouve répartie dans la première et deuxième circonvolution pariétales, à l'exclusion de la pariétale ascendante et dans le précunéus. Nous trouvons encore dans ce fait la justification de l'étude séparée de la pariétale ascendante qui constitue un type différent au point de vue cyto-architectonique.

Physiologie.

Tout ce que nous savons de la physiologie des circonvolutions pariétales nous vient des recherches anatomo-cliniques faites sur des malades et des blessés. Ces données sont, comme nous le verrons encore, très rudimentaires. Flechsig, pour des raisons théoriques tirées de l'anatomie générale et se basant sur les recherches myélo-génétiques, localise dans ces circonvolutions le « grand centre d'association postérieur », centre d'associations des diverses perceptions sensitivo-sensorielles. Rien n'est venu confirmer du côté de la pathologie humaine, cette conception purement théorique de Flechsig.

Aussi étudierons-nous la physiologie du lobe pariétal avec la symptomatologie même des blessures de ce lobe.

Symptômes des lésions du lobe pariétal.

La blessure. — Les blessures du lobe pariétal sont assez fréquentes, en particulier les blessures de dimension moyenne ne dépassant pas le diamètre d'une pièce de cinq francs. Elles ne présentent aucun caractère particulier. Elles peuvent être superficielles n'atteignant vraisemblablement que l'écorce ou pénétrantes avec ou sans présence de projectile intra-cérébral.

Les symptômes.

I. — **Absence de symptômes.** — Un certain nombre de blessures pariétales, blessures dans lesquelles l'écorce du cerveau a été probablement lésée (blessure avec battement et impulsion à la toux) ou sûrement lésée d'après le compte rendu opératoire, ne s'accompagnent d'aucun symptôme. Il est impossible de préciser la raison pour laquelle une lésion pariétale ne donne pas de symptômes; il semblerait, d'après les cas que nous avons observés, que ce soit la première pariétale surtout dans sa moitié postérieure, le précunéus, qui constitue par excellence la zone muette. C'est ce que l'on constate du moins chez les soldats dont la blessure date de plusieurs semaines ou de plusieurs mois.

II. — **Troubles de la sensibilité.** — Ce sont les troubles les plus fréquemment constatés au cours des blessures pariétales.

Ces modifications de la sensibilité portent presque exclusivement sur la *sensibilité profonde*, c'est-à-dire la notion de position, le sens des mouvements passifs. Alors que la représentation de la sensibilité superficielle dans l'écorce se localise surtout, semble-t-il, au niveau de la pariétale ascendante, la sensibilité profonde (sens musculaire) se localise vraisemblablement dans P^1 et P^2 sans qu'une localisation segmentaire plus précise puisse être proposée; cette localisation paraît de disposition analogue à celle des fonctions motrices dans la frontale ascendante.

L'examen du blessé révèle des *troubles plus ou moins marqués de la notion de position*, étendus à tout un membre ou localisés à l'extrémité distale : main ou pied; si l'on déplace lentement les doigts ou les orteils du blessé, il est incapable de dire quel mouvement est exécuté, ou de reproduire avec la main saine la position donnée à la main malade.

Il n'est pas rare de voir, associés à ces troubles de la sensibilité profonde, des *troubles ataxiques* (*ataxie corticale*) limités au membre supérieur, ce qui est assez rare, ou, plus souvent, au membre inférieur. Cette ataxie limitée au membre inférieur et conditionnée par le déficit de la sensibilité profonde, peut s'observer à l'état isolé sans symptôme de lésion pyramidale; en général cette ataxie est bilatérale et associée à une paraplégie spasmodique c'est la *forme ataxique de la paraplégie corticale* que nous avons déjà décrite. Rappelons qu'il s'agit dans ces cas de blessure du vertex, localisée par la radiographie en arrière du sillon de Rolando, c'est-à-dire au niveau du lobule paracentral et de la première pariétale de chaque côté.

Très importante dans les blessures du lobe pariétal est la recherche des *troubles du sens stéréognostique*. Le sens stéréognostique n'est pas une modalité simple de la sensibilité : il résulte de l'utilisation à la fois des sensibilités superficielles et profondes et cependant il n'est pas nécessaire que ces deux modes de sensibilité soit lésés simultanément pour qu'il y ait perte du sens stéréognostique. C'est dire que l'on ne peut parler d'une localisation précise du sens stéréognostique. Il faut d'ailleurs rappeler que l'astéréognosie peut s'observer au cours d'affection tout autres que les lésions corticales (lésions purement médullaires par exemple).

Il n'en est pas moins vrai que l'on peut rencontrer comme seul symptôme actuel d'une lésion cérébrale pariétale ou comme reliquat de cette lésion l'astéréognosie de la main tout entière ou d'une partie de la main. Il ne faudra jamais négliger la recherche de ce trouble de la sensibilité même en l'absence de tout autre signe de lésion nerveuse. D'ailleurs l'étude attentive des différents modes de la sensibilité montrera souvent, associés à l'astéréognosie, des troubles parfois très limités, mais incontestables de la sensibilité musculaire, une atteinte plus légère de la sensibilité superficielle et en particulier de la discrimination tactile et du sens de localisation au niveau de la main.

III. — **Troubles aphasiques**. — Ceux-ci ne surviennent que lorsque la lésion atteint *la deuxième pariétale* ou *pariétale inférieure du côté gauche* et plus particulièrement la partie postérieure de cette circonvolution, qui constitue le *gyrus supramarginalis* et le *gyrus angularis*. L'étude de ces troubles aphasiques qui se rapprochent du type de l'aphasie de Wernicke sera faite dans un chapitre spécial sur l'aphasie par blessure du crâne.

IV. — **Troubles apraxiques**. — On sait que l'*apraxie*, syndrome isolé par Liepmann, consiste dans l'*impossibilité, en l'absence de toute paralysie*, d'*exécuter les mouvements appropriés en vue de l'exécution d'un acte déterminé*.

On a distingué différentes variétés d'apraxie : *apraxie idéatoire*, — *apraxie idéomotrice* sont les plus importantes.

L'*apraxie idéatoire* est surtout un trouble intellectuel très analogue pour ne pas dire identique, à celui que l'on observe dans l'aphasie de Wernicke; elle rentre dans le cadre des modifications intellectuelles caractéristiques de l'aphasie.

L'*apraxie idéomotrice*, d'allure très spéciale, constitue un trouble moteur particulier.

Alors que le blessé atteint d'*apraxie idéatoire* est incapable de se représenter mentalement l'enchaînement des gestes nécessaires pour réaliser un acte déterminé plus ou moins compliqué, le blessé atteint d'*apraxie idéomotrice* sait quels gestes successifs il devra faire, il ne peut pas les exécuter, ou les exécute tout à fait de travers ou avec une extrême maladresse.

Cette dernière variété d'apraxie (idéomotrice) semble se rencontrer à l'état isolé, indépendamment des troubles aphasiques, ou associée à eux. Dans ce cas on conçoit facilement qu'il soit fort difficile de faire la part de ce qui revient à l'aphasie et à l'apraxie.

L'*apraxie* relève très vraisemblablement de *lésions du lobe pariétal gauche* (pariétale inférieure et plus particulièrement gyrus supramarginalis). Bien que la lésion soit localisée au cerveau gauche, les *phénomènes apraxiques* sont le plus souvent *bilatéraux*, et dans certains cas plus marqués au niveau du membre homolatéral à la lésion.

Recherche de l'apraxie. — Pratiquement, pour mettre en évidence l'apraxie idéomotrice, on fera exécuter au blessé une série d'actes variés, soit avec une main séparément, soit avec les deux mains.

a) *Commander un acte simple :* lever la main, fermer les yeux, croiser les jambes, tirer la langue, donner une chiquenaude, faire un pied de nez, faire le salut militaire, applaudir, menacer du doigt, envoyer un baiser.

b) *Un acte appliqué à un objet extérieur :* allumer une cigarette, coller un timbre sur une lettre et fermer la lettre, fermer une porte à clef, verser à boire, etc.

c) *Reproduire les mêmes actes, de mémoire*, sans application, à un objet extérieur : par exemple, comment fait-on pour coller un timbre? pour allumer une allumette? etc.

d) Faire *répéter par le blessé un acte* qu'on vient d'exécuter devant lui.

e) Enfin *observer le malade* quand il mange, quand il s'habille.

Il est bien entendu que ces troubles n'auront de signification que si le blessé n'est ni paralysé, ni aphasique. Le fait se rencontrera assez rarement; quoi qu'il en soit, en présence d'une lésion du lobe pariétal gauche ne s'accompagnant ni d'aphasie ni de phénomènes paralytiques, ni de troubles sensitifs, ces diverses épreuves devront être faites.

Nous insistons sur l'importance de la recherche des modifications de la sensibilité profonde si fréquents dans les lésions du lobe pariétal. Elles peuvent être la cause de phénomènes d'ataxie, de maladresse de mouvements qu'il ne faudrait pas considérer comme la manifestation de troubles apraxiques.

Tels sont les symptômes constatés dans les blessures du lobe pariétal et plus particulièrement du lobe pariétal gauche. On les observe dans les lésions corticales pures ou avec atteinte peu profonde de la substance blanche sous-jacente.

Nous insistons sur ce fait que ces troubles sont loin d'être constants et que dans bien des cas, surtout lorsque la circonvolution pariétale supérieure seule a été atteinte, on peut à l'examen le plus minutieux ne constater aucun signe clinique indiquant une lésion cérébrale.

Symptômes associés. — On peut observer lorsque la blessure est profondément pénétrante ou s'accompagne d'une destruction étendue du lobe pariétal, des symptômes indiquant la lésion des faisceaux blancs profonds (couronne rayonnante, capsule interne, radiations optiques) et des noyaux gris centraux; les plus importants sont l'*hémiplégie* et l'*hémianopsie*.

L'hémiplégie est du type central, c'est une hémiplégie complète avec contracture et souvent avec hémianesthésie de type cérébral, c'est-à-dire atteinte prédominante de la sensibilité profonde et perte du sens de localisation, hémianesthésie d'ailleurs très rarement persistante.

L'hémianopsie du type latéral homonyme, totale dans les premiers mois qui suivent la blessure, se modifie généralement par la suite et il ne persiste souvent qu'un rétrécissement de caractère hémianopsique du champ visuel, complété parfois par de l'hémiachromatopsie. Il est entendu que l'hémianopsie peut être complète, définitive si le projectile a pénétré profondément dans la substance cérébrale et sectionné les radiations optiques.

Lorsqu'il s'agit d'hémianopsie latérale homonyme droite et que par conséquent le lobe pariétal gauche a été lésé, il est fréquent de voir associée à l'hémianopsie de l'*alexie*, trouble particulier qui rentre dans le cadre de l'aphasie et que nous étudierons à ce propos.

Signalons encore la possibilité au cours des lésions pariétales profondes, accompagnées d'hémiplégie ou d'hémiparésie de voir survenir une *hémiatrophie* souvent très accentuée; il est difficile de dire si cette hémiatrophie relève à proprement parler de la lésion des circonvolutions pariétales, ou si elle est due à la lésion concomitante de quelque région des noyaux gris centraux.

Évolution.

L'existence de l'aphasie dans les lésions du lobe pariétal gauche rend très différents l'évolution et le pronostic de la blessure suivant qu'il s'agit du lobe gauche ou du lobe droit.

Si la blessure est superficielle, les troubles de la sensibilité, presque seuls constatés, sont lentement mais à peu près toujours en voie d'amélioration, bien que les modifications du sens stéréognostique soient très persistantes. Si la lésion est profonde, l'évolution est celle de l'hémiplégie spasmodique que nous avons étudiée dans les blessures de la région rolandique. L'hémianopsie s'il n'y a pas pénétration profonde du projectile est presque toujours susceptible de régression.

Par contre l'existence d'aphasie, qui se rapproche beaucoup du type de l'aphasie sensorielle de Wernicke, aggrave beaucoup, comme nous le verrons, le pronostic des blessures du lobe pariétal gauche. Le plus souvent de tels blessés restent des infirmes incapables de reprendre un métier quelconque.

CHAPITRE VI

BLESSURES DU LOBE TEMPORAL

Anatomie.

Le lobe temporal est situé au-dessous du lobe pariétal dont il est séparé par la scissure de Sylvius, en avant du lobe occipital. Il présente une face externe, une face inférieure, un bord interne, un pôle antérieur; son bord postérieur se continue sans transition avec le lobe occipital. La face externe comprend les trois premières circonvolutions, la face inférieure les deux autres.

Il est très important de rappeler brièvement les *rapports* du lobe temporal *avec les os du crâne.*

Le lobe temporal occupe la fosse temporosphénoïdale, c'est-à-dire l'étage moyen de la base du crâne constitué par la grande aile du sphénoïde, la face interne de l'écaille temporale et la face antérieure du rocher. Le bord supérieur du rocher laisse à la face inférieure du cerveau une empreinte qui marque la limite entre le lobe temporal et le lobe occipital.

Ces notions anatomiques nous paraissent très importantes à préciser. En effet, sur le vivant on a toujours une tendance à localiser le lobe temporal trop haut et trop en arrière de l'oreille; en fait, le pôle temporal est derrière l'orbite et les circonvolutions de la face externe dans leur plus grande étendue répondent à la paroi osseuse au-dessus de l'arcade zygomatique, au-dessus et en avant du trou auditif externe. Ces faits sont essentiels à retenir si l'on veut topographier rapidement le siège d'une blessure du lobe temporal sans commettre d'erreur grossière.

Les *circonvolutions temporales* sont au nombre de 5.

La 1re *circonvolution temporale* peu flexueuse, assez grêle, forme la lèvre inférieure de la scissure de Sylvius et à l'extrémité de celle-ci rejoint la deuxième pariétale pour constituer *le lobule du pli courbe* ou *gyrus supramarginalis*.

La 2e *circonvolution temporale* parallèle à la précédente, en est séparée par le premier sillon temporal, particulièrement profond. Cette circonvolution se bifurque à son extrémité postérieure, la branche supérieure se soude à la deuxième pariétale pour former *le pli courbe* ou *gyrus angularis*, la branche inférieure se continue dans la 3e circonvolution occipitale.

La 3e *circonvolution temporale* forme le bord inférieur de la face externe du lobe, elle aboutit en arrière de l'incisure préoccipitale.

La 4e *circonvolution temporale*, située à la face inférieure du lobe, mince à son extrémité antérieure, s'élargit progressivement pour se joindre directement à la 4e circonvolution occipitale. Cette masse unique constitue le *lobule fusiforme*.

La 5e circonvolution ou circonvolution de l'hippocampe, séparée de la précédente par un profond sillon, le 4e sillon temporal, occupe le bord interne de la face inférieure du lobe, son extrémité postérieure effilée se continue avec la 5e occipitale ou *lobule lingual*.

Dans son tiers antérieur cette circonvolution déborde et recouvre la *bandelette optique* qu'elle applique sur le *pédoncule cérébral*.

A cette 5e circonvolution temporale, se rattache une série de formations anatomiques sur lesquelles nous n'avons pas à insister : corne d'Ammon, fimbria, corps godronné, sillon de l'hippocampe, noyau amygdalien.

Les faisceaux de la *substance blanche du lobe temporal* sont importants à connaître. Les fibres du système d'association comprennent *les fibres arquées* unissant une circonvolution à l'autre, le *faisceau longitudinal supérieur*, le *faisceau unciforme* qui s'étend du lobe frontal au lobe temporal, le *faisceau longitudinal inférieur* qui s'étend du lobe temporal au lobe occipital; ce faisceau recouvre un faisceau de projection très important : *les radiations optiques* qui sortent du ganglion géniculé externe au-dessous et en dehors de la couche optique.

Physiologie.

La théorie classique admet que le lobe temporal est avant tout le *siège de la sphère auditive.*

D'après Meynert les fibres acoustiques aboutissent à l'insula et à la première circonvolution temporale. Il est intéressant de rappeler dès maintenant que Wernicke, s'appuyant sur ces données plaçait le centre de l'audition dans la première circonvolution temporale, et comme l'a fait remarquer le professeur Pierre Marie c'est en partant de cette idée, nullement vérifiée, que Wernicke fut amené à la découverte d'une aphasie nouvelle due à une lésion du lobe pariéto-temporal.

Les *recherches expérimentales* elles-mêmes donnent des résultats tout à fait contradictoires. Munk avait longuement étudié sur le chien et délimité le siège de la sphère auditive dans le lobe temporal, décrit une surdité psychique, une surdité corticale, une localisation des sons suivant leur hauteur. La sphère auditive se serait trouvée en rapport avec le labyrinthe du côté opposé.

Ces recherches expérimentales ont été absolument contredites par celles de Kalischer sur des chiens dressés spécialement et auxquels cet opérateur enlevait les deux lobes temporaux : les animaux se montraient absolument normaux pour l'audition des sons, quelle que fût leur hauteur.

Nous ne savons donc rien ou à peu près rien sur la physiologie du lobe temporal et la théorie classique de la localisation de la sphère auditive dans ce lobe n'est nullement avérée.

Symptômes.

La *plupart des symptômes* décrits par les auteurs classiques comme relevant d'une lésion des circonvolutions temporales n'ont *aucune réalité clinique.* Les symptômes qui ont une existence

Fig. 13. — Face externe, interne et face inférieure du cerveau (hémisphère gauche).

Les circonvolutions sont désignées par des lettres avec un indice : F., *première frontale*: Fa, *frontale ascendante, etc.*; G.s., *gyrus supramarginalis (lobule du pli courbe)*; G.a., *gyrus angularis (pli courbe)*; R., *sillon de Rolando*; Sy., *sillon de Sylvius*; Lob. para., *lobule paracentral*: L. ling., *lobule lingual*; L. fus., *lobule fusiforme*; etc.

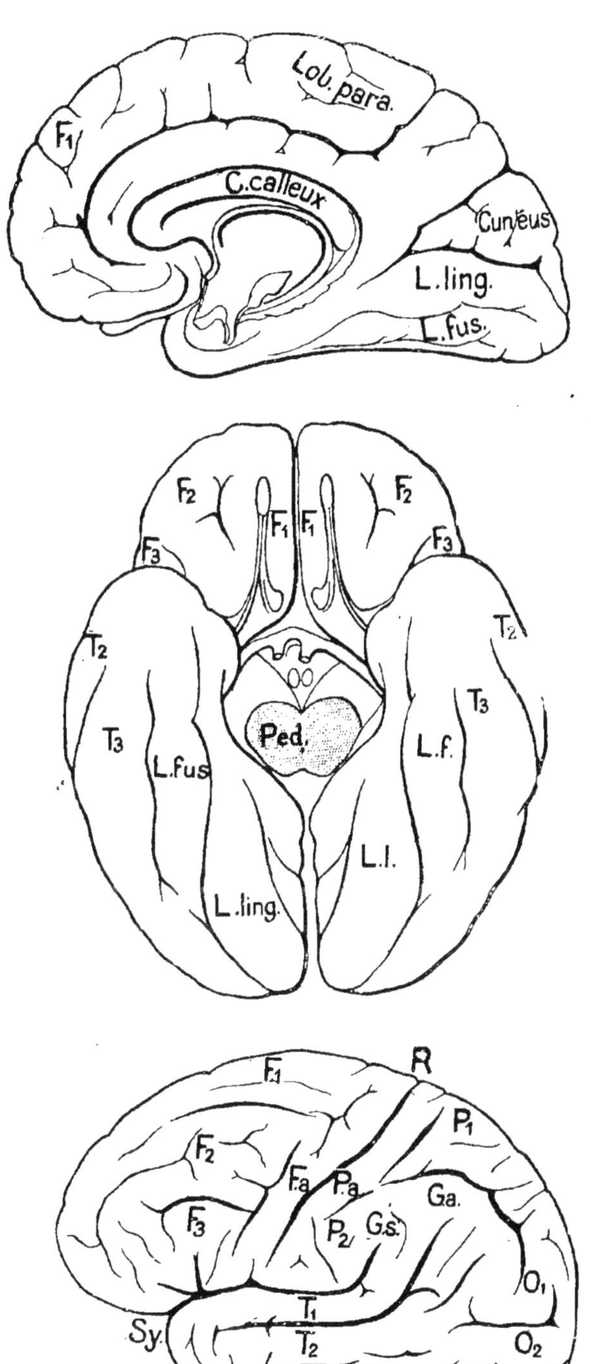
F_1
Lob. para.
C.calleux
Cuneus
L. ling.
L. fus.
F_2
F_2
F_1
F_1
F_3
F_3
T_2
T_2
T_3
T_3
Ped.
L. fus
L. f.
L. l.
L. ling.
R
F_1
P_1
F_2
F.a
P.a
Ga.
F_3
P_2
G.s.
O_1
T_1
Sy.
T_2
O_2
T_3
O_3

réelle n'appartiennent pas en propre au lobe temporal. Ou bien les régions voisines du lobe pariétal sont lésées en même temps que le lobe temporal, ou bien c'est l'atteinte profonde des faisceaux blancs ou des noyaux gris centraux qui explique le tableau clinique.

A. — Symptômes des blessures superficielles du lobe temporal.

Chez l'homme, les auteurs classiques décrivent à la suite de lésion des lobes temporaux les syndromes suivants :

1° *Surdité corticale.*

Cette conception est basée sur la notion anatomique fournie par Meynert et que nous venons de rappeler. Il existerait dans le cerveau au niveau de la première temporale un centre auditif commun dont la lésion déterminerait une surdité vulgaire analogue à celle qui est produite par les troubles de fonctionnement de l'appareil périphérique. Il n'existe à l'heure actuelle aucun cas clinique vérifié anatomiquement de surdité d'origine corticale.

2° *Surdité verbale pure.*

La même théorie classique décrit un centre auditif verbal dans le pied de la 1re circonvolution temporale, centre où s'emmagasineraient les images auditives des mots, des syllabes, des lettres. La lésion bilatérale de ce centre ou la lésion du centre de l'hémisphère gauche seulement donnerait un syndrome spécial : *la surdité verbale pure* qui se caractérise cliniquement par ce fait que le malade ne comprend absolument rien de ce qu'on lui dit à haute voix et ne présente aucun autre trouble. Comme conséquence naturelle, le malade ne peut répéter les mots qu'on lui dit, ni écrire sous dictée.

En fait, comme l'a montré Pierre Marie, *on n'observe pas en clinique de cas de surdité verbale pure* ni rien qui s'en rapproche et au point de vue anatomo-pathologique, les descriptions publiées sont extrêmement peu précises.

Qu'il s'agisse de surdité d'origine corticale ou de surdité verbale pure nous n'avons observé chez nos blessés de la région temporale rien qui justifie l'existence clinique de ces deux syndromes.

Le tableau clinique de la surdité verbale pure et sa localisation anatomique sont des conceptions purement théoriques.

3° *Aphasie de Wernicke ou aphasie sensorielle.*

Il en est tout autrement du rôle que joue chez l'homme la partie postérieure des deux premières circonvolutions temporales de l'hémisphère gauche.

Ce territoire temporal fait partie de la *zone de Wernicke qui comprend en outre le gyrus angulaire* et le *gyrus supramarginalis, avec la substance blanche sous-jacente* à toutes ces circonvolutions.

La lésion de ce territoire de Wernicke produit l'aphasie dite sensorielle ou aphasie de Wernicke, syndrome qui apparaît avec tous ses éléments dès qu'il existe une lésion même limitée de la zone en question mais dont l'intensité est proportionnelle à l'étendue des lésions de la zone de Wernicke ou des fibres qui en proviennent. C'est là un exemple typique de la loi établie par Pierre Marie à propos du faisceau pyramidal : la production globale des hémi-syndromes cérébraux par la lésion d'une portion seulement, de la zone qui leur donne naissance. Rien n'autorise à dissocier cette zone de Wernicke en des centres divers comme l'avaient fait les auteurs classiques, centres régissant tel ou tel acte spécial de la fonction du langage.

La *zone de Wernicke*, comme l'a montré Pierre Marie est par excellence le *centre intellectuel du langage* tenant sous sa dépendance la compréhension de la parole, de la lecture et de l'écriture et dont la lésion entraîne l'aphasie vraie, aphasie qui comprend une infinie variété de types cliniques, et se caractérise cliniquement par les faits suivants : le malade peut parler, souvent il parle trop, mais il parle mal, il présente de la jargonaphasie ou tout au moins de la paraphasie ; il comprend mal ce qu'on lui dit ; il ne peut plus lire ni écrire.

Nous consacrons un chapitre spécial à cette question si importante de l'aphasie, nous verrons, d'après les recherches de MM. Pierre Marie et Ch. Foix, quels aspects cliniques particuliers prennent au cours des blessures du cerveau, les troubles aphasiques.

Il n'existe donc pas à l'heure actuelle de symptômes qui révèlent une lésion superficielle des circonvolutions temporales, sauf pour la partie postérieure de T^1 et de T^2 du côté gauche (aphasie de Wernicke d'intensité variable).

B. — Symptômes des blessures profondes du lobe temporal.

On peut voir à la suite des blessures de la région temporale tout un ensemble de symptômes qui permettent de conclure à une lésion profondément pénétrante de la substance blanche, lésion qui dans certains cas s'étend jusqu'aux noyaux gris centraux (noyau lenticulaire et couche optique).

Nous devons dire que de telles complications sont d'une observation assez rare, à cause de l'extrême gravité de la blessure, qui atteint presque à coup sûr le ventricule latéral, ou s'accompagne de lésions bulbaires par commotion ou contusion. Elle est par cela même rapidement mortelle.

1° *Lésions des noyaux gris centraux* (*couche optique*) *et du tronc cérébral.* — On ne rencontre pas, au cours des blessures de guerre, tout l'ensemble symptomatique décrit dans ces dernières années sous le nom de *syndrome thalamique* ou de *syndrome lenticulaire*, mais seulement quelques-uns des symptômes qui les constituent.

Les seuls signes, que nous avons observés, consistaient en *hémiataxie* avec *troubles marqués de la sensibilité profonde*, associée à une *hémiparésie légère*. Ces symptômes : hémiataxie, hémianesthésie (portant surtout sur les modes de la sensibilité profonde), hémiplégie légère, font partie du syndrome thalamique de Déjerine et Roussy, qui comprend en outre l'existence de douleurs intenses dans tout le côté du corps anesthésié, d'hémichorée avec hémiathétose.

Nous n'avons observé aucun cas où l'on put admettre, comme l'ont fait certains auteurs, une atteinte du *pédoncule cérébral*, situé au contact de la cinquième circonvolution temporale (cf. Anatomie), lésion du pédoncule qui se manifesterait par un *syndrome de Weber* (hémiplégie croisée avec paralysie directe de la IIIe paire).

Comme nous l'avons déjà dit, l'atteinte des nerfs moteurs oculaires dans les blessures du crâne, ne peut servir que très exceptionnellement à faire un diagnostic de localisation. La paralysie de la IIIe paire, totale ou parcellaire, ainsi que la paralysie de la VIe paire sont assez fréquentes comme complication des blessures de la région temporale ; elles relèvent, croyons-nous, presque toujours d'irradiation de la fracture à la base du crâne, au même titre que la paralysie de la VIIIe paire qui est une complication très fréquente des blessures de la région temporale, et que nous étudierons plus loin.

2° *Lésions des faisceaux blancs* (*radiations optiques, bandelette optique*). — Les plaies pénétrantes du lobe temporal s'accompagnent souvent de *modifications du champ visuel, de caractère hémianopsique*, qui tiennent soit à une lésion directe des radiations optiques dans la profondeur du lobe, soit à une altération de ces fibres nerveuses, au contact du foyer d'encéphalite traumatique.

Nous avons observé le plus souvent une *hémianopsie latérale homonyme*, telle qu'elle se produit dans les blessures profondément pénétrantes de la face externe du lobe occipital; dans d'autres cas il s'agissait d'une *hémianopsie latérale incomplète*, prédominant dans le *quadrant supérieur* ou *inférieur* du champ visuel ou d'un rétrécissement hémianopsique homonyme latéral du champ visuel, complété par une *hémiachromatopsie*. Cette variété très curieuse de modification du champ visuel sera étudiée en détail ainsi que les autres troubles visuels dans le chapitre des blessures du lobe occipital. Signalons enfin, à titre de curiosité, le cas d'hémianopsie latérale homonyme par *lésion de la bandelette optique*, que nous avons publié avec le professeur Pierre Marie [1]. Un projectile de très petites dimensions, après avoir traversé la partie antérieure du lobe temporal droit avait lésé la bandelette optique au contact du pédoncule cérébral et provoqué une hémianopsie latérale homonyme gauche.

Complications.

La seule complication importante et d'ailleurs très fréquente des blessures de la région temporale, est *la lésion de l'appareil auditif* du côté de la blessure.

L'examen de cet organe ne doit jamais être négligé; d'ailleurs le blessé attire presque toujours l'attention sur ce fait, qu'il n'entend pas du tout ou très mal de l'oreille du côté traumatisé.

Il peut s'agir d'une *simple déchirure du tympan*, facilement vérifiée par l'examen otoscopique.

1. Un cas d'hémianopsie latérale homonyme gauche traumatique par lésion de la bandelette optique droite, par Pierre Marie et Ch. Chatelin. (*Revue neurologique*, n° 23-24, p. 1230, 1915.)

Beaucoup plus souvent, on est en présence d'une lésion plus ou moins grave de l'oreille interne, soit par atteinte directe du massif osseux du rocher, à travers le lobe temporal, soit par fracture irradiée. Il existe alors presque toujours une *paralysie faciale complète* de type périphérique siégeant du même côté que la surdité.

L'étude de la *surdité par lésion de l'oreille interne*, appartient à l'auriste, mais nous croyons que le neurologiste doit pouvoir préciser, dans une certaine mesure, le département anatomique lésé (organe de réception, ou organe de transmission). Nous renvoyons sur ce point au chapitre I, où la technique des épreuves auditives a été étudiée.

Beaucoup plus importantes pour le neurologiste, sont les *lésions du labyrinthe vestibulaire*, qui peuvent exister isolées, sans qu'il y ait de symptômes auditifs relevant d'une lésion de l'appareil cochléaire. Le blessé présente des troubles subjectifs (vertiges, nausées, sensation de chute, latéropulsion) et des troubles objectifs de l'équilibre au repos et pendant la marche, qui demandent à être étudiés minutieusement, surtout lorsqu'il n'existe pas en même temps de troubles de l'audition. Dans ce cas il importe de préciser s'il s'agit bien d'une lésion cérébelleuse, et ce diagnostic différentiel est souvent très délicat. Cette étude sera faite en détail, au chapitre des blessures du cervelet.

Nous ne revenons pas sur la paralysie de la IIIe ou de la VIe paire, sur lesquelles nous avons insisté précédemment.

Évolution et pronostic.

L'*évolution* et le *pronostic* particulier des blessures du lobe temporal dépendent du *siège de la blessure* et des *complications*.

Les blessures des premières circonvolutions temporales gauches dans leur tiers postérieur, blessures qui s'accompagnent d'aphasie de Wernicke, sont d'un pronostic très réservé quant à l'avenir intellectuel du blessé (cf. chapitre VII), l'aphasie étant en quelque sorte proportionnelle à l'étendue de la lésion cérébrale. La *surdité* complète labyrinthique est ordinairement *définitive*; par contre les *troubles* consécutifs à l'atteinte du *labyrinthe vestibulaire* (vertiges, troubles de l'équilibre et de la marche) *s'améliorent* en général *progressivement* et finissent par disparaître complètement, moins d'un an après la blessure.

CHAPITRE VII

L'APHASIE ET LES BLESSURES DU CERVEAU

NOTIONS GÉNÉRALES SUR L'APHASIE

Avant d'étudier les troubles de la parole chez les blessés du crâne et plus particulièrement les troubles aphasiques, nous croyons utile de résumer aussi clairement que possible la *conception classique de l'aphasie* et la *conception nouvelle due à Pierre Marie*.

L'histoire de l'aphasie commence avec Broca qui localise dans le pied de la troisième frontale gauche la faculté du langage articulé et propose d'appeler *aphémie* la perte de cette fonction. Trousseau lui donne le nom d'aphasie.

Wernicke montre que dans l'aphasie, la perte du langage articulé n'est pas tout et distingue les aphasiques purement ou principalement atteints dans leur fonction motrice, de ceux chez lesquels se décèle surtout l'impossibilité d'identifier les impressions auditives verbales. Dans cette forme d'aphasie dite *aphasie sensorielle*, le trouble primordial pour Wernicke est celui de l'audition; il entraîne les troubles consécutifs de la lecture et de l'écriture; le malade ne comprend pas les paroles qui frappent ses oreilles et le langage articulé est conservé. Wernicke localise cette forme d'aphasie dans la première circonvolution temporale gauche.

Conception classique de l'aphasie. — Sous l'influence d'idées théoriques, d'ordre psychologique, les formes d'aphasie se multiplient et dans la *conception classique* on distingue *deux*

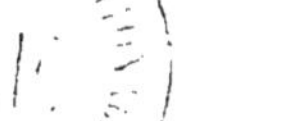

grandes classes d'aphasiques : ceux qui présentent un trouble de l'articulation et ceux qui présentent un trouble du langage intérieur et de la compréhension du langage.

Les premiers, *aphasiques moteurs*, ont perdu les images motrices d'articulation. Les autres, *aphasiques sensoriels*, ont perdu les images sensorielles auditives visuelles, verbales, images localisées en des centres différents du cerveau gauche : pied de la troisième frontale pour les images motrices, première temporale et pli courbe pour les images sensorielles (auditives et visuelles).

Ces centres peuvent être lésés directement ou dans leur voie de transmission d'où la distinction en *aphasies corticales* et *sous-corticales*.

Pratiquement, on décrit six formes d'aphasie :

1° L'*aphasie motrice vraie* (*aphasie de Broca*) : le malade n'articule pas ou articule mal, il a des troubles marqués de l'écriture mais peut copier l'imprimé en cursive, il existe un certain trouble de la compréhension du langage oral et des mots écrits, trouble d'ordinaire peu accusé. La cause anatomique est une lésion de l'écorce du pied de la troisième frontale.

2° L'*aphasie motrice sous-corticale* ou *aphasie motrice pure* est caractérisée uniquement par l'abolition ou l'altération du langage articulé. Elle est due à la section des fibres nerveuses qui partent du centre de Broca.

3° L'*aphasie sensorielle* ou *aphasie de Wernicke* : le malade parle, souvent même beaucoup, mais il emploie un mot pour un autre (paraphasie) ou forme des mots qui n'ont aucun sens (jargonaphasie); il présente de très gros trouble de la compréhension auditive (surdité verbale) et de la compréhension visuelle (lecture : cécité verbale); il ne peut plus écrire. Cette aphasie résulte d'une destruction de deux premières circonvolutions temporales du pli courbe et du lobule du pli courbe.

4° La *surdité verbale pure* : le malade ne comprend rien de ce qu'on lui dit à haute voix; il ne peut répéter les mots ni écrire sous dictée; la parole spontanée est parfaite, la lecture à haute voix et la lecture mentale sont normales. Cette surdité verbale pure est due à une lésion des deux lobes temporaux.

5° La *cécité verbale pure* : le malade a seulement perdu la compréhension de la lecture (*alexie*); la parole est parfaite, l'écriture spontanée ou sous dictée et normale mais le malade ne peut se relire, l'intelligence est intacte. Cette aphasie relèverait d'une lésion du pli courbe.

6° L'*aphasie totale* est le résultat de l'union de l'aphasie motrice et de l'aphasie sensorielle, le malade ne peut ni parler, ni lire, ni écrire, ni comprendre les signes du langage.

Telle est la théorie classique de l'aphasie.

Conception de l'aphasie, d'après Pierre Marie. — A cette conception s'oppose celle de Pierre Marie[1], qui a *critiqué au point de vue anatomique et clinique : la spécificité du centre de Broca — l'opposition d'une aphasie motrice à une aphasie sensorielle — l'existence d'aphasies pures — la conception des images et des centres d'images.*

Pour Pierre Marie un fait domine l'étude de l'aphasie, c'est le *trouble plus ou moins prononcé de la compréhension du langage parlé.* Alors que certains auteurs déclarent que l'intelligence est intacte dans l'aphasie, il existe en fait chez tout aphasique une diminution très marquée dans la capacité intellectuelle en général, chose beaucoup plus importante que la perte du sens des mots.

Si l'on pratique sur le malade un examen méthodique on voit, en effet, que ce n'est pas seulement le langage qui est atteint mais qu'il existe un déficit considérable surtout dans le stock des choses apprises par des procédés didactiques.

C'est cette déchéance intellectuelle et non pas la perte de prétendues images auditives verbales, ou l'existence de surdité verbale qui est essentielle dans l'aphasie. Aussi ce n'est pas le fait de parler mal ou de ne pas parler du tout, qui constitue l'aphasie vraie ; ce trouble, que les classiques désignent sous le nom d'aphasie motrice sous-corticale, doit être entièrement distingué de l'aphasie et décrit sous le nom d'*anarthrie* ou de *dysarthrie.*

L'*anarthrie* de Pierre Marie est uniquement caractérisée par ce fait que la parole des malades de ce genre est ou à peu près nulle ou très difficile, mais ces malades comprennent parfaitement ce qu'on leur dit, lisent et écrivent parfaitement.

Cliniquement, l'*aphasie de Broca* et l'*aphasie de Wernicke*

1. *Semaine médicale*, 23 mai 1906, n° 21, p. 247 ; 17 octobre 1906, n° 42, p. 493 ; 28 novembre 1906, n° 48, p. 565.

sont des réalités incontestables mais leur aspect est très analogue, à quelques degrés près. La seule différence, essentielle il est vrai, entre l'aphasique de Wernicke et l'aphasique de Broca est que le premier parle, souvent même beaucoup et que le second ne parle pas ou très peu; c'est dire que *l'aphasique de Broca ne se distingue de l'aphasique de Wernicke que par l'anarthrie surajoutée.*

L'aphasique de Wernicke peut parler, il comprend mal ce qu'on lui dit, il ne peut plus lire, il ne peut plus écrire. L'aphasique de Broca ne peut plus lire, ne peut plus écrire, il comprend mal ce qu'on lui dit, mais en outre il ne peut plus parler ou très difficilement, il est aphasique et anarthrique.

Au point de vue de la *localisation cérébrale* toute une série de constatations anatomocliniques permettent d'affirmer que *la troisième frontale n'appartient pas à la zone du langage.* Par contre, chaque fois que l'on constate de l'*anarthrie*, on rencontre une lésion isolée de la *zone lenticulaire du cerveau*, zone définie par Pierre Marie et qui renferme les noyaux gris centraux, les capsules interne et externe, l'insula, l'écorce motrice et des faisceaux blancs importants; la troisième frontale n'y est pas comprise.

L'anarthrie n'appartient pas exclusivement au cerveau gauche, elle peut se voir par lésion de la même zone lenticulaire du côté droit.

Quant à l'*aphasie*, puisque l'aphasie est une, elle se localise uniquement dans un territoire, le *territoire de Wernicke* qui comprend le gyrus supramarginalis, le pli courbe, le pied des deux premières circonvolutions temporales et la substance blanche sous-jacente jusqu'à la paroi de la corne sphénoïdale du ventricule latéral, substance blanche qui est en contact immédiat en avant avec la zone lenticulaire ci-dessus décrite (isthme temporo-pariétal de Pierre Marie).

C'est une lésion, d'étendue variable, de cette région que l'on trouve à l'autopsie des aphasiques de Wernicke. Dans l'aphasie de Broca, qui est de l'aphasie de Wernicke, plus de l'anarthrie, on trouvera par conséquent une lésion de la zone de Wernicke, plus une lésion de la zone lenticulaire. On comprend les infinies variétés cliniques que l'on peut observer suivant que la lésion est plus étendue dans une zone ou dans l'autre.

En résumé, pour Pierre Marie « la troisième circonvolution frontale ne joue aucun rôle spécial dans la fonction du langage ».

Le vrai *centre du langage* est la *zone de Wernicke*, qui ne doit pas être considérée comme un centre sensoriel, mais comme un centre intellectuel. Toute lésion de ce centre détermine pro-

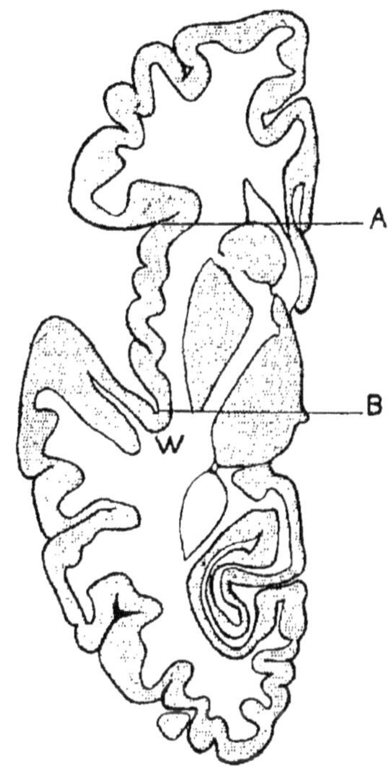

Fig. 14. — Coupe horizontale d'un hémisphère gauche sain destinée à montrer la topographie des territoires dont la lésion donne lieu à des troubles du langage ou, au contraire, ne joue aucun rôle dans la production de ceux-ci. (D'après Pierre Marie.)

α. — *Les lésions portant sur les portions de l'hémisphère (lobe frontal, et notamment troisième circonvolution frontale), situées* en avant *de la ligne transversale* A, *menée à partir du sillon qui sépare la troisième frontale des circonvolutions de l'Insula, ne produisent ni l'Anarthrie ni l'Aphasie.*

β. — *Les lésions portant sur la région située* entre A *et* B *(zone lenticulaire de Pierre Marie) donnent lieu à* l'Anarthrie. *La ligne B est menée transversalement à partir de la région postérieure de l'Insula et de l'extrémité postérieure du noyau lenticulaire.*

γ. — *Les lésions situées* en arrière *de* B *donnent lieu à* l'Aphasie.

En W *(zone de Wernicke) se trouve* l'Isthme *de substance blanche qui réunit le lobe temporo-pariétal à la région du noyau lenticulaire.*

portionnellement à son étendue même, outre les troubles de la parole, un déficit de la compréhension du langage parlé et de la capacité pour la lecture, pour l'écriture, ainsi que la disparition de certaines notions d'ordre didactique.

L'anarthrie est caractérisée cliniquement par la perte de la parole avec conservation de la compréhension des mots, de la lecture et de l'écriture. Elle est produite par une lésion siégeant dans la zone lenticulaire, lésion qui entrave la coordination des mouvements nécessaires pour la phonation et l'articulation des mots sans amener de paralysie vraie des muscles.

L'*aphasie de Wernicke* est produite par la lésion de la zone de Wernicke.

L'*aphasie de Broca* est produite par la combinaison à doses variables suivant les cas de la lésion de l'anarthrie avec une lésion de la zone de Wernicke. Aphasie de Broca = aphasie de Wernicke + anarthrie.

La surdité verbale pure n'existe pas en clinique.

La cécité verbale pure ou plus exactement l'*alexie pure* existe, mais ne se localise pas uniquement dans l'écorce du pli courbe (cf. Blessures du lobe occipital).

Cette conception de l'aphasie toute différente de la conception classique et basée uniquement sur l'examen direct des faits de la pratique civile, c'est-à-dire des lésions en foyer par ramollissement du cerveau, se trouve confirmée par l'étude des blessures du cerveau ainsi qu'on le verra plus loin.

Technique de l'examen d'un aphasique.

Nous croyons utile de donner ici un schéma succinct du mode d'examen d'un aphasique tel qu'il est pratiqué dans le service du professeur Pierre Marie à la Salpêtrière, examen qui doit être mené d'une façon méthodique.

1° Recherche de la compréhension de la parole.

a) *Commander les actes simples suivants :*

Tirer la langue.
Fermer les yeux.
Frapper à la porte.
Donner la main.
Cacheter une lettre.

Allumer une cigarette.

b) *Faire reproduire les actes* que le blessé n'a pu exécuter après un ordre verbal, en les exécutant auparavant devant lui.

c) Donner des *ordres différents contenant le même mot.*

Donner la main.

Joindre les mains.

Lever la main.

Ouvrir, fermer la main.

c) *Donner un ordre compliqué* :

1° Voici trois morceaux de papier placés sur la table : un grand, un moyen, un petit; vous prendrez le grand et vous me le donnerez, — vous chiffonnerez le moyen et vous le jetterez par terre, — vous garderez le petit dans la main.

2° Vous vous lèverez, vous irez frapper trois fois à la porte et vous reviendrez vous asseoir.

2° Examen de la parole.

a) *Parole spontanée.*

Existe-t-elle et dans quelle mesure?

Présenter successivement des objets variés et les faire nommer.

Faire dire des mots en série : les jours de la semaine, les mois de l'année, l'alphabet, les chiffres de un à vingt.

Faire la même épreuve en faisant compter à reculons.

Demander au blessé de raconter comment il a été blessé.

Lui faire indiquer sa profession.

Noter s'il existe au cours de cet examen de la dysarthrie, de la paraphasie, de la jargonaphasie.

b) *Parole répétée.*

Faire des phrases de plus en plus longues avec des mots de plus en plus difficiles et les faire répéter.

Faire répéter des mots commençant par la même syllabe : tarte, tartare, tartufe, tartelette. etc. — Faire répéter des alexandrins.

c) *Chant.*

Le blessé peut-il chanter avec ou sans paroles? Peut-il répéter une chanson?

Peut-il crier, siffler, tousser, etc.?

3° Examen de la lecture.

La lecture à haute voix est-elle possible?

La lecture mentale est-elle possible? Donner un ordre simple écrit à exécuter, par exemple : donner la main, tirer la langue. Donner un ordre plus compliqué.

Si la lecture des mots est impossible, faire lire des lettres isolées, des chiffres isolés.

Présenter la feuille tournée à l'envers et voir si le blessé la retourne.

Faire lire des mots écrits verticalement.

Faire reconnaître un dessin, un emblème.

Faire reconnaître un mot désignant un objet placé parmi d'autres devant le blessé.

Faire lire l'heure d'une montre. Faire mettre la montre à une heure déterminée.

Lecture des chiffres et opérations de calcul élémentaire. Faire compter de la monnaie.

4° Examen de l'écriture.

a) L'*écriture spontanée* est-elle possible (avec la plume ou le crayon ou avec des cubes séparés).

b) *Écriture sous dictée.*

c) *Écriture en copiant* l'imprimé en imprimé, l'imprimé en cursive. Mêmes opérations avec les chiffres.

d) *Faire dessiner* spontanément un dessin simple : carré, triangle, rectangle. — Les faire copier.

5° État de la mimique.

a) *Mimique spontanée émotionnelle.*

Faire un geste de dégoût.

Menacer du doigt.

Envoyer un baiser.

b) *Mimique spontanée descriptive.*

Faire comprendre qu'on veut dormir.

Faire le geste de conduire un cheval.

c) *Mimique conventionnelle.*

Faire le signe d'affirmation ou de dénégation.

Le blessé comprend-il la mimique.

6° État de la mémoire.

Mémoire générale. Pour les faits, les dates, la table de multiplication.

Mémoire optique. Pour les personnes, — les lieux (*sens de l'orientation*) — les objets. — Que fait le vent avec la poussière? dans les branches d'arbres? dans les voiles des bateaux? Combien de pattes à un chien? De quelle couleur est la neige? l'herbe? le sang?

Mémoire auditive. Que fait le coq? le chat? le cheval? le chien? la locomotive? la cloche?

Dire des choses fausses afin de voir si le blessé rectifiera.

Mémoire gustative.

Bien entendu, cet examen spécial sera toujours complété par un examen général du système nerveux : et plus particulièrement des fonctions motrices (hémiplégie) — de la sensibilité (recherche de l'astéréognosie) — des fonctions auditives (surdité labyrinthique) et visuelles (hémianopsie, hémiachromatopsie).

Enfin il ne faudra jamais négliger de s'informer si le blessé était *droitier* ou *gaucher*.

L'APHASIE CONSÉCUTIVE AUX BLESSURES DU CERVEAU

La blessure.

Nous étudierons les troubles de la parole *suivant le siège* et suivant l'*importance de la blessure.* Cette division du sujet nous paraît la plus utile étant donnée la diversité des variétés cliniques. Elle montre également d'une façon plus évidente l'exactitude de la conception nouvelle de l'aphasie que nous venons d'exposer.

Dans l'immense majorité des cas, les troubles aphasiques ou plus simplement les troubles de la parole résultent de blessures limitées par balle ou éclat d'obus qui ont nécessité une trépanation. Dans quelques cas cependant l'aphasie relevait d'une contusion directe de l'hémisphère gauche par chute ou d'un phénomène de choc par éclatement à distance.

Il est important de noter que chez quelques blessés la lésion portait sur le *cerveau droit*, dans le lobe temporo-pariétal; les troubles furent légers et constitués à peu près uniquement par de la *dysarthrie* associée à un état d'*obnubilation* plus ou moins accentuée qui est d'ailleurs banale et peut persister plus ou moins longtemps chez n'importe quel blessé du crâne.

Si la blessure atteint le *cerveau gauche* les *troubles de la parole sont de règle* ou du moins ils existent pendant une période plus ou moins longue de l'évolution de la blessure et se comportent de façon différente suivant la région cérébrale lésée.

Les troubles aphasiques suivant le siège de la blessure.

Cette étude est le résumé des recherches cliniques et radiographiques faites par MM. Pierre Marie et Ch. Foix au centre neuro-

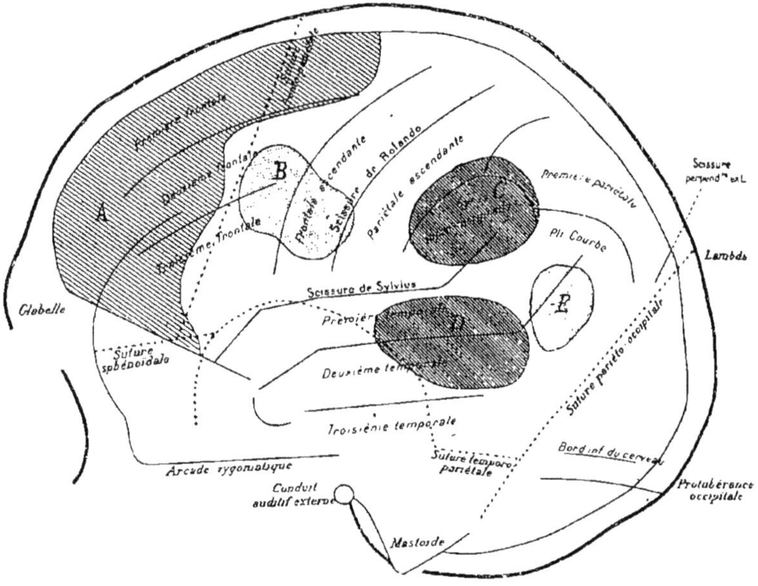

Fig. 15. — Localisation radiographique des blessures du crâne avec les lésions sous-jacentes qui donnent les différentes variétés de troubles de la parole. (Pierre Marie. Ch. Foix et Bertrand.)

A. *zone sans troubles de la parole*: B. *Dysarthrie ou anarthrie*; C, *Aphasie globale*: D, *Aphasie prédominant sur la dénomination des objets*: E, *Alexie prédominante.*

logique de la Salpêtrière, recherches qui seront l'objet d'un important mémoire de ces auteurs [1].

1. Une communication a été faite sur ce sujet à la Séance commune de la Société nationale de chirurgie et de la Société de neurologie de Paris le 24 mai 1916, par M. Ch. Foix; c'est à ce travail que nous empruntons les données de ce chapitre (*Revue Neurologique*, n° 6. 1916, p. 827).

Blessures de la région centrale : frontale ascendante et pariétale ascendante. — Il n'existe ordinairement aucun trouble de la parole, si la blessure siège dans la partie supérieure des circonvolutions près du lobule paracentral : le blessé présente le plus souvent une monoplégie crurale.

Les blessures de la partie moyenne des circonvolutions centrales donnent comme nous l'avons déjà vu une monoplégie brachiale. Les troubles de la parole, s'ils existent, sont légers. Seul l'examen minutieux de la lecture, de l'écriture, du calcul révèlent un déficit très léger qui est plus accusé si la blessure déborde davantage sur la pariétale ascendante (troubles sensitifs associés à la monoplégie). Il existe en outre un certain degré de dysarthrie. A la partie inférieure de la région centrale appartiennent des syndromes anarthriques à début brutal laissant après eux une dysarthrie persistante. L'anesthésie est d'autant plus pure que la blessure est plus antérieure.

Si la blessure de la région rolandique est profonde, ayant pénétré dans le centre ovale ou plus bas encore, les troubles aphasiques portent sur l'ensemble de la fonction du langage : lecture, écriture, compréhension de la parole, articulation, calcul — ces troubles sont d'autant plus accentués que la blessure est plus profondément pénétrante et plus inférieure. Le syndrome observé est celui de l'aphasie de Broca qui peut être extrêmement accusé et d'amélioration très limitée.

Blessures de la région temporo-pariétale. — Les blessures qui portent sur le lobe temporo-pariétal, abstraction faite de la partie toute supérieure du lobe pariétal et de la partie antérieure du lobe temporal dont la lésion ne donne que des troubles très légers, réalisent les *vrais syndromes aphasiques isolés*.

Le début se fait par une impossibilité absolue de la parole qui dure d'ordinaire quelques semaines, puis la parole revient peu à peu en même temps que la compréhension du langage parlé ; en dernier lieu, dans une certaine mesure la lecture et l'écriture redeviennent possibles.

L'évolution des symptômes se fait en plusieurs mois et d'ordinaire au bout de six ou huit mois le syndrome se fixe. On peut à ce moment distinguer trois types cliniques.

a) *Syndrome aphasique proprement dit.* — Le blessé est peu

dysarthrique, il présente surtout une incapacité, souvent très marquée, à nommer les objets — les troubles intellectuels sont très accentués, le calcul est toujours extrêmement atteint. Il est important de remarquer que les syndromes aphasiques les plus marqués et les plus persistants relèvent bien plutôt de blessure de la région temporale moyenne et postérieure que de lésion du pli courbe et du gyrus supramarginalis.

b) *Reliquat d'aphasie.* — Le déficit porte principalement sur le calcul, et sur le vocabulaire qui est très limité; le blessé cherche longtemps avant de trouver le mot pour désigner un objet; sur la lecture; le blessé lit assez bien mais ne comprend pas ce qu'il a lu.

Ces troubles sont d'ordinaire faciles à mettre en évidence, mais il faut les rechercher méthodiquement car ils sont importants à connaître.

c) *Alexie prédominante.* — Elle s'observe dans les blessures très postérieures de la région temporo-pariétale qui s'accompagnent, si elles sont assez profondément pénétrantes, d'hémianopsie latérale homonyme ou d'hémianopsie en quadrant. Si la blessure est franchement occipitale, il ne reste pas de troubles de la lecture, même avec un déficit important du champ visuel, à condition que la lésion ne soit pas profondément pénétrante et n'atteigne pas les fibres blanches de l'écorce temporo-pariétale.

Blessures de la région frontale postérieure. — La lésion porte sur une région comprenant le pied des circonvolutions frontales externes gauches et la moitié inférieure de la frontale ascendante et s'accompagne fréquemment de troubles de la parole, surtout si la lésion est basse et postérieure. Ils manquent d'ordinaire si la lésion est légère, existent si la lésion est profonde et dans ce cas s'accompagnent le plus souvent d'hémiplégie.

L'aspect clinique est le suivant : aussitôt après la blessure anarthrie absolue ou presque absolue et hémiplégie (celle-ci disparaît en quelques heures ou quelques semaines), la lecture est difficile.

Lorsque la parole réapparaît, ce qui est la règle au bout d'un temps variable, les troubles rétrocèdent rapidement; il n'existe plus qu'une dysarthrie légère qui porte à la fois sur l'intonation, le débit, l'articulation et qui va en s'atténuant. L'écriture est bonne, la lecture souvent encore difficile. La guérison complète ou presque complète est de règle.

Blessures de la région préfrontale. — Que leur siège soit à droite ou à gauche, elles ne déterminent pas de troubles de la parole, sauf tout au début un peu de dysarthrie très passagère et parfois d'un caractère spécial (bégaiement, scansion).

Évolution et pronostic.

Les blessures de la région frontale antérieure gauche ne donnent pas de troubles de la parole. Les blessures de la région frontale gauche s'accompagnent d'anarthrie transitoire suivie de guérison ordinairement complète. Les blessures de la région rolandique s'accompagnent de monoplégie ou d'hémiplégie. Quand la lésion est peu profonde et porte surtout sur la partie inférieure de Fa on observe une anarthrie avec reliquat dysarthrique assez durable. Quand la lésion est plus profonde, on observe une aphasie de Broca, d'autant plus accentuée que la lésion est plus basse et plus profondément pénétrante, aphasie ordinairement peu améliorable. Les blessures temporo-pariétales, donnent une aphasie se rapprochant du type de Wernicke, laissant une atteinte profonde persistante de l'intelligence et de la fonction du langage.

Ces notions pronostiques sont d'une très grande importance, parce que ces blessés restent pour la plupart des infirmes d'une façon définitive, alors qu'ils présentent en apparence des troubles très minimes, l'examen clinique méthodiquement conduit révèle en fait une diminution considérable de la capacité d'utilisation de ces hommes et l'impossibilité à peu près complète pour chacun d'eux d'exercer leur métier.

Diagnostic différentiel.

L'aspect clinique des troubles aphasiques est trop caractéristique pour qu'une erreur de diagnostic soit possible.

Rappelons cependant qu'il existe des *troubles dysarthriques ne relevant pas d'une lésion de la zone lenticulaire* :

La *dysarthrie cérébelleuse* se caractérise par une parole scandée, explosive quelquefois roulante ou traînante.

La *dysarthrie pseudobulbaire* se voit dans les lésions bilatérales des noyaux gris centraux ou de la protubérance : le malade parle à bout de souffle ; la parole est nasonnée, assourdie, étouffée. Il existe toute une série de troubles caractéristiques du siège de la lésion : hémiplégie bilatérale, dysphagie, rire et pleurer spasmodique.

La *dysarthrie bulbaire* dépend de paralysies nucléaires avec amyotrophies et secousses fibrillaires des muscles innervés par la VIIe et XIIe paire.

Aucune de ces variétés de dysarthrie ne relève à notre connaissance de blessure directe. Il s'agit presque toujours de *lésions par contre-coup* ou *par commotion* que nous étudierons plus loin.

Quant à l'*aphonie*, la *mutité*, ou la *surdimutité hystérique*, symptômes qui sont loin d'être exceptionnels chez les blessés, ces troubles sont d'un diagnostic trop facile parce que nous y insistions.

CHAPITRE VIII

LES BLESSURES DU LOBE OCCIPITAL

Les blessures du lobe occipital se caractérisent essentiellement par l'existence de troubles visuels dus à la lésion de la sphère visuelle corticale occipitale et des voies optiques centrales.

Cette conséquence des blessures du lobe occipital est beaucoup plus fréquente qu'on aurait pu le croire.

Nimier, dans son remarquable ouvrage sur *Les blessures du crâne et de l'encéphale par coup de feu*, ne rapporte qu'une dizaine de cas de troubles visuels de type hémianopsique dont plusieurs relèvent de la pratique civile.

Tatsuji Inouye, qui a consacré un travail capital à l'étude spéciale des troubles visuels par blessures de guerre de la sphère visuelle corticale a réuni 28 cas positifs sur un nombre de près de 80 000 blessés de la guerre russo-japonaise.

Par contre, sur 1 200 blessés du crâne nous avons examiné près de 300 blessés de la région occipitale, et nous avons constaté dans 85 cas des modifications du champ visuel associées ou non à d'autres symptômes.

On voit donc l'extrême fréquence de ces troubles, puisqu'ils existent dans plus de 7 p. 100 des cas de blessures du crâne.

Nous verrons que chez beaucoup de blessés, ces modifications de la vision passent inaperçues parce qu'elles ne s'accompagnent pas de troubles subjectifs persistants.

Notions anatomiques et physiologiques.

Bien des blessures du lobe occipital ne s'accompagnent d'*aucun symptôme* appréciable. Les conditions d'apparition des troubles visuels, leurs caractères, sont en rapport étroit avec l'anatomie de cette partie du cerveau et ne peuvent s'expliquer que par les données anatomiques et physiologiques qu'il est indispensable de résumer brièvement.

Anatomie. — Le lobe occipital peut être comparé à une pyramide triangulaire. La base, placée dans le plan frontal, est soudée

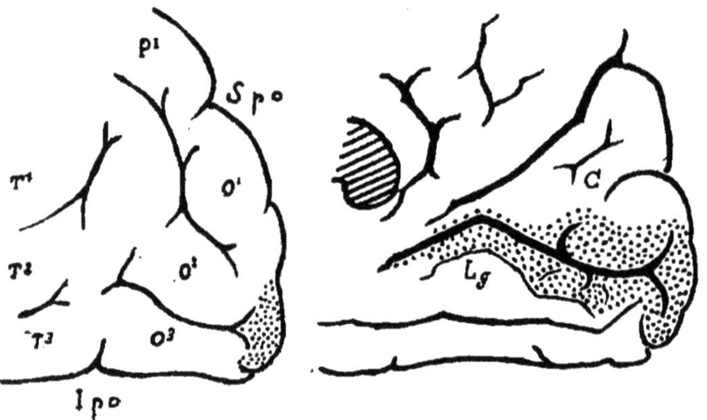

Fig. 16. — L'area striata d'après Brodmann.

Face externe du lobe occipital.
O^1, O^2, O^3, *circonvolutions occipitales.*
T^1, T^2, T^3, *circonvolutions temporales.*
Spo, scissure pariéto-occipitale.
Ipo, incisure pariéto-occipitale.

Face interne du lobe occipital.
C, Cunéus.
Lg, lobule lingual.

L'étendue de l'area striata autour de la calcarine est en pointillé.

au reste de l'hémisphère. Le sommet, extrémité postérieure du lobe, ou pôle occipital, correspond à la partie supérieure et externe de la protubérance occipitale interne.

La *face externe* correspond à la face interne de l'écaille de l'occipital, et présente trois circonvolutions (O^1, O^2, O^3) disposées horizontalement et convergeant vers la pointe du lobe.

La *face inférieure*, légèrement concave; inclinée en bas et en dehors, présente deux circonvolutions : *lobule fusiforme* en dehors, *lobule lingual* en dedans. Elle répond par l'intermédiaire de la tente du cervelet à la face supérieure de l'hémisphère cérébelleux.

La *face interne* répond à la faulx du cerveau qui la sépare de la face interne de l'autre lobe. Elle est constituée uniquement par la 6e circonvolution occipitale, le *cunéus*, de forme triangulaire : le sommet est antérieur, le bord supérieur est marqué par la scissure occipitale ou perpendiculaire interne, et le bord inférieur par la *scissure carcarine*. Cette scissure, très profonde, logée à la partie tout inférieure de la face interne du lobe occipital, s'étend de la pointe du lobe occipital, en haut et en avant, vers le bourrelet du corps calleux.

La substance blanche du lobe occipital est traversée par un faisceau de fibres qui constituent les *radiations optiques de Gratiolet*, dont la partie la plus inférieure et la plus externe forme le *faisceau longitudinal inférieur*. Ce faisceau de fibres nerveuses s'étend du ganglion géniculé externe jusqu'à la face interne du lobe occipital; il passe au-dessus de la corne du ventricule latéral pour s'épanouir autour de la scissure calcarine. C'est le *faisceau optique intra-cérébral*.

Localisation de la sphère visuelle. — Alors que certains auteurs accordent à la sphère visuelle une grande étendue, c'est-à-dire *toute l'écorce du lobe occipital* y compris la face externe, les autres localisent la fonction visuelle exclusivement à la face interne du lobe occipital et particulièrement à l'*écorce calcarine*.

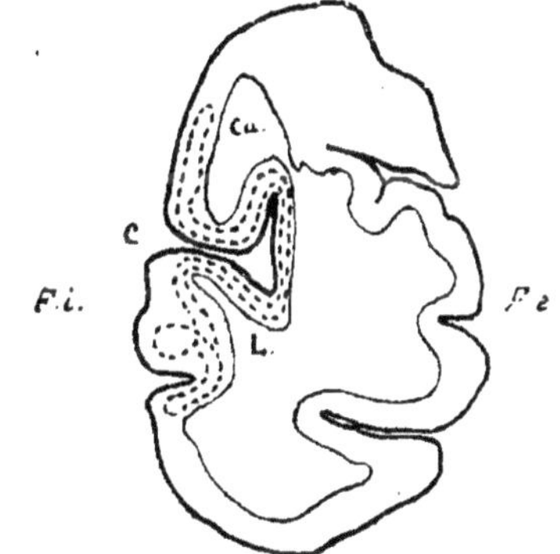

Fig. 17. — Coupe verticotransversale du lobe occipital en arrière de la pointe du ventricule. — c, Scissure calcarine. La ligne pointillée indique l'étendue de l'area striata.

L'écorce calcarine présente en effet un *type architectonique* tout à fait spécial que l'on ne rencontre qu'à son niveau et dans son voisinage immédiat. On donne à cette région le nom d'*area striata*. (Cf. fig. 16 le schéma de la topographie de l'area striata). Il y a lieu de remarquer qu'elle déborde très légèrement sur la convexité du lobe occipital, à l'extrémité postérieure de la scissure calcarine, en contournant la pointe du lobe. Cette localisation de la sphère visuelle, confirmée par les minutieuses recherches anatomo-cliniques d'Henschen nous paraît entièrement justifiée. C'est donc de l'atteinte de cette sphère visuelle ou des fibres qui s'y rendent que dépendra la production de troubles visuels chez les blessés.

Une blessure qui atteindra seulement les circonvolutions

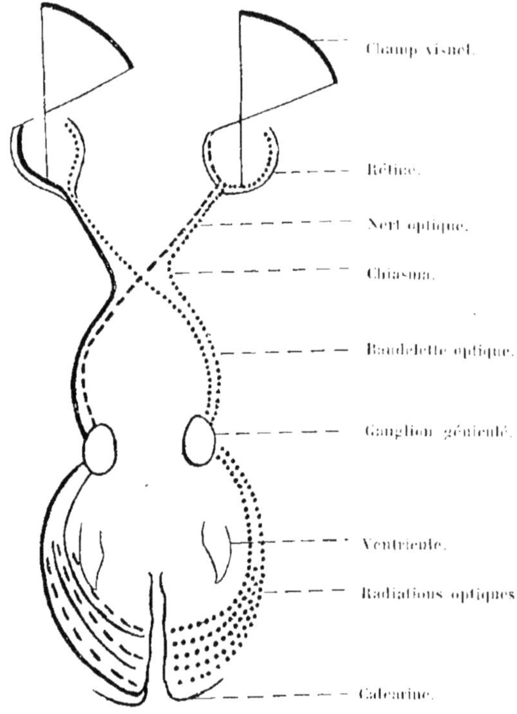

Fig. 18. — Schéma des voies optiques depuis l'écorce calcarine jusqu'à la rétine.

externes sans pénétrer profondément dans le lobe occipital ne se traduira par aucun symptôme que nous puissions actuellement mettre en évidence.

Physiologie de la sphère visuelle. — Il est essentiel de se rappeler que la *sphère visuelle d'un seul côté reçoit à la fois les impressions visuelles recueillies par la moitié temporale de la rétine oculaire du même côté et par la moitié nasale de la rétine de l'œil opposé.*

Par conséquent la destruction de la sphère visuelle *d'un seul côté* amène une disparition de la vision dans une moitié verticale du champ visuel de chaque œil : *hémianopsie latérale homonyme* droite ou gauche. Ce qui veut dire : perte de la vision dans chaque moitié droite (homonyme) du champ visuel de chaque œil si la lésion est à gauche, et inversement, une destruction *partielle* de la sphère visuelle *d'un seul côté* amènera un *déficit partiel*, mais *identique* de forme dans chaque moitié homonyme du champ visuel de chaque œil.

Bien plus, les recherches d'Henschen ont montré que *la partie supérieure*, par exemple, *de la sphère visuelle*, la lèvre supérieure de la calcarine d'un seul côté, correspond au *quart supérieur de la rétine de chaque œil* par conséquent *au quadrant inférieur homonyme du champ visuel* de chaque œil.

C'est dire qu'il existe sur la corticalité calcarine une projection de la rétine oculaire.

Sièges et caractères de la blessure. Topographie cranio-cérébrale occipitale.

Ces données anatomiques et physiologiques, assez complexes, importantes à préciser, expliquent que les blessures du lobe occipital ne s'accompagnent pas toujours de symptômes car nous ne savons rien de la fonction des circonvolutions externes.

Elles nous permettent, par contre, de prévoir que la *symptomatologie des blessures du lobe occipital est avant tout une symptomatologie visuelle* et que les modalités du déficit du champ visuel que l'on pourra constater sont fort nombreuses.

Topographie cranio-cérébrale occipitale. — Pratiquement et d'une façon approximative on pourra déterminer de la manière suivante les rapports de la surface des lobes occipitaux avec le crâne : Tracer une ligne horizontale passant immédiatement au-dessous de la protubérance occipitale externe et s'arrêtant de chaque côté au bord postérieur de la mastoïde. Joindre les deux extrémités de cette ligne au lambda. On obtient ainsi une surface triangulaire isocèle, dont la base inférieure horizontale répond par son milieu à la protubérance occipitale externe.

Toute plaie pénétrante du crâne dans la région ainsi délimitée atteint les circonvolutions occipitales mais pour provoquer des troubles visuels cette blessure doit être d'autant plus pénétrante qu'elle est plus éloignée de la protubérance occipitale. Seules les blessures qui siègent au voisinage immédiat et en particulier au-dessus de la protubérance occipitale externe peuvent amener un déficit visuel même si elles n'atteignent que l'écorce.

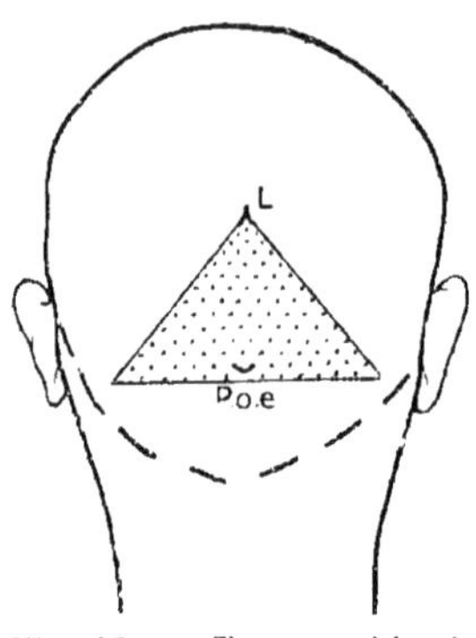

Fig. 19. — Topographie des blessures occipitales directes qui s'accompagnent de troubles visuels.

L, *lambda*; P.o.e. *protubérance occipitale externe.*

Les données anatomo-physiologiques que nous avons exposées plus haut expliquent également que le ***déficit visuel*** causé par ces blessures siège, dans l'immense *majorité des cas*, dans la *moitié inférieure du champ visuel*. C'est, en effet, presque toujours la partie supérieure de la sphère visuelle corticale qui est atteinte par ces blessures. La lèvre inférieure de la calcarine profondément située à la partie inférieure du lobe au contact immédiat du vermis cérébelleux, du sinus droit, ne peut être atteinte isolément que par des blessures qui lèsent presque toujours en même temps le cervelet et les sinus veineux et dont la gravité ne permet pas la survie. Les quelques cas que nous avons pu observer de lésion isolée de la partie inférieure de la calcarine relevaient toujours de blessures indirectes.

En dehors de ces blessures directes, le lobe occipital peut être indirectement atteint par un projectile qui a pénétré dans l'intérieur du crâne en un point quelconque (région pariétale ou temporale) et qui est venu s'arrêter dans le lobe occipital; c'est un fait très important à retenir, et dans de tels cas la constatation de modifications du champ visuel devra toujours faire pratiquer la radiographie qui montrera le corps étranger souvent insoupçonné jusque-là.

Symptômes.

Comme nous l'avons dit, en rappelant les notions actuellement admises sur la physiologie du lobe occipital, nous ne connaissons rien du rôle joué par les circonvolutions externes de ce lobe, et la symptomatologie des blessures du lobe occipital se limite exclusivement aux troubles qui relèvent d'une lésion de la sphère visuelle corticale ou des voies optiques centrales.

On sait que, dans la pathologie nerveuse du temps de paix, les lésions de cette sphère visuelle sont liées, le plus souvent, à un *ramollissement* par altération d'un territoire artériel et que le symptôme presque exclusivement constaté est l'*hémianopsie latérale homonyme*. Les cas d'hémianopsie en quadrant ou de scotome hémianopsique sont d'une très grande rareté (Henschen). Cette différence de symptomatologie entre les lésions de la sphère visuelle par *ramollissement*, et celles *par blessure de guerre*, se comprend très bien, car dans le ramollissement le déficit des cellules et des fibres nerveuses est massif et s'étend à tout un cône de substance cérébrale qui se trouve annihilé, tandis qu'au contraire, chez nos blessés, les phénomènes de commotion une fois disparus, les épanchements sanguins résorbés, la lésion reste très limitée. Cette lésion limitée et à section nette siège en tissu cérébral sain puisqu'il s'agit presque toujours de cerveaux jeunes; dont le système vasculaire est intact et les facultés de réparation considérables.

Les plaies pénétrantes du crâne qui atteignent les fibres visuelles de l'écorce réalisent d'ailleurs des troubles infiniment variés : cécité corticale, hémianopsie inférieure, scotomes hémianopsiques de toutes formes, uniques ou multiples — toutes modifications qui demandent à être recherchées méthodiquement au périmètre parce qu'elles demeurent bien souvent ignorées du blessé et du médecin.

Technique de l'examen d'un blessé occipital. — Avant d'aborder l'étude des différentes variétés d'hémianopsie, nous croyons utile de préciser quelques points de la technique à employer pour l'examen de ces blessés.

Nous n'insistons pas sur l'examen de la motilité oculaire et de l'état des réflexes pupillaires qui doit toujours être pratiqué, ni sur la mesure de l'acuité visuelle qui, comme l'on sait, doit être recherchée après correction exacte du vice de réfraction s'il existe. L'examen des milieux oculaires et du *fond de l'œil* est également indispensable pour éliminer les lésions cornéennes ou cristalliniennes, pour vérifier l'état du nerf optique et surtout de la macula.

Il faut, en effet, éliminer avec certitude toute lésion maculaire qui pourrait amener la production d'un scotome central ou péricentral dans le champ visuel. Ces scotomes maculaires n'existent d'ailleurs en général que dans le champ visuel d'un seul œil.

Ces constatations indispensables étant faites, on prend la *mesure du champ visuel au périmètre.*

Cet examen devra être fait à la lumière naturelle, le blessé ayant le dos tourné à la fenêtre, et, autant que possible, dans une chambre dont les murs sont noirs.

On se servira d'un index de papier blanc de 1 centimètre de diamètre, monté au bout d'une baguette de bois noir.

Tandis que le blessé fixe avec un seul œil le bouton central du périmètre, on déplace l'index en l'agitant légèrement et en allant de la périphérie vers le point de fixation.

Il faut expliquer soigneusement au blessé qu'il ne doit pas quitter de l'œil le point qu'il fixe et qu'il doit prévenir aussitôt qu'il aperçoit une lueur blanche s'avançant vers le point de fixation.

Il sera bon de faire une ou deux « mesures pour rien » pour s'assurer que le blessé a compris les conditions de l'examen : on fera disparaître, à plusieurs reprises, l'index, derrière le cercle périmétrique pour être certain que le malade examiné se rend compte de la disparition de l'index.

Ces précautions prises on détermine le champ visuel du malade à l'aide de l'index que l'on déplace le long du cercle périmétrique, en allant de la périphérie vers le point de fixation, et en modifiant successivement l'inclinaison du cercle autour du point de fixation afin d'explorer une série de méridiens. Pratiquement le nombre de méridiens explorés sera d'une dizaine pour chaque champ visuel. Les indications trouvées seront reportées sur un schéma de champ visuel. Ces schémas sont constitués par des cercles concentriques répondant aux divers degrés de l'arc périmétrique gradué et coupés de diamètres répondant aux diverses positions que peut prendre l'arc périmétrique autour du zéro du périmètre.

On procédera de la même façon pour la mesure des limites du *champ visuel pour les couleurs* : bleu, rouge et vert.

Il est essentiel de se rappeler que tout blessé se fatigue très rapidement pendant cet examen. La première conséquence de la fatigue est un rétrécissement artificiel du champ visuel dans le secteur examiné plus longuement, rétrécissement qui se retrouve identique dans le champ visuel de l'autre œil.

Aussi ne doit-on, à un premier examen, que mesurer les méridiens principaux et c'est seulement après plusieurs heures de repos que l'on peut pratiquer la mesure de tous les méridiens d'un seul œil.

L'examen de l'autre œil devra autant que possible, ne se faire que le lendemain.

Il faut cesser immédiatement l'examen au moindre signe de fatigue du blessé.

Enfin il sera bon, si cela est possible, de pratiquer une nouvelle mesure du champ visuel quelques jours après la première pour s'assurer de la fixité des limites du déficit visuel.

Lorsqu'il s'agit de déficits visuels de très petites dimensions, voisins du point de fixation on se sert d'un index ayant 1 ou 2 millimètres de côté et l'on utilise, au lieu du périmètre, un appareil tel que le stéréoscope Pigeon qui permet une mesure plus exacte des limites du scotome.

Les différents types de modification du champ visuel.

Hémianopsie latérale homonyme. — L'hémianopsie latérale par blessure occipitale directe et destruction isolée de la sphère visuelle d'un seul côté nous paraît assez rare.

Le plus souvent, en effet, si le traumatisme occipital est grave la lésion de la sphère visuelle est bilatérale, il y a cécité corticale ou hémianopsie inférieure.

Si le traumastime est modéré il n'y a pas d'hémianopsie latérale complète mais un déficit hémianopsique uni ou bilatéral.

L'hémianopsie latérale complète, typique, relève presque toujours d'une lésion de la région occipitale, plus ou moins externe par rapport à la ligne médiane, et pénétrant profondément dans la substance blanche du lobe occipital pour atteindre les radiations optiques. Dans bien des cas c'est un projectile entré en un point quelconque du crâne qui atteint après un long parcours le lobe occipital vient sectionner les radiations et réaliser l'hémianopsie.

L'hémianopsie latérale homonyme par blessure de guerre ne présente pas, d'ordinaire, de symptômes cliniques particuliers.

La limite verticale du champ aveugle passe par le point même de fixation, ou respecte le champ maculaire du côté hémianopsique dans un rayon de 5 ou 10 degrés autour du point central de fixation. Nous verrons à propos des scotomes maculaires et para-maculaires

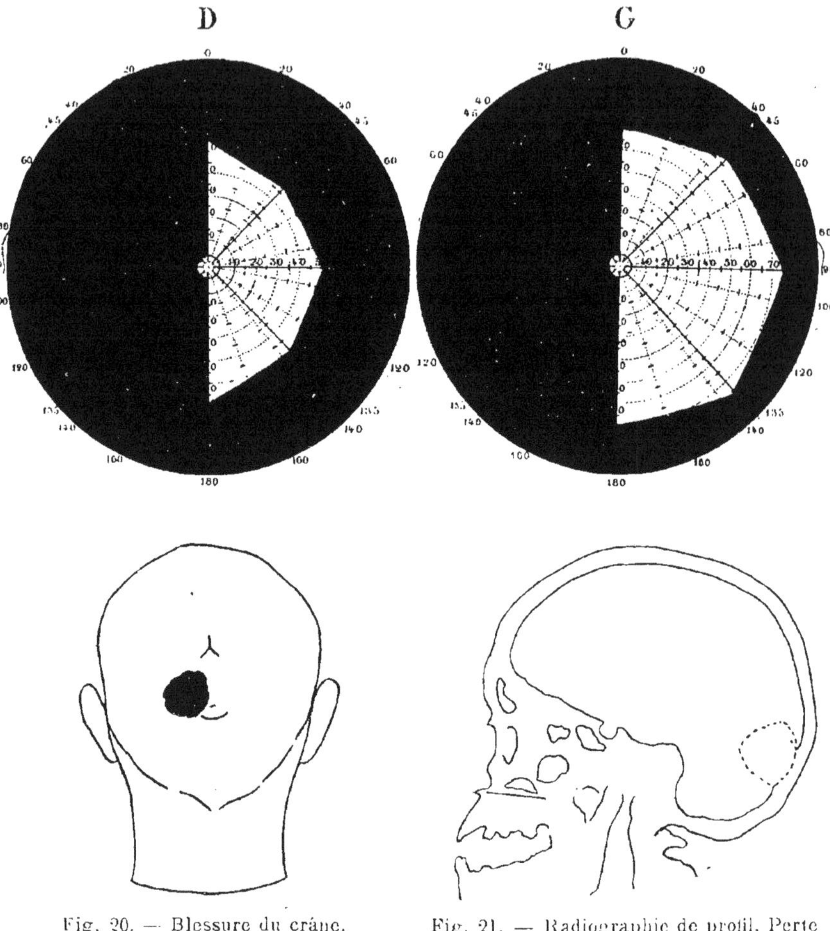

Fig. 20. — Blessure du crâne.

Fig. 21. — Radiographie de profil. Perte de substance osseuse.

HÉMIANOPSIE LATÉRALE HOMONYME DROITE.

quelle hypothèse on peut proposer pour expliquer ces variétés; en tout cas le fait que la limite du champ hémianopsique passe par le point de fixation ou respecte le champ maculaire n'a pas, à notre avis, la signification que certains auteurs proposaient : une hémianopsie passant par le point de fixation indiquerait une lésion de la bandelette.

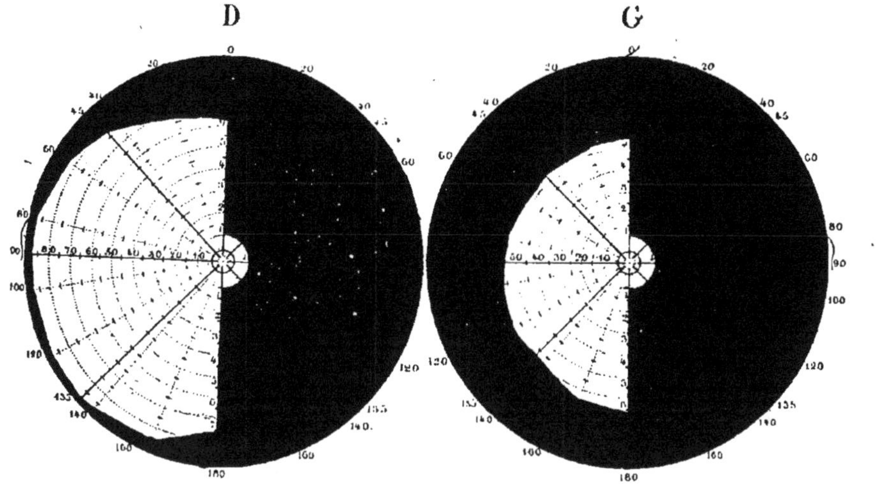

D G

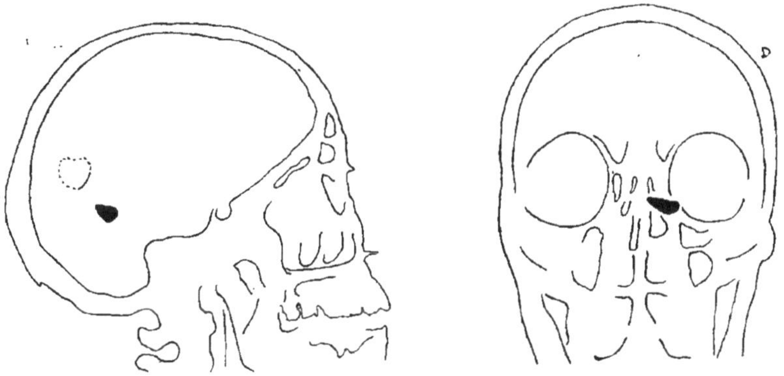

Fig. 22. — Radiographie de profil et de face avec projectile intracérébral.

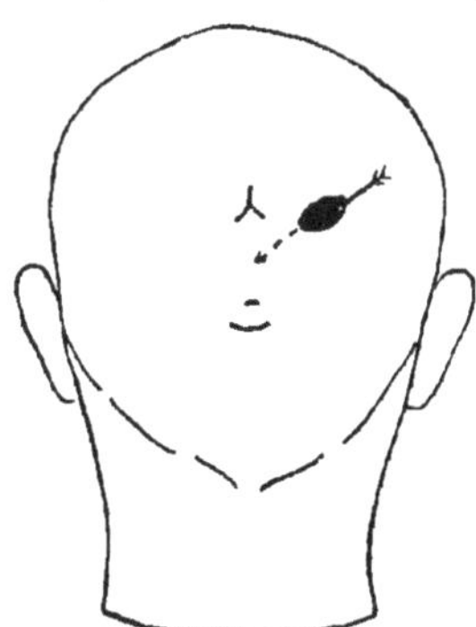

Fig. 23. — Plaie du crâne, orifice d'entrée
HÉMIANOPSIE LATÉRALE HOMONYME GAUCHE.

Nous n'insistons pas sur les symptômes associés à l'hémianopsie, s'il s'agit d'une blessure indirecte, par projectile, du lobe occipital; mentionnons seulement la possibilité de l'*alexie* lorsqu'il s'agit d'une hémianopsie latérale homonyme droite.

Dans ce cas le blessé a perdu la faculté de lire, trouble qu'il ne faut pas confondre avec un trouble de la lecture par diminution de l'acuité visuelle.

Cette alexie pure, ou presque pure se voit lorsque la lésion du lobe occipital s'étend profondément jusqu'aux circonvolutions de la face inférieure du lobe occipital (lobule lingual, et fusiforme), circonvolutions contiguës à la portion profonde de la substance blanche de la zone de Wernicke ou zone du langage.

C'est la combinaison de la lésion des voies visuelles avec l'altération plus ou moins légère de cette zone du langage ou des fibres qui en proviennent qui constitue l'alexie (Pierre Marie). Si la lésion empiète un peu plus sur cette zone du langage on voit s'associer à l'alexie une série de symptômes d'aphasie sensorielle d'intensité variable.

Nous donnons ici la reproduction du champ visuel de deux cas d'hémianopsie latérale homonyme choisie parmi ceux que nous avons observés.

Dans la figure 20, il s'agit d'une blessure directe de la sphère occipitale avec destruction étendue du lobe occipital. Le blessé présentait une alexie presque pure associée à l'hémianopsie.

Dans l'autre cas, il s'agit d'une plaie profondément pénétrante de la face externe du lobe occipital, avec présence d'un projectile arrêté dans la profondeur du lobe, au voisinage de la ligne médiane et ayant sectionné les radiations optiques.

Cécité corticale. — La cécité corticale résulte d'une destruction étendue des deux lobes occipitaux ou tout au moins de la sphère visuelle. — On l'observe fort rarement, le traumatisme étant en général trop grave pour permettre la survie.

Par contre, il est fréquent de voir la cécité corticale précéder, pendant un temps quelquefois très court, les autres formes de troubles visuels. Cependant il est des cas de cécité qui peuvent durer des mois, il faut alors se méfier d'une complication névritique due à des phénomènes d'hypertension cérébrale antérieure ou à des phénomènes d'infection. L'examen du fond de l'œil et de l'état de la pupille est donc essentiel pour éliminer la complication névritique et permettre le diagnostic de cécité corticale.

Dans l'histoire des blessés occipitaux on retrouve presque toujours l'anamnèse d'une cécité corticale ayant duré quelques heures ou quelques jours, et rétrocédé pour laisser place à un déficit hémianopsique plus ou moins étendu; cette cécité corticale transitoire résulte de l'inhibition de la sphère visuelle par la commotion, la compression par l'œdème consécutif à la lésion; elle ne résulte pas d'une lésion définitive et totale de la sphère visuelle.

Ces cécités corticales transitoires ne vont généralement pas jusqu'à l'amaurose absolue; il persiste toujours une sensation plus ou moins vague de luminosité.

Le retour de la vision se fait souvent par la partie supérieure du champ visuel et s'accompagne de phosphènes brillants, indice de l'irritation de la sphère visuelle.

Hémianopsie inférieure. — L'hémianopsie horizontale inférieure est un syndrome exceptionnel dans la pathologie nerveuse du temps de paix et qu'on attribuait souvent à une lésion du chiasma. Le professeur de Lapersonne a le premier insisté sur ce type d'hémianopsie par lésion du lobe occipital.

Elle est très fréquemment réalisée par les blessures du lobe occipital, comme la disposition anatomique de la scissure calcarine permettait d'ailleurs de le prévoir.

Par contre, l'hémianopsie horizontale supérieure, pour les raisons que nous avons déjà dites doit être d'une extrême rareté, une blessure qui atteindrait seulement la sphère inférieure de la sphère visuelle, léserait en même temps le cervelet, les sinus veineux, droit et latéral, et ne permettrait sans doute pas la survie.

Cette variété d'hémianopsie est due soit à des coups de feu transversaux passant au-dessus de la protubérance occipitale externe, soit à des lésions directes de l'écaille occipitale sur la ligne médiane; plus rarement, il s'agit d'une blessure de la région pariétale d'un côté, et avec pénétration oblique d'un projectile jusqu'au lobe occipital du côté opposé.

L'hémianopsie horizontale inférieure est presque toujours précédée pendant quelques jours ou quelques semaines d'une période de cécité plus ou moins complète (cécité corticale), puis la partie supérieure du champ visuel s'éclaircit, la vision redevient normale dans la moitié supérieure du champ visuel et l'examen périmétrique montre, plusieurs mois après la blessure, l'existence d'une hémianopsie horizontale inférieure. Un fait important à noter est que cet examen révèle que le champ anopsique ne s'étend pas jusqu'au méridien horizontal comme il s'étend jus-

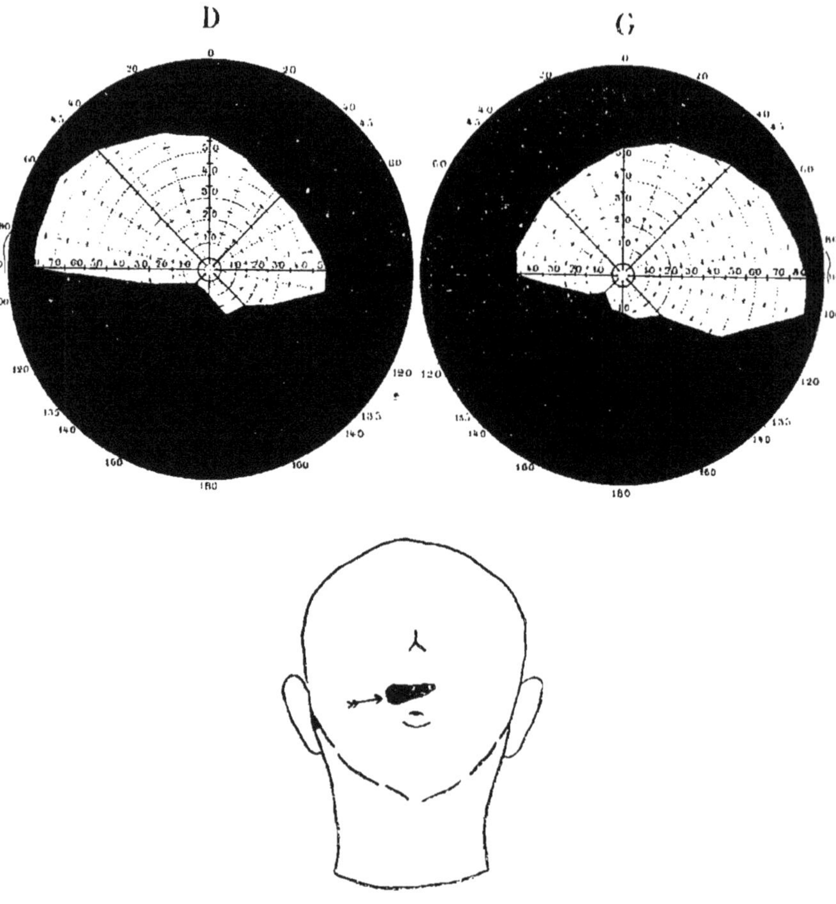

Fig. 21. Blessure du crâne.

Hémianopsie inférieure.

qu'au méridien vertical dans l'hémianopsie latérale homonyme ; tantôt il reste un champ visuel en excès plus ou moins étendu au-dessous de ce méridien horizontal, tantôt le déficit visuel empiète dans le champ supérieur. Dans tous les cas le déficit est presque parfaitement symétrique pour chaque quadrant homonyme des deux champs visuels. Aussi le terme d'hémianopsie horizontale nous paraît peu justifié, il s'agit bien plutôt d'un scotome bi-latéral en secteur, ou d'une hémianopsie en quadrant bi-latérale.

D'ailleurs il n'est pas exceptionnel, si la blessure ne date que de quelques mois, de voir cette hémianopsie inférieure se modifier et se réduire à un scotome hémianopsique inférieur par retour de la vision dans la partie périphérique du champ visuel.

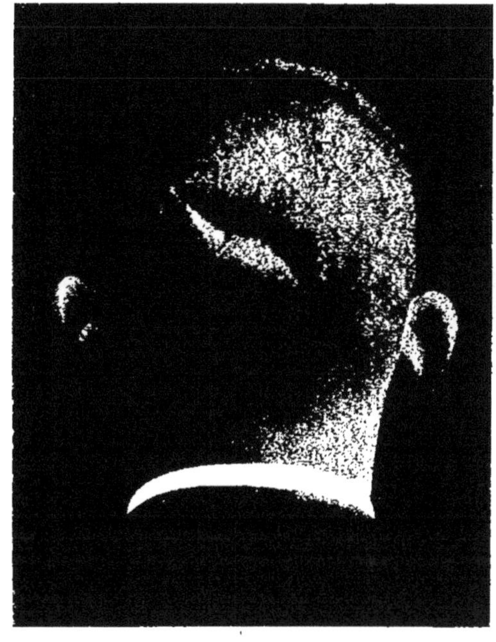

Fig. 25. — Type de blessure occipitale avec hémianopsie en quadrant.

Dans tous les cas que nous avons observés personnellement, les données fournies par le siège de la blessure, la direction du projectile et les radiographies, nous ont montré que c'était toujours la partie supérieure de la sphère visuelle qui avait été lésée.

Le champ visuel que nous reproduisons ci-dessus, est un exemple typique de cette variété d'hémianopsie.

Hémianopsie en quadrant. — Dans cette variété d'hémianopsie le déficit occupe le quart homonyme de chaque champ visuel. Il s'agit presque toujours d'hémianopsie en quadrant inférieure. La forme supérieure paraît moins exceptionnelle que dans les autres formes de déficit hémianopsique.

Il s'agit de blessure directe de l'écaille occipitale externe, au-dessus de la protubérance, tout au voisinage de la ligne médiane, que l'enfoncement osseux ne franchit pas; c'est la blessure qui produit l'hémianopsie en quadrant inférieure. Les blessures indirectes semblent réaliser plus fréquemment l'hémianopsie en quadrant supérieure. Dans tous les cas que nous avons observés de cette variété, il s'agissait de blessures siégeant en arrière de l'oreille, tout près de la base de l'apophyse mastoïde. Le projectile pénétrant très obliquement en arrière avait suivi la face infé-

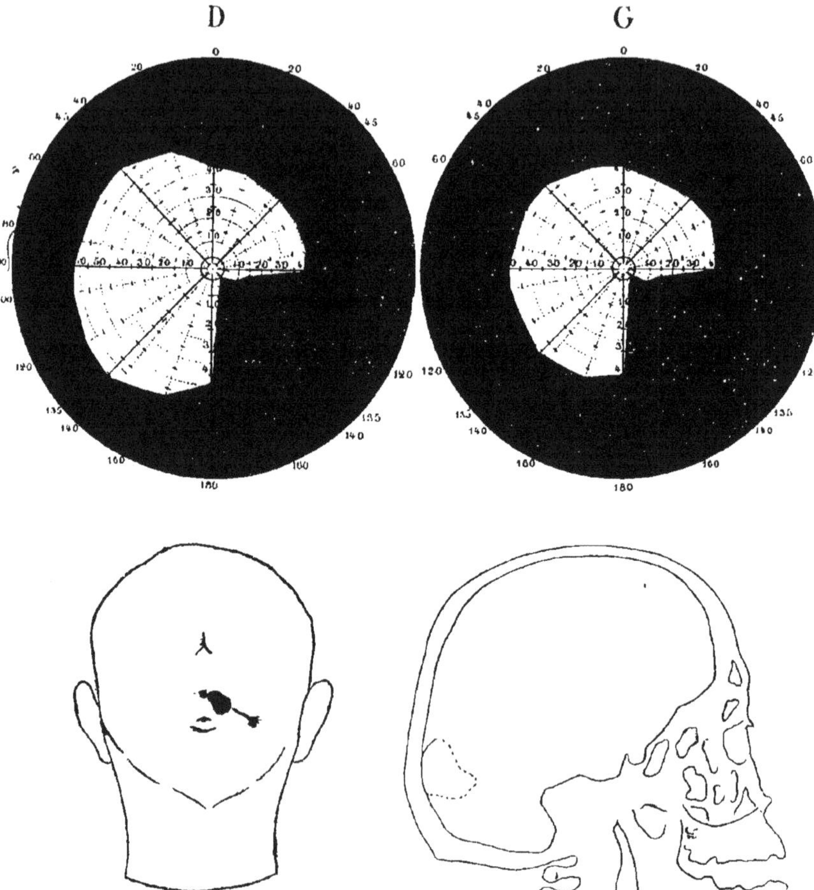

Fig. 26. — Blessure du crâne. Fig. 27. — Radiographie du crâne de profil. Perte de substance osseuse.

HÉMIANOPSIE EN QUADRANT INFÉRIEURE GAUCHE.

rieure du lobe occipital et s'était arrêté au voisinage de la ligne médiane. C'est là une variété de lésion de la sphère visuelle qu'il faut rechercher systématiquement chez les blessés qui présentent une plaie du crâne de tel siège, parce que le trouble visuel est presque toujours, dans ce cas, méconnu.

Quoi qu'il en soit, l'hémianopsie en quadrant inférieure, est cependant la forme la plus fréquente, il est à remarquer que le déficit anopsique atteint souvent le point de fixation et qu'il se complique parfois d'hémiachromatopsie dans le quadrant supérieur homonyme. Dans les cas que nous avons observés, le déficit visuel est resté constant dans ses limites à plusieurs mois d'intervalle. Le siège de la blessure, sa direction, le repérage radiographique du projectile lorsqu'il existe, montre, suivant les cas, que c'est la partie supérieure seulement ou la partie inférieure qui a été touchée. Dans certains cas la lésion ne s'est pas strictement limitée à une des lèvres de la calcarine, mais a touché légèrement l'autre lèvre, ce qui se traduit dans le champ visuel par un petit scotome surajouté au quadrant hémianopsique. Nous reproduisons un schéma d'une hémianopsie en quadrant, typique, par blessure directe (fig. 26).

Scotome hémianopsique. — C'est *la variété de troubles visuels la plus fréquemment réalisée par les blessures occipitales*. Il s'agit toujours de *scotomes négatifs*, c'est-à-dire ne se projetant pas en noir dans le champ visuel, et par conséquent presque toujours ignorés du malade. Ce sont des *scotomes absolus* dans l'immense majorité des cas, c'est-à-dire au niveau desquels la perte de la vision est complète. Beaucoup plus rarement, le scotome est relatif, c'est-à-dire que l'index blanc diminue seulement de visibilité sans disparaître dans une partie de son trajet. Ces *scotomes revêtent toutes les formes*, et leur étendue peut être seulement de quelques degrés; leur nombre, comme leur topographie dans le champ visuel par rapport au point central de fixation, est très variable. On peut les grouper en trois catégories :

Scotomes maculaires et paramaculaires.

Scotomes maculaires purs.

Scotomes périphériques.

Dans la grande majorité des cas la blessure siège au niveau du voisinage immédiat de la protubérance occipitale externe, soit sur la ligne médiane, soit légèrement en dehors.

D'après les comptes rendus opératoires ou les renseignements fournis par la radiographie, il y a souvent pénétration intracérébrale du projectile ou d'esquilles de la table interne. Le plus souvent la cécité a été complète au moment même de la blessure et a persisté quelques heures ou quelques jours, puis a disparu. Le retour de la vision semble s'être réalisé d'une façon parfaite.

Lorsqu'on examine de tels blessés plusieurs mois après le traumatisme, ils ignorent complètement le déficit visuel qu'ils présentent, et c'est seulement l'examen méthodique et minutieux

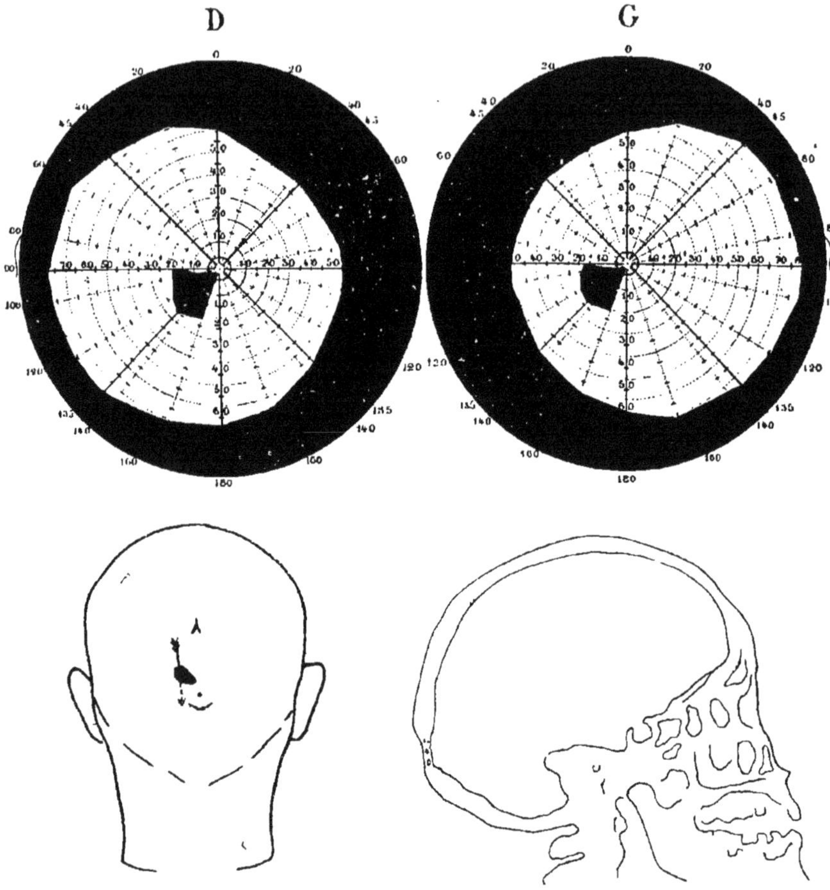

Fig. 28. — Blessure du crâne. Fig. 29. — Radiographie du crâne de profil. Enfoncement osseux occipital.

SCOTOME HÉMIANOPSIQUE INFÉRIEUR DROIT.

du champ visuel au périmètre qui révèle le trouble visuel.

Il s'agit de *scotomes toujours homonymes*, c'est-à-dire siégeant dans les parties de champ visuel de même nom. Ils sont *presque mathématiquement identiques* dans les deux champs visuels, ils sont *constants dans leur forme*, même pour les scotomes de très petites dimensions. Des examens du même blessé, répétés à plusieurs mois d'intervalle, nous ont donné des résultats identiques.

Si l'on compare les données fournies par le siège de la blessure, les constatations faites au moment de l'intervention, les résultats de la radiographie, avec le siège que le scotome occupe dans le

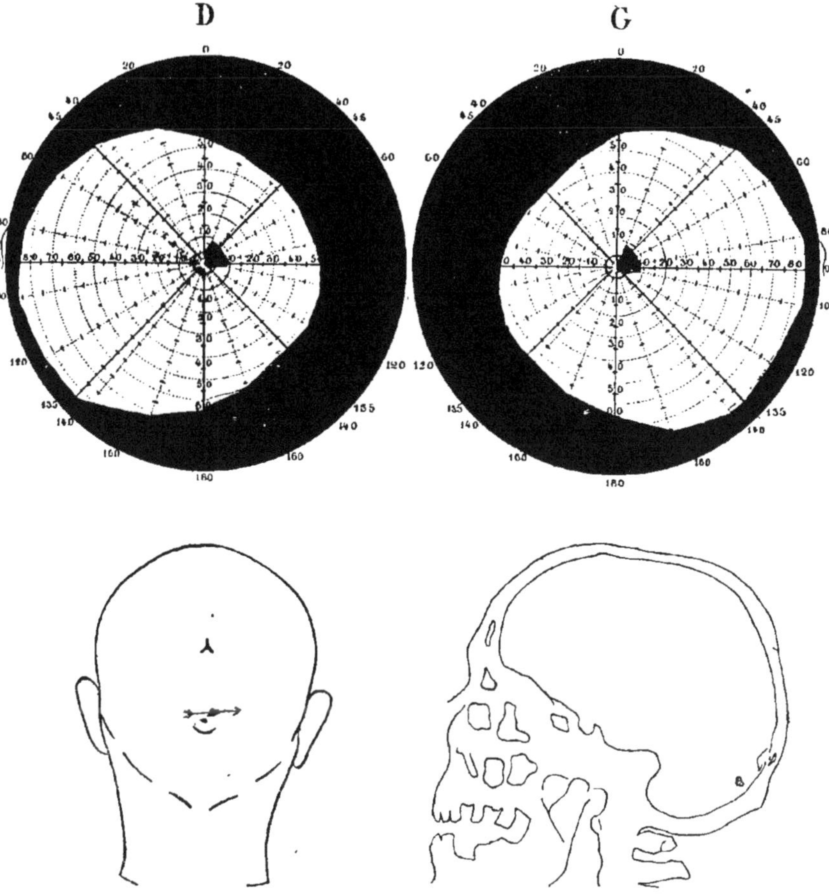

Fig. 30. — Blessure du crâne.

Fig. 31. — Radiographie du crâne de profil. Fracture de la table interne, esquille intracérébrale.

SCOTOME HÉMIANOPSIQUE MACULAIRE ET PARAMACULAIRE SUPÉRIEUR GAUCHE.

champ visuel, on peut en tirer quelques indications intéressantes relativement à la systématisation de la sphère visuelle. Ainsi les scotomes purement maculaires, c'est-à-dire qui siègent dans le champ visuel dans un rayon de 10° autour du point central de fixation, relèvent toujours d'une blessure occipitale de petites dimensions, siégeant immédiatement au-dessus et un peu en dehors de la protubérance occipitale externe, blessure qui par conséquent atteint presque exclusivement l'extrême pointe du lobe occipital. Les scotomes périphériques, au contraire, sont dus à des lésions beaucoup plus antérieures de la sphère visuelle. Nous rappelons que c'est surtout dans ces cas de scotomes qu'il est essentiel de mesurer l'acuité visuelle et de faire un examen attentif du fond de l'œil pour éliminer toute lésion de la macula rétinienne.

Hémiachromatopsie. — Ce genre de troubles visuels nous paraît relativement *rare à l'état isolé*; par contre on le voit assez fréquemment associé à l'hémianopsie en quadrant et au scotome hémianopsique.

Plus souvent ce trouble n'existe que d'une façon passagère, comme reliquat d'une hémianopsie qui a rétrocédé, auquel cas il finit lui-même par disparaître.

Il ne semble pas que l'hémiachromatopsie relève d'une lésion d'un centre visuel spécialisé pour les couleurs, mais plutôt qu'elle décèle une atteinte légère de la sphère visuelle ou des radiations. Quoi qu'il en soit, il ne faudra jamais négliger, en présence d'une blessure occipitale, de faire l'examen périmétrique pour les couleurs, même si le champ visuel pour le blanc paraît normal.

Formes complexes du déficit du champ visuel. — A côté des formes classiques de modification du champ visuel, que nous venons d'étudier, les blessures du lobe occipital peuvent réaliser des *déficits de caractère hémianopsique, extrêmement complexes*, qu'il serait trop long de décrire, mais dont l'existence se comprend très bien si l'on accepte l'idée d'une projection de la rétine sur la corticalité calcarine.

Qu'un projectile traverse de part en part les lobes occipitaux, ou que des esquilles irrégulières pénètrent plus ou moins profondément dans la zone visuelle et l'on constate l'existence d'un champ anopsique extrêmement irrégulier et qui toujours présentera un caractère absolument constant : la symétrie du déficit dans chaque moitié du champ visuel. Dans l'exemple que nous reproduisons ci-dessous, le projectile entré à droite de la ligne médiane, au voisinage de la protubérance, s'était arrêté dans la profondeur du lobe occipital gauche. Il existe dans ce cas une hémianopsie latérale gauche, et trois scotomes hémianopsiques droits.

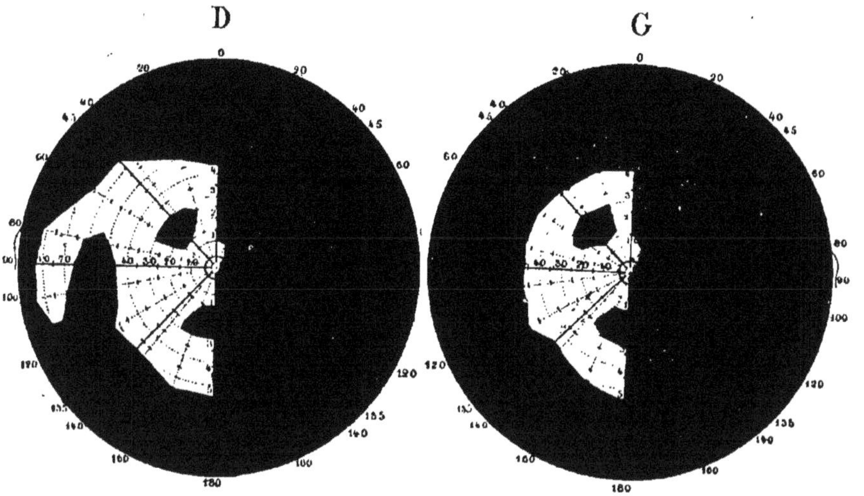

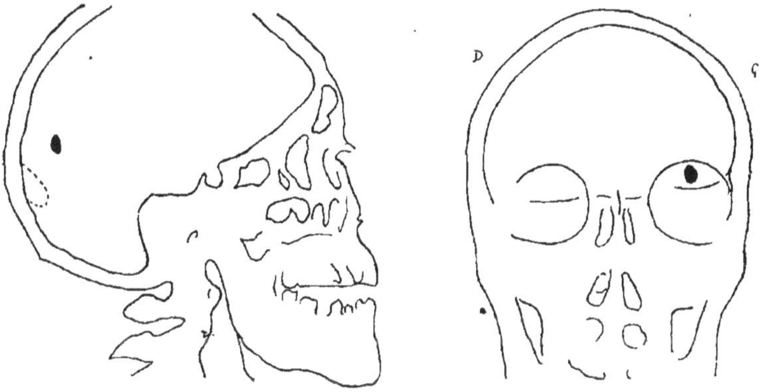

Fig. 32. — Radiographie du crâne de profil et de face. Projectile intracérébral du côté opposé à l'orifice d'entrée.

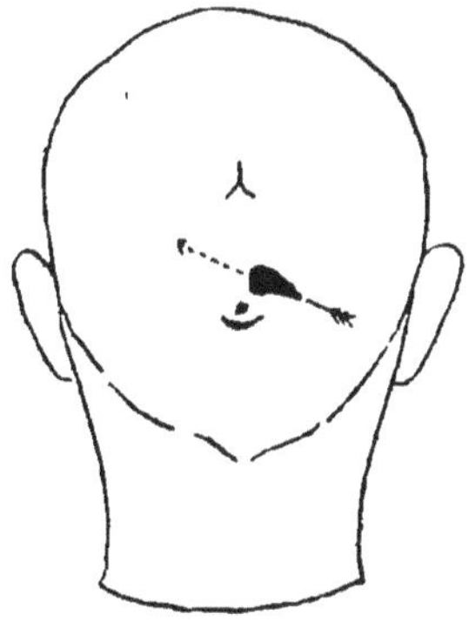

Fig. 33. — Blessure du crâne.

FORME COMPLEXE DE DÉFICIT DU CHAMP VISUEL.

Évolution des troubles visuels.

Les symptômes d'ordre visuel présentés par les blessés ne sont d'ordinaire très marqués qu'au moment de la blessure : *cécité immédiate* d'une durée souvent très courte, avec retour rapide de la vision, puis le déficit visuel se fixe et reste le plus souvent inconscient. Ce déficit lorsqu'il est constaté plusieurs mois après la blessure, *reste toujours définitif*. A ces symptômes d'inhibition ou de destruction de la sphère visuelle, s'ajoutent souvent des t*symptômes d'irritation de la sphère visuelle*. Au moment même de la blessure certains blessés ont la vision d'une immense flamme devant les yeux avant de perdre la vue. Plus tard le retour de la vision s'accompagne de phosphènes lumineux (flammèches de toutes couleurs, étincelles, dans toute la portion du champ visuel ou le retour de la vision va se produire. Chez quelques blessés il existe même des hallucinations visuelles : persistance de la vision d'un objet qui a disparu, animaux de forme étrange, dans la partie du champ visuel qui ne voit pas.

Enfin, très tardivement, nous avons observé chez quelques blessés atteints de scotomes maculaires par lésion de la pointe du lobe occipital, un syndrome de migraine hémianopsique tout à fait caractérisé, avec scotome scintillant et hémianopsie latérale durant quelques heures.

Symptômes associés.

Nous n'insistons pas sur les *symptômes subjectifs* tels que céphalée, vertiges, dont se plaignent beaucoup de blessés, mais qui n'ont rien de spécial aux blessures occipitales. Cependant il faut rechercher s'il existe des *troubles d'orientation* comme nous avons pu le constater souvent : le blessé ne reconnaît pas son lit ou ne reconnaît pas son chemin quand il se trouve en ville ; il ne reconnaît pas des rues qu'il avait maintes fois parcourues. Pratiquement on pourra faire l'épreuve suivante : demander au blessé quel chemin il prendra pour aller de la Madeleine à la Chambre des députés, de l'Opéra à la Concorde, s'il connaissait déjà ces lieux On pourra au besoin lui faire expliquer sur un plan le chemin qu'il suivrait.

Nous avons déjà parlé de l'*alexie* à propos de l'hémianopsie latérale homonyme droite ; nous n'y revenons pas.

Complications.

Il n'existe pas de complications propres aux blessures du lobe occipital. On peut voir apparaître un abcès, ou se former de l'encéphalite ; on peut également chez certains blessés. voir se manifester des crises d'épilepsie vraie associées parfois à de la migraine hémianopsique.

Il est cependant particulièrement fréquent de constater l'existence de *troubles labyrinthiques* uni ou bilatéraux : diminution de l'audition, vertige labyrinthique. Il s'agit de lésion labyrinthique à distance par contre-coup, ou de fracture irradiée au rocher. Nous étudierons en détail le syndrome labyrinthique avec les blessures du cervelet.

Radiographie.

L'examen radiographique donne, dans les blessures du lobe occipital, des indications de première importance.

D'abord *il révèle souvent l'existence d'un projectile intracérébral insoupçonné* ; ensuite au point de vue purement théorique il peut dans une certaine mesure, remplacer l'examen anatomique, et donner des indications relativement précises sur la partie du lobe occipital qui a été touché. Voici comment nous avons essayé de réaliser ce contrôle radiographique sur un cerveau préalablement formolé, extrait de la boîte cranienne en conservant sa forme parfaitement fixée : nous avons repéré, dans chaque hémisphère, la scissure calcarine, à l'aide d'un fil de plomb placé au fond de cette scissure et s'étendant sur toute sa longueur ; les radiations optiques ont été jalonnées de petits grains de plomb, depuis l'écorce jusqu'au chiasma. Puis le cerveau, replacé dans la boîte cranienne, a été radiographié de face et de profil , avec

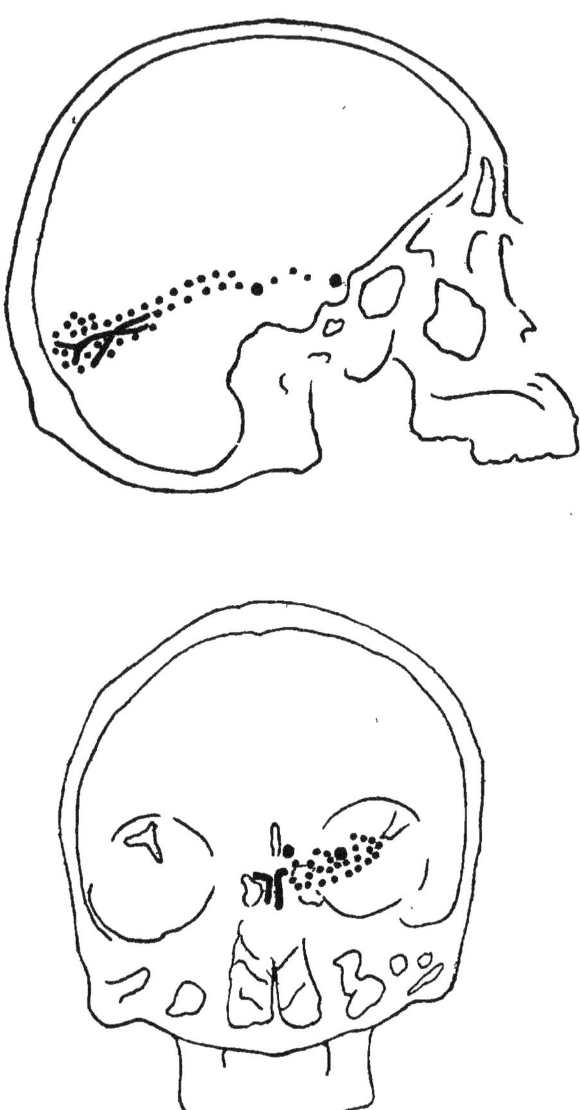

Fig. 34. — Radiographie d'un cerveau replacé dans la boîte cranienne et dans lequel les scissures calcarines et les voies optiques centrales du côté droit ont été repérées à l'aide de fils et de grains de plomb (face et profil). Les deux grains de plomb plus volumineux répondent au corps genouillé externe et au centre du chiasma.

l'appareil spécial de M. Infroit, exactement dans les mêmes positions que le crâne de nos blessés.

En superposant un décalque exact de cette radiographie à l'état sec et un décalque de la radiographie du crâne dans chacun de nos cas, on peut préciser, d'une façon très satisfaisante, la position du projectile et le trajet qu'il a suivi par rapport aux radiations optiques et à la corticalité calcarine. Chez tous nos blessés cette technique comparative nous a donné des résultats positifs. — Cette méthode n'a sans doute nullement la valeur d'un examen anatomique direct, mais les conclusions qu'elle autorise, jointes à l'ensemble de nos constatations cliniques, confirment ce que la méthode anatomo-clinique avait donné entre les mains d'Henschen, pour établir la doctrine de la projection de la rétine sur la corticalité calcarine.

Intervention chirurgicale.

La question de l'intervention chirurgicale à propos des blessures occipitales mérite une *étude particulière*. Lorsqu'il y a des signes de suppuration au niveau même de l'orifice de la blessure, dus à la présence d'esquilles, ou lorsqu'on relève des symptômes d'abcès profond, l'intervention immédiate est indiquée. Par contre la nécessité de l'intervention est beaucoup moins certaine lorsqu'il s'agit d'un projectile situé profondément dans le lobe occipital, et dont la présence n'amène pas de complications d'ordre inflammatoire.

En effet l'intervention, si le projectile est en place depuis des mois, n'amènera pas une amélioration du déficit visuel qui est à ce moment définitif. Bien plus cette intervention risquera fort d'augmenter le déficit en question en sectionnant ou en détruisant une nouvelle partie des radiations ou de la sphère visuelle corticale.

Dans ce cas particulier, il est donc préférable de s'abstenir.

CHAPITRE IX

BLESSURES DU CERVELET

ANATOMIE

Le cervelet est la partie de l'encéphale qui occupe les fosses occipitales inférieures.

Situation et rapports. — Il est situé au-dessous des lobes occipitaux dont il est séparé par la tente dure-mérienne du cervelet; il repose sur l'écaille occipitale recouverte extérieurement par les épaisses masses musculaires du cou et s'appuie en avant, latéralement sur la face postérieure de chacun des rochers; sur la ligne médiane, il est séparé de l'apophyse basilaire par le bulbe et la protubérance.

Sa *grande circonférence* (son bord postérieur), répond par sa partie moyenne à la protubérance occipitale externe.

Cette *situation très profonde du cervelet est importante à connaître* et nous y insistons; l'erreur habituelle est de se représenter le cervelet beaucoup plus haut et plus accessible qu'il n'est. Nous y reviendrons à propos du siège des blessures du cervelet. Une blessure du crâne n'atteindra sûrement et directement le cervelet que si elle est située au-dessous d'une ligne unissant l'orifice du conduit auditif externe à la protubérance occipitale externe.

On décrit au *cervelet* :

Une *face supérieure* tout entière recouverte par le cerveau; au milieu de cette face supérieure et orienté d'avant en arrière, se trouve le *vermis supérieur* en forme d'arête encastrée entre les deux lobes occipitaux et dont les versants constitués par les *hémisphères* du cervelet s'inclinent en versant de toit. Ce fait est important à noter, le vermis pouvant ainsi être lésé isolément par une blessure de la région occipitale.

Une *face inférieure* : de forme bombée, elle est creusée profondément par un sillon médian antéro-postérieur qui sépare les deux hémisphères cérébelleux et au fond duquel on aperçoit le *vermis inférieur*.

La circonférence du cervelet répond en avant au bord supérieur des deux rochers, se creuse en son milieu pour recevoir le bulbe et la protubérance et contribue à former le quatrième ventricule. Tout le bord postérieur de cette circonférence répond à la gouttière transversale de l'occipital occupée par le sinus veineux latéral, et sur la ligne médiane par le pressoir veineux d'Hérophile.

Voies cérébelleuses. — Le cervelet est réuni au cerveau et à la moelle par trois paires de pédoncules : les *pédoncules cérébelleux inférieurs* mettent en relation le cervelet avec la moelle et le bulbe par l'intermédiaire du faisceau cérébelleux direct, du faisceau de Gowers, des fibres venues des cordons postérieurs; ce sont des fibres afférentes au cervelet, les unes directes, les autres croisées. Il existe en outre des fibres efférentes : *faisceau cérébelleux descendant*. Les *pédoncules cérébelleux moyens* unissent le cervelet avec les noyaux gris de la protubérance. Les *pédoncules cérébelleux supérieurs* sont constitués de fibres efférentes qui vont du cervelet au noyau rouge et à la couche optique du côté opposé.

Morphologie. — L'*anatomie classique* distingue dans le cervelet *trois lobes* :

Un *lobe médian* constitué par les vermis supérieur et inférieur, et deux *lobes latéraux* ou hémisphères cérébelleux. Les lobes et le vermis sont divisés en *lobules* par des sillons profonds transversaux.

Lobules et sillons s'échelonnent de la façon suivante sur chaque hémisphère. A la face supérieure d'avant en arrière : lobe quadrilatère — grand sillon supérieur — lobe semi-lunaire supérieur — grand sillon circonférentiel horizontal. A la face inférieure, d'avant en arrière : amygdale — lobule digastrique — lobule grêle — lobule semi-lunaire inférieur, limité par le grand sillon circonférentiel horizontal. Le vermis, également divisé en vermis supérieur et inférieur, se subdivise en lobules de dénomination variée sur lesquelles nous n'insisterons pas.

Telle est la description morphologique classique du cervelet.

Bolk, se basant sur de très minutieuses recherches d'anatomie comparée, propose une tout autre division. Il ne distingue plus ni vermis, ni hémisphères. Mais un *lobe antérieur* et un *lobe postérieur* séparés par le *sillon primaire*; le lobe postérieur seul présente de très grandes variations morphologiques dans la série animale. C'est en se basant sur ces variations morphologiques, que Bolk propose les conclusions physiologiques suivantes, en grande partie confirmées par l'expérimentation et l'observation clinique comme nous le verrons plus loin : il *existe dans l'écorce cérébelleuse des centres fonctionnels localisés* comme dans l'écorce des hémisphères, *centres de représentation des groupes musculaires*, les uns impairs et médians affectés aux mouvements synergiques, les autres unilatéraux affectés aux mouvements unilatéraux.

Ces recherches n'ont sans doute pas un rapport direct avec les blessures du cervelet; mais il est possible que dans l'avenir la notion de ces localisations permette de préciser le siège des lésions cérébelleuses et peut-être facilitent l'intervention thérapeutique.

PHYSIOLOGIE

Tous les auteurs qui se sont occupés de la question des fonctions du cervelet se sont efforcés d'établir d'une façon précise quelle était la fonction générale du cervelet. Aussi est-on arrivé à des opinions assez contradictoires parce que l'on considérait le cervelet dans son ensemble et comme un tout, sans distinguer quelles pouvaient être les fonctions propres de l'écorce cérébelleuse, ou des faisceaux blancs, ou des noyaux gris.

1° **Recherches expérimentales sur l'animal.** — Se basant sur les résultats, chez l'animal, de l'extirpation du cervelet, les auteurs l'ont successivement considéré comme l'organe central de la coordination et de la régulation des mouvements — le centre de l'équilibre — le centre de la perception statique.

Luciani a groupé sous trois chefs, les symptômes consécutifs à l'ablation du cervelet : *asthénie* ou affaiblissement du tonus normal des muscles en activité — *atonie* ou relâchement des muscles au repos — *astasie* ou irrégularité dans la sommation des impulsions élémentaires nécessaires à une contraction d'où le tremblement et la titubation.

Munk, à la suite de nombreuses expériences sur l'animal, fait du cervelet le *centre des mouvements combinés, coordonnés, inconscients* du tronc et des membres.

On voit la diversité des opinions. Bien plus l'expérimentation sur les différents animaux est loin de donner des résultats exactement comparables ; à plus forte raison, ne peut-on appliquer exactement à l'homme les résultats de l'expérimentation sur l'animal.

En fait le cervelet est un système anatomique d'une extrême complexité comme le montre l'anatomie comparée (Bolk). La fonction cérébelleuse résulte de l'activité de l'écorce et des noyaux gris, activité propre que nous connaissons à peine. C'est de l'étude particulière des localisations de l'écorce cérébelleuse, de ses relations avec les autres parties du système nerveux central, que résultera une physiologie du cervelet moins illusoire.

Ce que nous savons de *la question des localisations cérébelleuses est encore fort peu de chose*. Nous commençons cependant à pouvoir distinguer l'atteinte des hémisphères cérébelleux de celle du vermis et à distinguer dans l'écorce elle-même des localisations : les recherches provoquées par les travaux si curieux de Bolk ont montré chez l'animal (chien. singe) que l'extirpation de portions bien déterminées et très limitées de l'*écorce* amène des symptômes de déficit dans certaines régions du corps bien déterminées. Les résultats des lésions expérimentales des *noyaux gris centraux* du cervelet sont beaucoup moins certains (Sherrington). Ces recherches sont d'autant plus délicates que les phénomènes de restitution après une destruction localisée de l'écorce cérébelleuse, se font avec une grande rapidité, surtout chez le singe.

Quoi qu'il en soit les recherches expérimentales de *A. Thomas*, de *Rothmann*, ont montré qu'il existe dans l'écorce des hémisphères des centres distincts pour les mouvements d'abduction, d'adduction, d'élévation, d'abaissement des membres homo-latéraux, non pas centres proprement moteurs mais « *centres de direction des mouvements* » ; que dans l'écorce du vermis on retrouve des centres analogues pour la musculature de la tête et du tronc ; il existe ainsi dans l'écorce cérébelleuse des *centres séparés d'« interaction » des muscles agonistes et antagonistes d'une articulation déterminée.*

Ces faits sont de la plus haute importance car ils concordent d'une façon tout à fait remarquable avec les recherches cliniques de Barany chez l'homme.

Il nous a paru intéressant de rappeler ces données récentes qui ouvrent une nouvelle voie pour la physiologie et la pathologie du cervelet, sans reprendre par le détail l'histoire très complexe et de fort peu d'utilité, des anciennes expériences faites sur les animaux.

SÉMÉIOLOGIE DU CERVELET CHEZ L'HOMME

Technique de l'examen d'un cérébelleux.

Au lieu de reprendre en détail la symptomatologie des lésions cérébelleuses chez l'homme nous croyons plus utile de donner un plan de la technique à suivre dans l'examen des fonctions cérébelleuses. Ce plan nous paraît devoir faciliter la recherche des symptômes.

Nous ne revenons pas sur l'étude de la force musculaire — des réflexes — de la sensibilité, etc., qui doit être faite suivant le plan général que nous avons indiqué au début de l'ouvrage.

A) *Épreuves classiques*

Équilibre au repos. — *Troubles subjectifs de l'équilibre.* — *Interrogatoire.* — Le blessé a-t-il du vertige et dans quelle position? — Debout ou couché sur un côté, ou sur l'autre, ou sur le dos? — Les mouvements brusques de la tête provoquent-ils le vertige? — Dans quel sens se sent-il entraîné? — Est-ce toujours dans le même sens? — Voit-il les objets tourner et dans quel sens? — L'occlusion des yeux modifie-t-elle le vertige?

Les renseignements fournis par cet interrogatoire sont importants bien que la sensation subjective de vertige puisse se rencontrer dans bien d'autres lésions que les lésions cérébelleuses. Cependant l'existence d'une sensation permanente d'entraînement de direction constante, non modifiée par l'occlusion des yeux, est en faveur d'un vertige cérébelleux. La question la plus difficile à résoudre est celle d'un vertige d'origine labyrinthique, nous y reviendrons.

Caractères objectifs de l'équilibre au repos. Examen de l'équilibre. — L'équilibre est-il possible : pieds entièrement rapprochés — talons joints seulement? — pieds écartés à la volonté du blessé? Le blessé dans ces diverses positions est-il tout à fait stable? S'il y a *tendance à la chute, dans quel sens* se fait-elle? — Est-ce toujours dans le même sens? — Faire tenir le blessé sur la pointe des pieds ou sur une seule jambe.

L'équilibre est-il *modifié par la position de la tête*? : tête fortement renversée en arrière, ou en rotation droite ou gauche. Faire exécuter ces mouvements brusquement et constater s'il se produit un déséquilibre [1].

Répéter ces diverses épreuves, le blessé ayant les yeux fermés.

Étudier la *résistance à la pulsion* : le blessé étant debout en équilibre, on le pousse dans le dos ou sur la poitrine ou sur le côté comme si on voulait le renverser; on lui dit de résister à cette pression. On cesse brusquement la pression et on note s'il se produit un déséquilibre marqué et dans quel sens [2].

Équilibre cinétique. — Épreuves de marche. — Le blessé partira de la station debout, les pieds joints. On remarquera dès le départ si le tronc a une tendance à rester en arrière, entraînant le malade à tomber en arrière (cf. asynergie cérébelleuse).

Pendant la marche, on observera si le blessé festonne de part et d'autre de la ligne droite qu'on lui a donnée à suivre — s'il titube, — s'il a une tendance à dévier toujours du même côté.

On remarquera si le malade écarte plus ou moins largement les jambes pour marcher — si en marchant il soulève trop haut les jambes ou une seule — ou trop brusquement — si elles retombent en frappant le sol fortement.

Le *demi-tour* sera exécuté au commandement en un point quelconque du parcours ou bien l'*arrêt brusque* et l'on observera le déséquilibre qui se produit.

L'étude minutieuse, attentive, de la marche chez un cérébelleux

1. Dans tous les cas, si la chute se produit, on notera comment elle se fait. En général les cérébelleux tombent d'une seule pièce sans esquisser de geste de défense et sans chercher à reprendre leur équilibre (Babinski).

2. On pourra pratiquer quelques-unes des *épreuves de Stein* avec un plan incliné. Le malade étant debout sur un plan incliné on fera varier l'inclinaison de ce plan et on répétera l'épreuve en changeant la position du malade; face ventrale vers le sommet du plan incliné ou face dorsale, ou face latérale et on notera dans quelles conditions se fait la chute.

est de la plus haute importance, elle révèle souvent des troubles très minimes, que l'examen analytique le plus soigneux ne manifeste pas.

Toutes ces épreuves portent sur l'état de l'équilibre statique et cinétique chez le cérébelleux. Elles représentent à peu près tout ce que l'on savait observer chez les malades atteints d'une lésion du cervelet, jusqu'aux travaux de Babinski, qui ont fondé véritablement la séméiologie clinique cérébelleuse. Il faudra toujours rechercher systématiquement chez un blessé suspect de lésion cérébelleuse la série de signes que nous allons étudier maintenant et qui d'ailleurs expliquent la plupart des troubles de la marche et de l'équilibre que nous venons d'énumérer.

B) *Recherche du syndrome cérébelleux de Babinski.*

1° ***Mouvements démesurés.*** — **Hypermétrie.** — Lorsqu'il existe chez un individu une lésion cérébelleuse on peut constater que « les mouvements volontaires ou tout au moins certains mouvements et dans certaines conditions sont exécutés d'une manière démesurée » (Babinski).

Ce phénomène peut être observé à l'occasion d'actes spontanés et par exemple dans la marche. Dans le premier temps de la marche la flexion de la cuisse sur le bassin est exagérée et le pied soulevé beaucoup trop haut. Dans le deuxième temps, la cuisse s'étend trop brusquement et le pied vient frapper le sol. Mais certains actes commandés le révèlent plus nettement :

1° **Au membre supérieur.** — *a*) On ordonne au malade de *porter l'extrémité de l'index sur le bout du nez*, puis d'étendre le bras latéralement aussi loin que possible et de recommencer quatre ou cinq fois. On répète l'épreuve en la faisant exécuter plus ou moins vite, d'abord avec le bras droit puis avec le bras gauche, ou bien alternativement chaque fois avec le bras droit et avec le bras gauche. Un sujet sain arrive chaque fois exactement au but; le cérébelleux dépasse le but, va sur la joue ou sur l'œil.

b) Le malade étant assis, on lui dit d'appliquer la *paume de la main sur le genou du même côté*; puis de retourner la main et d'appliquer le dos de la main sur le genou à la place exacte que recouvrait la paume et de répéter rapidement ces gestes successifs.

Le mouvement s'accomplit facilement et correctement chez l'individu sain. Chez le cérébelleux souvent la main glisse en dedans du genou.

c) On *trace sur une feuille de papier une ligne verticale* et l'on dit au malade de joindre un point quelconque situé à gauche de cette ligne, à la ligne elle-même et de s'y arrêter exactement; presque toujours le cérébelleux dépasse le but et franchit la ligne.

2° **Au membre inférieur**. — *a*) Le malade étant couché sur le dos, on lui dit de *porter le talon d'un côté sur le genou du côté opposé*, de rester un instant dans cette position, d'étendre de nouveau la jambe et de répéter cette épreuve quatre ou cinq fois. Chez le cérébelleux le talon est porté trop haut, trop loin ou trop en dehors et il revient plus ou moins brusquement se poser sur le genou.

b) Le malade étant couché sur le dos, on lui dit de porter le *talon au contact de la fesse* du même côté, d'étendre de nouveau la jambe et de recommencer quatre ou cinq fois. Chez le cérébelleux le talon vient frapper brusquement la fesse puis retombe brusquement sur le lit.

Il faut que toutes ces épreuves soient exécutées *rapidement*, si le cérébelleux exécute le même mouvement lentement, il peut le faire à peu près correctement; il est fréquent également de constater que si les premiers mouvements sont démesurés, les suivants le sont souvent moins. Enfin le trouble que l'on constate ne se produit qu'à la fin du mouvement exécuté, le geste s'accomplit le plus souvent correctement pendant le trajet, ce n'est qu'à la fin du trajet que le trouble caractéristique, la dysmétrie, apparaît.

Fait très important, qui permet de distinguer nettement l'*hypermétrie* de l'*ataxie*, l'*occlusion des yeux n'augmente pas le trouble constaté* dans ces différentes épreuves.

Enfin ces troubles dysmétriques ont une valeur de localisation importante; lorsqu'ils sont constatés sur les membres d'un seul côté du corps c'est que la lésion cérébelleuse siège du même côté, les voies cérébelleuses étant directes et non croisées.

2° ***Adiadococinésie***. — L'*adiadococinésie* est « l'abolition ou l'amoindrissement de la faculté d'exécuter rapidement des mouvements volontaires successifs ».

Si l'on dit à un sujet sain de faire avec ses mains « les marionnettes », c'est-à-dire de porter rapidement et alternativement la main en pronation puis en supination, il exécute bien ces mouvements et avec une plus ou moins grande rapidité d'ailleurs suivant les individus et suivant qu'il s'agit de la main droite ou de la main gauche.

Chez le *cérébelleux*, au contraire, on constate que la supination seule, que la pronation seule peut être exécutée rapidement et correctement mais le malade accomplit *beaucoup plus lentement* qu'un individu sain l'*alternance de ces mouvements*.

Il est essentiel dans la recherche de ce symptôme de constater d'abord que chaque mouvement isolé de pronation et de supination peut être exécuté rapidement et qu'il n'y a pas à tenir compte d'un état parétique surajouté.

L'adiadococinésie est bilatérale ou unilatérale et dans ce cas le symptôme s'observe lui aussi du même côté que la lésion cérébelleuse.

3° **Catalepsie cérébelleuse.** — Sous ce terme, Babinski décrit un phénomène caractérisé par l'*immobilisation volontaire prolongée des muscles dans certaines positions d'équilibre statique.*

Le malade étant couché sur le dos, on lui dit de lever les jambes en l'air, en gardant les genoux légèrement pliés et les pieds écartés l'un de l'autre et de maintenir cette position le plus longtemps possible.

Le cérébelleux exécute le mouvement en faisant de plus ou moins grandes oscillations, puis les membres inférieurs deviennent fixes, « cette fixité est remarquable par sa perfection, elle est supérieure à celle qu'un homme normal est en mesure de réaliser », elle subsiste plusieurs minutes et ne s'accompagne pour ainsi dire d'aucune sensation de fatigue.

Ce phénomène réalisé d'une façon parfaite est rare. En tout cas, il est important de noter que l'on observe des cérébelleux présentant de la titubation et de l'asynergie et qui gardent d'une façon équivalente à la normale l'attitude précitée.

4° **Asynergie cérébelleuse.** — L'*asynergie* (Babinski) se caractérise par la *perte de la faculté d'association des mouvements*, par un défaut de synchronisme entre les différents mouvements. Les exemples que nous allons citer caractériseront mieux qu'une définition la nature de ce symptôme.

On peut l'observer déjà d'une façon très manifeste *dans l'acte de la marche*. Lorsque le malade se met en marche, la cuisse est fléchie et le pied est porté en avant souvent d'une façon démesurée, mais la partie supérieure du corps ne suit pas le mouvement de translation, le tronc reste droit au lieu de s'incliner légèrement en avant; il est même un peu entraîné en arrière; si le malade essaie de faire un second pas, le tronc reste en arrière et le malade tombe à la renverse, s'il n'est pas soutenu.

Babinski a d'ailleurs indiqué toute une série d'épreuves cliniques, qui mettent en évidence d'une façon particulièrement nette l'asynergie.

a) Le malade étant debout on l'invite à *renverser le tronc en arrière le plus loin possible*. Le sujet sain peut se renverser en arrière plus ou moins loin sans tomber, en fléchissant la jambe sur le pied et la cuisse sur la jambe. Les genoux sont portés en avant et tout le corps est incurvé en arrière. Au contraire le cérébelleux incurve seulement la partie supérieure du tronc et perd l'équilibre; il garde les jambes immobiles, verticales, les pieds figés au sol. C'est l'inverse de ce que nous venons d'observer au début de l'acte de la marche. La synergie des mouvements du tronc et des membres inférieurs ne se produit pas. L'occlusion des yeux ne modifie en rien cette épreuve. On ne peut la confondre avec le signe de Romberg.

b) *Le malade étant couché à plat sur le dos*, les bras croisés sur la poitrine, *on lui dit de s'asseoir*, il n'y réussit pas, mais les *jambes se soulèvent plus ou moins haut au-dessus du sol*, contrairement à ce qui se produit chez un sujet sain qui garde les talons fixés au sol. Ce phénomène ne doit pas être confondu avec la flexion combinée de la cuisse et du tronc qui d'ailleurs se produit seulement du côté paralysé chez un sujet hémiplégique. Chez le cérébelleux, l'examen révèle que la force musculaire est normale; on doit s'assurer de ce fait avant de conclure de cette épreuve qu'il s'agit bien d'asynergie.

c) Enfin dans les épreuves que nous avons décrites plus haut pour la recherche de l'hypermétrie ou dysmétrie, on constate que lorsque les mouvements sont accomplis avec une certaine lenteur, ils ne sont pas seulement *démesurés* mais *décomposés*, ce qui est caractéristique de l'asynergie.

Ces troubles asynergiques peuvent être unilatéraux (hémiasynergie de Babinski) et on les constate au niveau des membres du même côté que la lésion.

Tremblement intentionnel. — Au cours de ces diverses épreuves pour la recherche de l'asynergie, on notera s'il existe du *tremblement*, « tremblement intentionnel » de Charcot, tremblement qui n'est peut-être qu'une forme de l'asynergie.

Lorsqu'on fait répéter au blessé les épreuves du doigt sur le nez, du talon sur le genou, on peut constater que le mouvement n'est pas rectiligne. mais qu'il se fait suivant une ligne brisée, les oscillations qui se produisent s'exagèrent progressivement à mesure que le mouvement s'exécute et sont au maximum à l'arrivée au but. C'est un tremblement de grande amplitude prenant toute l'étendue du membre exploré. Ce tremblement est d'ailleurs très variable d'intensité chez le même malade. Il peut même s'étendre à tout le corps, en particulier au tronc et à la tête ou être limité aux membres d'un seul côté. Quelquefois le tremblement s'observe non seulement à l'occasion d'un mouvement mais par le seul maintien d'une attitude; le tremblement est à la fois cinétique et statique.

Tels sont, d'après Babinski, les symptômes essentiels que l'on peut observer au cours des lésions de l'appareil cérébelleux. L'importance relative de ces symptômes varie naturellement d'un malade à l'autre : il faudra donc les rechercher systématiquement à l'aide des épreuves diverses que nous venons d'énumérer. Nous n'insistons pas davantage sur leur grande valeur; nous avons vu que l'hypermétrie, l'asynergie, l'adiadocinésie rendent compte des troubles de l'équilibre et de la marche. C'est également le mélange de ces symptômes qui explique les troubles de l'écriture et de la parole observés chez les cérébelleux.

Troubles de l'écriture. — On pratiquera les épreuves suivantes.

a) Demander au blessé de marquer avec un crayon un point sur une feuille de papier. — Le malade traverse souvent la feuille avec la pointe du crayon, puis il se reprend, atteint la feuille, mais marque un trait de forme variable et non un point. Ce trouble relève de l'hypermétrie comme dans l'épreuve que nous avions déjà indiquée plus haut.

b) Dessiner une circonférence ou une lettre majuscule arrondie D ou O. Le trait ne forme pas une ligne courbe continue, mais une ligne brisée de contour polygonal. Il y a à la fois asynergie et hypermétrie.

c) Faire des zigzags réguliers entre deux lignes parallèles. La ligne sera irrégulière, dépassera souvent les limites fixées, s'arrondira au lieu de former des angles aigus.

Tous ces troubles se retrouvent dans l'écriture courante des cérébelleux.

Troubles de la parole. — La parole est saccadée, scandée, explosive, quelquefois traînante ou roulante. Ce caractère explosif tient à l'hypermétrie. La scansion est plutôt de l'ordre de l'adiadococinésie. Ces modifications de la parole sont d'ailleurs d'intensité fort variable chez les différents malades.

C — *Recherche des symptômes de localisation cérébelleuse corticale.*

Depuis les recherches de Bolk, Van Rynbeck, Rothmann, André Thomas sur l'animal, de Barany sur l'homme, nous pouvons concevoir l'action physiologique de l'écorce cérébelleuse de la façon suivante.

Il existe dans l'écorce cérébelleuse des centres distincts, qui sont des *centres de tonus musculaire*. Ces centres fournissent aux groupes de muscles des différentes articulations, le tonus qui maintient l'attitude des membres au repos, par l'équilibre des antagonistes.

Pendant l'exécution des mouvements, ces centres ajoutent leur action à l'excitation volontaire, en renforçant le tonus de certains muscles et en diminuant celui des muscles antagonistes, ce qui permet l'exécution correcte du mouvement, dans une direction déterminée. Ces centres sont donc des *centres de direction de mouvement* et nullement des centres moteurs.

Il existe dans chaque hémisphère cérébelleux, pour les membres du même côté et la moitié du tronc du même côté, une *représentation tonique, et non pas motrice, de la musculature*, suivant chaque direction de mouvement pour chaque articulation, représentation qui siège en des régions limitées, distinctes de l'écorce cérébelleuse. D'après Barany, on pourrait distinguer chez

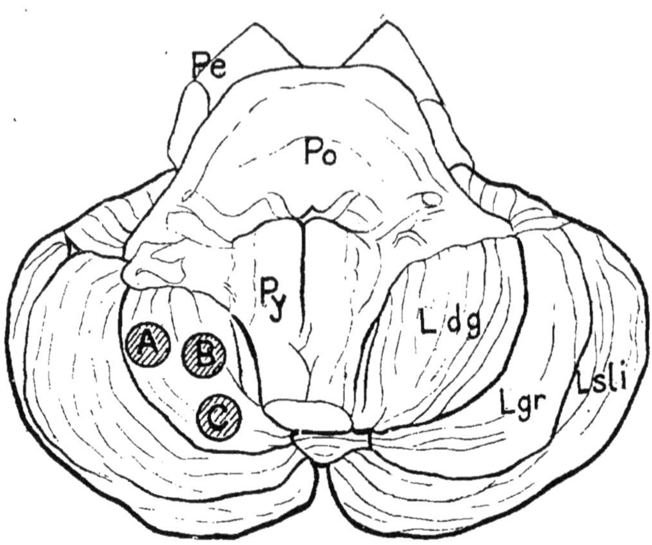

Fig. 35. — Face antérieure et inférieure du cervelet.

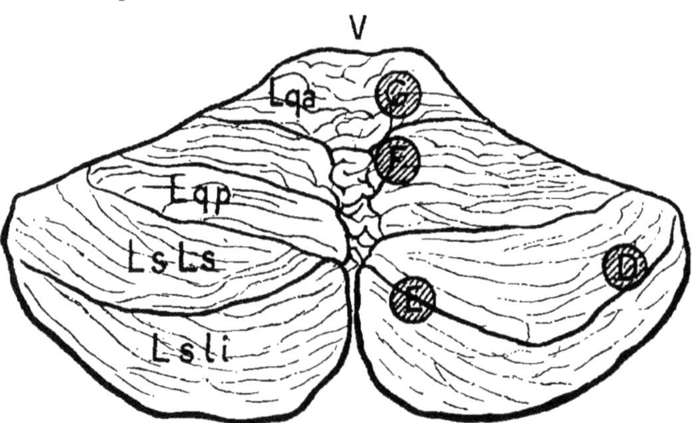

Fig. 36. — Face postérieure du cervelet.

LOCALISATIONS CÉRÉBELLEUSES :

Pe : *pédoncule cérébral.*
Po : *protubérance.*
Py : *pyramide bulbaire.*
Ldg : *lobule digastrique.*
Lgr : *lobule grêle.*

Lqa : *lobule quadrilatère antérieur.*
Lqp : *lobule quadrilatère postérieur.*
LsLs : *lobule semi-lunaire supérieur.*
Lsli : *lobule semi-lunaire inférieur.*
V : *vermis.*

A : *Centre pour le « tonus en dedans » de l'articulation de la hanche.*
B : — — *de l'articulation du bras.*
C : — — *de l'articulation de la main.*

(La destruction de ces centres donne lieu à une déviation du bras en dehors dans l'épreuve du vorbeizeigen spontané.)

D : *Centre pour le tonus en dehors de l'articulation du bras.*
E : *Centre pour le tonus d'abaissement du bras.*
F : *Centre pour le tonus des muscles de la moitié droite du dos* (?)
G : — — *de l'abdomen* (?)

(La localisation de ces deux derniers centres n'est pas certaine.)

l'homme, quatre centres de direction : en haut, en bas, à droite, à gauche et dans chaque centre, la musculature est représentée suivant chaque articulation.

Il est important de noter que cette influence tonique du cervelet sur la musculature, est en grande partie *d'origine vestibulaire*, et qu'elle peut subir des variations importantes sous l'influence d'une excitation vestibulaire (cf. épreuves de Barany).

Ces données physiologiques permettent de comprendre les *conséquences de la destruction des centres corticaux cérébelleux*.

La destruction d'une région limitée de l'écorce produira : 1° la disparition, ou la diminution du tonus des muscles, qui agissent pour l'exécution du mouvement d'une articulation dans une direction donnée ; 2° une exagération du tonus des muscles antagonistes. En résumé un déséquilibre dans l'action des muscles antagonistes. Ce déséquilibre se traduira par : 1° *une modification de l'attitude des membres au repos* ; 2° *une modification des mouvements passifs* : exagération ou diminution des mouvements passifs dans certaines directions de mouvements des articulations ; 3° *une modification des mouvements exécutés volontairement* ; 4° *une modification des réactions cérébelleuses au niveau des membres, provoquées normalement par l'excitation du labyrinthe* (épreuve de Barany).

Toutes ces modifications seront d'autant plus limitées à certains groupes musculaires, que la lésion cérébelleuse corticale, sera plus localisée. Pratiquement, on pourra rechercher sur le malade les symptômes de déficit cérébelleux cortical, que nous venons d'énumérer, de la façon suivante.

I. — *Attitude des membres.*

On étudiera l'*attitude des membres, au repos*, en relâchement musculaire, sur le blessé, debout ou dans le décubitus dorsal, en comparant la position du membre du côté sain et du côté malade. On remarquera également l'attitude de la tête et du tronc.

Par exemple, on pourra noter que l'avant-bras est en pronation plus accentuée du côté malade que du côté sain, ou inversement — que le coude est en adduction ou en abduction plus marquée d'un côté que de l'autre, — que le membre inférieur est en rotation externe plus prononcée à droite qu'à gauche — que la tête est inclinée sur une épaule, etc.

Il n'y a aucun intérêt à énumérer ici toutes les variétés d'attitudes qui peuvent être observées dans chaque cas, suivant le siège de la blessure, et que seul un examen attentif fera découvrir, surtout s'il s'agit de blessure détruisant une partie très limitée de l'écorce.

II. — *Mouvements passifs.*

L'étude des mouvements passifs est de très grande importance, et doit toujours être associée à l'étude des mouvements actifs volontaires.

Les **épreuves de passivité** (André Thomas) devront être très variées, et s'adapter à chaque cas clinique.

1° *Épreuve du ballottement :* saisir le corps à pleines mains, lui imprimer brusquement des mouvements de va-et-vient, et noter l'amplitude des oscillations des membres supérieurs. — On pourra rechercher le signe du ballottement au niveau d'autres segments : ballottement de la main, du pied, etc., dans différentes directions.

2° Écarter passivement du tronc les deux bras du blessé et les laisser retomber. Comparer la manière dont les membres retombent, et noter s'il existe du ressaut, lorsque le bras vient frapper le tronc.

3° Faire des mouvements passifs de pronation et de supination, et comparer la résistance éprouvée à l'exécution de ces mouvements de chaque côté[1].

Toutes ces épreuves ont pour but de montrer si la résistance au mouvement passif est diminuée, normale, ou augmentée, pour tel ou tel groupe de muscles ; c'est-à-dire *mettre en évidence le déficit de l'action tonique des centres cérébelleux*. Il est essentiel, au cours de ces épreuves, que le malade soit en relâchement musculaire volontaire aussi parfait que possible.

1. On trouvera le détail de ces épreuves de passivité, étudiées chez deux blessés, dans la communication d'André Thomas, à la Société de Neurologie, séance du 4 novembre 1915. *Revue Neurologique*, 1915, nos 23-24, p. 1256.

III. — *Mouvements actifs. Mouvements commandés.*

Dans l'exécution des actes volontaires de la vie courante et surtout dans l'exécution des actes commandés, on pourra noter une série de symptômes qui se manifesteront seulement dans les mouvements de telle ou telle articulation, et pour une direction donnée.

— Il existe un *retard dans l'exécution du mouvement* du côté malade.

— *L'effort n'atteint pas d'emblée son maximum.*

— *Le mouvement est exécuté moins vite du côté malade.*

Par exemple on dit au blessé de mettre simultanément l'index des deux mains sur le bout du nez; l'index du côté malade arrive au but après l'index du côté sain.

— La *vitesse du mouvement est variable* aux différents temps de son exécution : trop long au début, trop brusque à la fin.

— L'*amplitude du mouvement est exagérée* et à la fin, l'arrêt est difficile et le but est dépassé. Cette *hypermétrie*, que nous avons déjà étudiée, peut se manifester pour les mouvements d'une seule articulation, pour une seule direction.

Toutes ces modifications pathologiques du mouvement volontaire nous sont déjà connues, c'est elles que l'on retrouve diversement associées dans la *dysmétrie*, l'*asynergie*, l'*adiadococinésie* de Babinski. Elles semblent relever alors d'une lésion étendue de l'écorce cérébelleuse et des faisceaux blancs. Mais toutes ces manifestations pathologiques que nous venons d'énumérer peuvent s'observer dans l'exécution de mouvements isolés, par exemple, mouvements d'une seule articulation pour une direction déterminée. Elles indiquent alors, selon toute vraisemblance, une lésion très limitée de l'écorce. Aussi la recherche de ces symptômes est, dans bien des cas, très longue et très minutieuse.

Nous croyons utile de signaler encore deux épreuves qui mettent également en évidence les modifications de l'innervation tonique dans les groupes musculaires, sous l'influence d'une lésion cérébelleuse.

a) Épreuve de Stewart Holmes ou *épreuve de la résistance.* — On fait exécuter au blessé un mouvement : par exemple le mouvement de flexion de l'avant-bras sur le bras, et on résiste à ce mouvement, puis on lâche brusquement. A l'état normal, le mouvement de flexion se continue jusqu'au bout et se termine par un léger ressaut d'extension. Ce ressaut n'existe pas du côté malade, lorsqu'il y a une lésion cérébelleuse.

On peut ainsi rechercher l'épreuve de la résistance pour la flexion du genou, la flexion de la cuisse, l'extension du coude, etc.

b) *Épreuve de l'appréciation du poids* (*Lotmar*). — Si l'on met dans chacune des mains du blessé simultanément un poids identique et qu'on demande au sujet de dire si les poids sont égaux ou différents, le poids est trouvé plus léger du côté de la lésion cérébelleuse que du côté sain.

Ces deux épreuves, mettent aussi en évidence l'insuffisance d'innervation des antagonistes.

IV. — *Épreuves des mouvements réactionnels cérébelleux d'origine vestibulaire* (*Barany*).

a) **Épreuve de la déviation spontanée de l'index.** — Lorsqu'il y a destruction d'un centre cérébelleux cortical, on peut rechercher la suppression de l'innervation tonique de certains groupes musculaires et l'activité exagérée du groupe opposé par la déviation qui se produit dans certains mouvements commandés.

Cette épreuve, dite *épreuve de l'index*, se recherche de la façon suivante.

Par exemple, pour rechercher la déviation dans les mouvements de l'articulation de l'épaule, on dit au malade d'étendre le bras et de l'appuyer sur son genou du même côté, puis de venir toucher l'index de l'observateur placé devant lui. Le malade doit répéter cette épreuve trois ou quatre fois les yeux ouverts, puis la continuer les yeux fermés : un individu normal continue le mouvement dans ces conditions d'une façon correcte, et retrouve à chaque mouvement, exactement le doigt de l'observateur; s'il existe par contre une destruction du centre du tonus du mouvement du bras en dedans, le doigt du malade (qui a les yeux fermés) dévie en dehors et ne rencontre plus l'index de l'observateur. La déviation pourra s'observer dans toutes directions et pour n'importe quelle articulation suivant le rôle du centre lésé.

Dans bien des cas cette déviation spontanée ne s'observe pas, ou plus exactement elle n'existe que lorsque la lésion cérébelleuse est de date relativement récente.

Il existe une méthode imaginée par Barany qui permet, en l'absence de déviation spontanée, d'explorer par l'intermédiaire du labyrinthe la fonction des centres de direction de l'écorce cérébelleuse, et de juger de leur déficit : c'est l'*épreuve de la déviation provoquée.*

b) **Épreuve de la déviation provoquée.** — *Mouvements réactionnels des membres.*

Barany a constaté que si l'on provoque une excitation du nerf vestibulaire d'un côté par une irrigation d'eau froide dans le conduit auditif, il se produit des phénomènes variés et parmi ceux-ci des *mouvements réactionnels* des membres, qui subissent une déviation du côté de l'oreille irriguée. Si par exemple, *chez un individu normal* on pratique une irrigation froide de l'oreille gauche et que l'on recherche l'épreuve de l'index sur les diverses articulations, comme il est indiqué au paragraphe précédent, il se produit une déviation à gauche.

Sans entrer dans les longues considérations développées par Barany, nous dirons que pour cet auteur l'exécution par le cerveau de ces mouvements est modifiée au niveau du cervelet sous l'influence de l'excitation labyrinthique. L'excitation du nerf vestibulaire d'un seul côté provoque un déséquilibre dans les fonctions des centres cérébelleux corticaux, centres de direction de mouvement et il se produit une déviation de même sens pour tous les mouvements de toutes les articulations.

Si l'un de ces centres est détruit, la transmission de l'excitation ne se fait pas, *la déviation ne se produit pas, pour une articulation déterminée et dans une direction donnée.*

On peut ainsi par cette méthode de la déviation provoquée en interrogeant successivement chaque nerf vestibulaire et en appliquant l'épreuve de l'index ou une épreuve analogue pour le membre inférieur, reconnaître l'absence de déviation d'une ou de plusieurs articulations et par conséquent savoir quelle est la portion limitée de l'écorce qui est détruite.

Cette recherche, d'ailleurs délicate, doit être répétée plusieurs fois pour permettre une conclusion ferme, mais elle est de la plus haute importance. Barany a éprouvé sa valeur sur de nombreux cas cliniques vérifiés opératoirement ou à l'autopsie et il est arrivé *chez l'homme* à localiser un certain nombre de centres de direction de mouvements des articulations que nous représentons sur la figure.

Nous nous excusons d'avoir insisté si longuement sur la technique de l'examen d'un cérébelleux, mais les blessures superficielles du cervelet permettent seules de préciser les localisations cérébelleuses. Elles nécessitent donc un examen clinique approfondi qui doit être conduit très méthodiquement.

LES BLESSURES DU CERVELET

Siège et caractères de la blessure.

D'une façon générale, les blessures du cervelet sont observées très rarement. Ce fait tient, croyons-nous, non pas à ce que la blessure du cervelet en elle-même s'accompagne de désordres trop graves pour permettre la survie, mais au voisinage extrêmement proche du bulbe qui est lésé en même temps ou qui présente des accidents de shock avec mort immédiate par arrêt cardiaque et respiratoire.

D'après notre expérience personnelle il semble que les *blessures directes* du cervelet soient observées plus rarement que les blessures indirectes.

Par *blessure indirecte* nous entendons la pénétration jusqu'au cervelet d'un projectile entré en un point quelconque du crâne, sauf la région cérébelleuse. Nous avons ainsi observé la pénétration dans un hémisphère cérébelleux de balle de fusil ou d'éclat d'obus entré au niveau du vertex ou près de la suture fronto-pariétale, projectiles constatés par la radiographie.

Les *blessures directes* sont rares : le cervelet protégé par l'écaille de l'occipital presque horizontale et recouverte par d'épaisses masses musculaires n'est pas atteint si la blessure est légère. ou bien si la blessure est importante, pénétrante, elle est le plus souvent mortelle par shock ou lésion bulbaire ou par déchirure des sinus veineux et hémorragie mortelle.

Quoi qu'il en soit on peut observer des blessures superficielles, corticales des hémisphères cérébelleux. Ces cas fort peu nombreux ont été en particulier étudiés avec beaucoup de soin par M. André Thomas et c'est à sa description que nous nous reporterons.

Symptômes.

A. ***Suivant l'importance de la blessure.*** — 1° **Blessures profondes ordinairement indirectes.** — Il s'agit, comme nous l'avons dit le plus souvent de pénétration d'un corps étranger jusque dans un hémisphère cérébelleux.

Le syndrome réalisé est celui de l'*hémiplégie cérébelleuse* (Pierre Marie et Foix). On retrouve les éléments essentiels du syndrome cérébelleux : troubles de l'équilibre — troubles de la marche — hémiasynergie — hypermétrie et adiadococinésie du même côté que la blessure.

La *lésion profonde de l'hémisphère cérébelleux peut quelquefois être directe*, en cas de *blessure de la région occipitale.* Cette variété est exceptionnelle étant donnée la gravité de la blessure. Lorsque le blessé survit on constate, associé à l'hémisyndrome cérébelleux, des *troubles visuels* dus à la lésion de la sphère visuelle occipitale : hémianopsie latérale homonyme du côté opposé à la blessure, hémianopsie complète ou incomplète — hémianopsie en quadrant supérieure. Nous avons déjà insisté sur ce fait que la partie inférieure de la sphère visuelle reçoit les impressions de la moitié inférieure de la rétine de chaque œil et par conséquent que sa destruction entraîne un déficit visuel dans la moitié supérieure du champ visuel.

2° **Blessures superficielles directes.** — C'est dans ces blessures que l'on peut trouver, isolés, les symptômes de localisation que nous avons décrits dans le chapitre de la technique d'examen et qui traduisent un fonctionnement anormal des muscles antagonistes (cf. paragraphe B).

Ces troubles peuvent être très limités et localisés à certaines articulations pour certaines directions de mouvements. Deux cas de cet ordre ont été minutieusement étudiés par André Thomas [1].

1. André Thomas, séance de la Société de neurologie du 4 novembre 1915, *Revue Neurologique*, nov.-déc. 1915, n° 23-24, p. 1256.

B. ***Suivant le siège de la blessure***. — Si nous résumons d'une façon un peu schématique la symptomatologie des blessures du cervelet, non plus suivant le caractère de la blessure, profonde ou superficielle, mais *suivant la région du cervelet qui est atteinte*, voici les syndromes que l'on pourra observer :

Lésions du vermis : démarche cérébelleuse typique avec attitudes anormales de la tête, lenteur des mouvements de la tête et de la face, troubles de la parole, asynergie cérébelleuse pour le tronc et peut-être les membres inférieurs.

Lésion d'un hémisphère : unilatéralité des symptômes du même côté que la lésion. Hémiasynergie, adiadococinésie unilatérale, hémihypermétrie. L'épreuve de l'index de Barany est anormale pour les membres supérieurs et inférieurs de ce côté de la lésion, dans toutes les directions si la lésion est importante.

Lésions de l'écorce proprement dite : les symptômes précédents peuvent se retrouver, mais si la lésion est presque purement corticale on trouve les épreuves de passivité positives pour un membre seulement ou pour une seule articulation — l'épreuve de la déviation spontanée est positive — l'épreuve de l'index de Barany montre la suppression de la déviation pour une direction du mouvement et une seule articulation, suivant la région de l'écorce atteinte.

Lésions des noyaux gris centraux du cervelet : il semble que leur atteinte provoque surtout les gros troubles vertigineux et de l'équilibre (latéropulsion), les attitudes anormales de la tête et du tronc, la catalepsie et peut-être le nystagmus.

C. ***Symptômes associés***. — L'atteinte des paires craniennes (III, IV, V, VI, VII, VIII) n'appartient pas à la symptomatologie des lésions du cervelet.

En particulier le *nystagmus* souvent observé n'est vraisemblablement pas un symptôme directement cérébelleux ; il résulte le plus souvent d'une action à distance sur le labyrinthe, telle qu'en produisent les tumeurs du cervelet.

De même les *paralysies oculaires associées* (déviation conjuguée — paralysie des mouvements associés de latéralité) n'appartiennent pas en propre à la symptomatologie du cervelet.

D. ***Symptômes négatifs.*** — Il est important de noter dans les lésions purement cérébelleuses l'absence des troubles de la sensibilité et l'absence de modification des réflexes tendineux et cutanés.

ÉVOLUTION DES BLESSURES DU CERVELET

D'ordinaire, les symptômes occasionnés par une blessure du cervelet rétrocèdent régulièrement.

Le phénomène de la déviation spontanée de l'index ne s'observe que pendant très peu de temps après la blessure.

Les signes d'asynergie et l'hypermétrie sont plus durables; ils finissent par n'exister qu'à l'occasion de certains mouvements et le blessé arrive, en s'observant, à les faire disparaître complètement. Il en est de même des troubles de la marche et de l'équilibre, qui ne s'observent plus qu'à l'occasion d'un mouvement brusque, d'un demi-tour trop rapide.

Le *pronostic* des blessures du cervelet que l'on observe à l'intérieur est donc favorable, et l'amélioration nous a paru dans tous les cas survenir lentement mais sûrement.

DIAGNOSTIC DIFFÉRENTIEL

En présence d'une blessure directe de la région cérébelleuse, les troubles constatés seront en général facilement ramenés à leur cause. Rappelons seulement que l'on peut observer, à la suite de blessure du vertex, une *paraplégie spasmodique d'origine corticale avec troubles de la coordination.* Ces troubles de la coordination sont dus dans la plupart des cas à l'existence d'altérations graves de la sensibilité profonde — il s'agit de phénomènes d'ordre ataxique.

Dans des cas beaucoup moins nombreux où l'on ne note pas de modifications de la sensibilité, il *s'agit de phénomènes asynergiques*, que l'on reconnaît comme nous l'avons indiqué précédemment; il est vraisemblable qu'il s'agit dans ces cas de lésion cérébelleuse à distance par contre-coup.

Mais il est un organe essentiel assez fréquemment lésé dans les blessures du crâne et particulièrement dans les blessures de la région postérieure du crâne, c'est le labyrinthe. Aussi croyons-nous utile d'étudier ici à cause de la similitude des symptômes et de la difficulté particulière du diagnostic différentiel *le syndrôme labyrinthique consécutif aux blessures du crâne.*

SYNDROME LABYRINTHIQUE CONSÉCUTIF AUX BLESSURES DU CRÂNE

La lésion labyrinthique peut exister seule ou coexister avec une lésion du cervelet. L'atteinte du labyrinthe se traduit par un ensemble symptomatique qui rappelle par bien des points ce que l'on observe dans les lésions cérébelleuses : c'est-à-dire les troubles de l'équilibre statique et cinétique.

La blessure. — Les lésions du labyrinthe vestibulaire peuvent être consécutives à une blessure portant en un point quelconque du crâne, soit qu'il y ait eu une commotion labyrinthique à distance, soit plus vraisemblablement par trait de fracture, souvent très minime, propagé de la blessure au niveau de la voûte jusqu'à la base du crâne. Les blessures *directes* par contre, au voisinage du conduit auditif et surtout au niveau de la mastoïde, s'accompagnent de lésions qui portent à la fois sur le labyrinthe cochléaire et vestibulaire : les blessés sont des sourds labyrinthiques.

Nous ne nous occuperons ici que des lésions du labyrinthe vestibulaire et nous laisserons de côté les lésions du labyrinthe cochléaire qui entraînent une surdité plus ou moins marquée. L'étude de ces troubles auditifs relève de l'auriste : il est d'ailleurs à remarquer que les lésions des deux labyrinthes sont assez souvent dissociées.

Symptômes des lésions de l'appareil vestibulaire.

Symptômes fonctionnels. — Ce sont d'abord des *vertiges* qui présentent les degrés les plus variés : simple état d'obnubilation provoqué ou augmenté par les mouvements, le fait de se baisser, de tourner brusquement, de regarder en l'air — jusqu'aux grandes crises vertigineuses dans lesquelles le sujet voit tout tourner autour de lui, soit vers le côté de l'oreille lésée soit du côté opposé, et quelquefois s'effrondre sans cependant jamais perdre connaissance.

Ces symptômes vertigineux à peu près constants s'améliorent d'ailleurs spontanément et ne persistent pas plus d'une année.

Symptômes objectifs. — A la sensation subjective de vertige, s'associent, dans la plupart des cas, des *troubles objectifs de la statique* et de *la locomotion* qu'il est important de préciser pour les distinguer des troubles cérébelleux analogues.

Tantôt c'est un léger *balancement* du corps, debout au repos et dans la marche, une légère *latéropulsion* du côté de l'oreille lésée, un élargissement de la base de sustentation; souvent le labyrinthique unilatéral présente une *marche en échelon* s'il se dirige vers un but, au bout de quelques pas, il fait un écart qui se répète et dans le même sens au fur et à mesure qu'il avance.

L'occlusion des yeux augmente manifestement le trouble de l'équilibre statique, la latéropulsion, ce qui ne se produit généralement pas chez un cérébelleux. Si l'on répète l'épreuve de la marche vers un but déterminé, le blessé ayant les yeux bandés (Babinski), il perd rapidement la direction; l'angle de déviation permet d'apprécier dans une certaine mesure le degré de désorientation.

Mais en dehors de ces symptômes constatables par les moyens ordinaires de la clinique, on peut étudier d'une façon beaucoup plus précise l'état du labyrinthe vestibulaire par toute une série d'épreuves qui constituent la *technique de l'examen de l'appareil vestibulaire* que tout neurologiste doit savoir pratiquer et interpréter.

Épreuves vestibulaires. — *a*) **Étude du nystagmus spontané.** — Le *nystagmus vestibulaire* se compose de *deux mouvements, un lent et un brusque*, du globe oculaire; la direction du mouvement brusque désigne le sens du nystagmus, gauche par exemple si la secousse brusque se fait vers la gauche. Ce nystagmus se produit en position directe des yeux; si le regard est dirigé du côté du mouvement rapide du nystagmus, celui-ci augmente; il disparaît au contraire à peu près complètement si le regard est dirigé du côté opposé.

Pour rechercher le nystagmus il faut faire fixer un objet

situé au moins à un mètre du blessé, la fixation d'un objet trop rapproché diminue le nystagmus.

Une *lésion irritative du labyrinthe* provoque un *nystagmus dirigé du côté malade*, une *lésion destructive* du labyrinthe provoque un *nystagmus du côté opposé*.

Ce nystagmus spontané n'est pas un signe durable; il disparaît d'ordinaire dans les quelques semaines qui suivent la lésion labyrinthique.

Quoi qu'il en soit, il est essentiel avant de passer aux épreuves que nous allons étudier de noter la présence ou l'absence de nystagmus. Il est à remarquer que l'on peut provoquer dans quelques cas un *nystagmus de très courte durée* par des *mouvements brusques de la tête* : rotation à droite, à gauche, renversement de la tête en arrière, etc.

b) **Épreuve rotatoire.** — La technique de cette épreuve, d'une valeur seulement relative, a été étudiée précédemment au chapitre I. Nous avons vu les résultats à l'état normal. S'il existe une destruction ou une diminution fonctionnelle d'un des deux labyrinthes, on constate une diminution de durée des deux nystagmus et cette diminution est beaucoup plus marquée lorsqu'on interroge le côté malade; de même, le trouble de l'équilibre est beaucoup moins accentué du côté malade que du côté sain.

c) **Épreuve calorique de Barany.** — La technique de cette épreuve a été précédemment étudiée, nous n'y reviendrons pas.

Lorsqu'il y a *destruction de l'appareil vestibulaire*, l'épreuve calorique, si prolongée qu'elle soit, ne provoque *aucune réaction d'aucune sorte*. La *destruction partielle* de l'appareil labyrinthique donne des *réactions plus ou moins diminuées*. L'exagération des réactions se voit souvent dans les syndromes d'hypertension intra-cranienne, elle est souvent d'une interprétation difficile. Bien entendu on ne parle d'exagération ou de diminution des réactions que par comparaison avec les réactions de l'oreille saine dans les mêmes conditions d'expérimentation.

Les *phénomènes réactionnels du côté des membres*, que nous avons étudiés à propos de la séméiologie cérébelleuse (déviation de l'index), ne peuvent s'observer que si le labyrinthe est resté excitable; c'est un fait qu'il ne faut pas oublier. L'absence de la déviation, de chute du corps et de nystagmus indique une des-

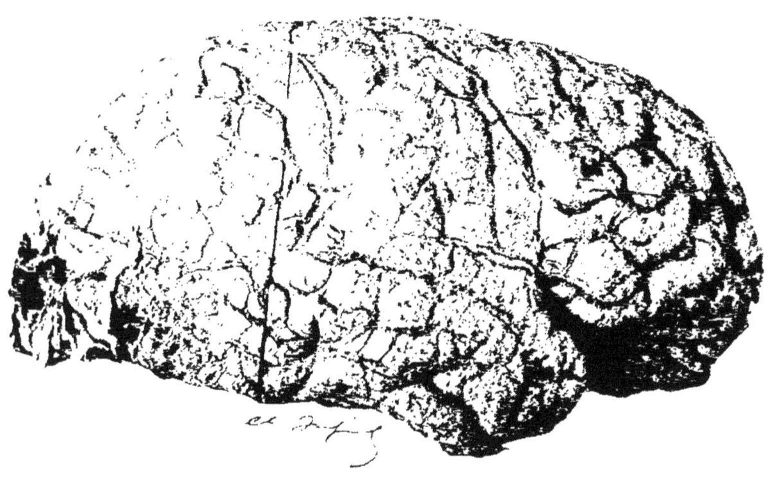

Foyer d'encéphalite de la pointe du lobe occipital droit à la suite d'une blessure par balle. Hémianopsie latérale homonyme gauche complète

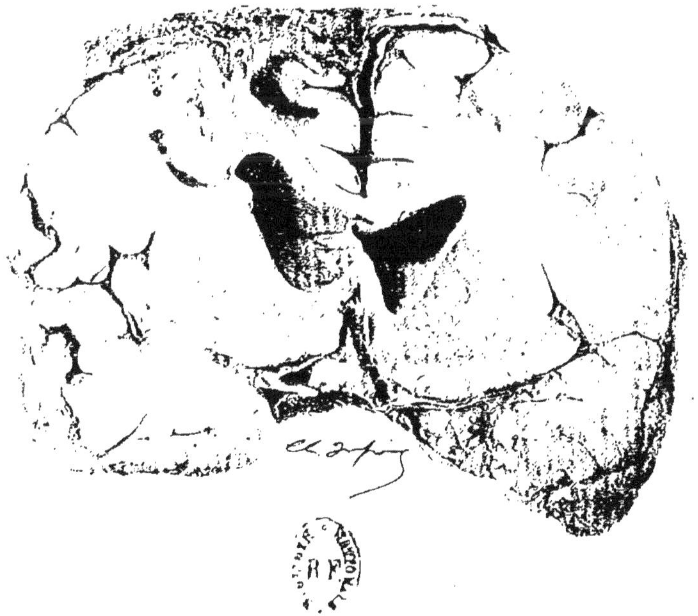

Foyer d'encéphalite du lobe pariétal droit s'étendant jusqu'au ventricule, ayant simulé un abcès du cerveau.

[Collection Horizon]

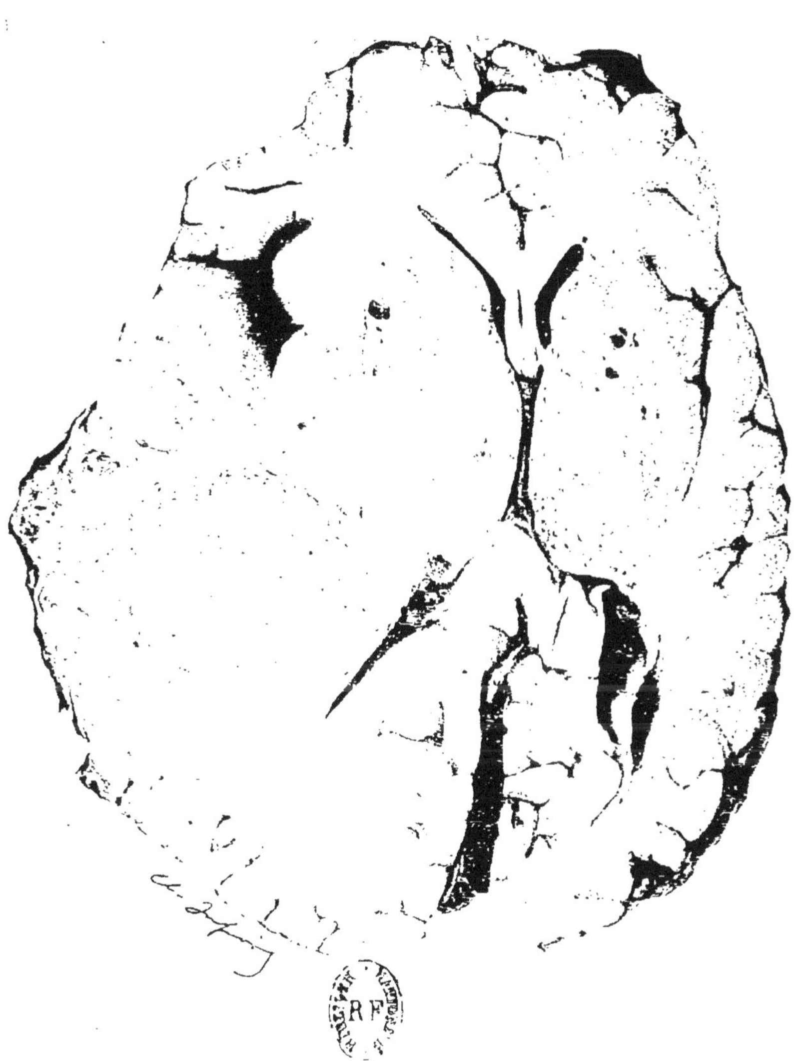

Deux abcès du lobe temporal gauche, consécutifs à une blessure sus-mastoïdienne : œdème considérable de tout l'hémisphère. Syndrome d'hypertension intracranienne, tel qu'on l'observe dans les tumeurs cérébrales.

[Collection Horizon]

truction du labyrinthe et ne permet pas d'explorer la fonction cérébelleuse.

d) **Épreuve du vertige voltaïque de Babinski.** — La technique de cette épreuve nous est connue. Si la *lésion vestibulaire est bilatérale la résistance au courant voltaïque est exagérée* (15 à 20 M. a. au lieu de 1 à 2): l'inclinaison et la rotation de la tête sont remplacées le plus souvent par un mouvement en arrière. Si la *lésion est unilatérale*, ou prédomine d'un côté, on observe l'*inclinaison unilatérale de la tête, quel que soit le sens du courant, du côté de l'oreille malade* : plus rarement la tète s'incline du côté du pôle positif, si ce pôle est du côté malade et si l'on invertit les pôles, la tête se porte en arrière. D'autres modalités moins fréquentes ont été observées. La rotation de la tête dans l'épreuve voltaïque subit également des modifications si le labyrinthe est lésé.

Les modifications du vertige voltaïque révèlent souvent des perturbations très légères de l'appareil labyrinthique, avant que les autres épreuves précédemment citées indiquent une modification pathologique.

Enfin l'on observe également au cours de l'épreuve voltaïque les mouvements réactionnels des membres (épreuve de l'index), décrits à propos de l'épreuve calorique, et la déviation latérale du corps pendant la marche.

Il serait trop long d'énumérer ici toutes les modifications pathologiques que l'on peut observer au cours de l'épreuve du vertige voltaïque, modifications qui ont été étudiées en détail par Babinski et ses élèves.

Par cet ensemble de recherches, on peut préciser l'état du labyrinthe vestibulaire, vérifier s'il est lésé, même en l'absence de troubles de l'audition et distinguer ce qui appartient au cervelet et au labyrinthe dans les troubles que peuvent présenter les blessés.

C'est en somme le seul diagnostic différentiel important qu'il y ait à faire en présence d'un blessé du crâne présentant des troubles de la coordination et de l'équilibre.

CHAPITRE X

LES LÉSIONS ORGANIQUES DU CERVEAU PAR CONTUSION ET COMMOTION SANS FRACTURE DU CRANE

Généralités.

Lorsqu'un projectile atteint le crâne, il se produit à la fois une *commotion* de l'encéphale, c'est-à-dire un ébranlement plus ou moins violent de toute la masse cérébrale et une *contusion*, c'est-à-dire une attrition, du tissu nerveux au point frappé.

L'importance relative de la contusion et de la commotion varie selon la force vive du projectile et la résistance des plans osseux.

En outre, si la force vive est grande ou la résistance du crâne minime, il y a fracture, pénétration du projectile ou d'esquilles osseuses et *plaie du cerveau.*

Dans les conditions actuelles de la guerre, cette dernière éventualité est la plus fréquente et ce sont les symptômes de ces « plaies du cerveau » qui ont été étudiés dans les chapitres précédents.

Cependant, il n'est pas exceptionnel d'observer des blessés chez lesquels, à la suite d'un traumatisme cranien, sont apparus des symptômes persistants de lésions en foyer du cerveau, sans que l'examen local de la boîte cranienne et la radiographie révèlent de fracture ou de perte de substance osseuse. *Ces accidents relèvent de contusion cérébrale.*

Bien plus, un certain nombre de blessés n'ont subi aucun traumatisme direct, mais ils se sont trouvés dans la zone d'explosion d'un projectile de gros calibre, ils n'ont été atteint par aucun éclat, et ils présentent cependant des signes indiscutables persistants d'une lésion organique parfois grave des centres nerveux. *Ces accidents relèvent de commotion cérébrale.*

Nous prenons, à dessein, des cas simples, schématiques pour ainsi dire; en fait ces formes pures sont assez rares et le plus souvent il y a simultanément contusion et commotion en proportions variables.

CONTUSION CÉRÉBRALE

Symptômes.

Les symptômes de la contusion cérébrale sont ceux de toute lésion superficielle, en foyer, du cerveau; ils ne diffèrent pas essentiellement de ceux des blessures directes, des plaies du cerveau.

Après une période de shock, de commotion cérébrale, qui suit immédiatement le traumatisme, et persiste quelques heures pour disparaître complètement, on constate toute une série de signes de localisation, variables suivant le siège de la contusion, signes de lésion organique ayant entraîné une hémiplégie, une monoplégie, de l'aphasie, de l'hémianopsie, etc.

Nous ne revenons pas sur ces différents syndromes qui ont été étudiés avec les blessures des différentes régions du cerveau.

Mais il est une forme particulière de contusion cérébrale sur laquelle nous désirons attirer l'attention, c'est la contusion par contre-coup.

Contusion par contre-coup. — Il s'agissait dans tous les cas que nous avons observés, de blessure du crâne avec fracture et perte de substance osseuse plus ou moins étendue dans la région atteinte par le projectile. Chez nos blessés, la blessure directe elle-même n'avait pas donné lieu à des symptômes de lésion organique cérébrale. Par contre il existait des signes incontestables d'une lésion à distance, souvent dans une région souvent éloignée, opposée à la blessure.

Voici l'énumération des variétés cliniques que nous avons observées :

a) Blessures de la région temporo-pariétale avec hémiparésie ou monoparésie homolatérale.

Chez ces blessés il existait une hémiplégie ou une monoplégie légère, avec troubles de la sensibilité assez accusés, modification des réflexes tendineux, crises d'épilepsie jacksonienne partielle; tous ces symptômes siégeaient du même côté que la blessure cranienne, et par conséquent étaient en relation avec une lésion de l'hémisphère du côté opposé.

b) Blessures du vertex avec paraplégie corticale spasmodique et troubles de la coordination de nature cérébelleuse.

Nous avons décrit cette variété au chapitre IV: Blessures de la région rolandique. Il est vraisemblable que dans ces cas, il y a contusion cérébelleuse à distance.

c) Blessures de la région frontale avec lésions du fond de l'œil.

Ces complications des blessures frontales ont été étudiées au chapitre des blessures du lobe frontal. En dehors des lésions du nerf optique par trait de fracture irradiée de la voûte à la base, il existe d'importantes lésions rétiniennes : déchirures étoilées, irrégulières, choroïdiennes et maculaires, qui sont dues à une lésion du globe oculaire par contre-coup.

d) Blessures de la région occipitale avec symptômes radiculaires.

Dans quelques cas de blessures de la région occipitale, on peut observer des symptômes d'irritation des racines de la moelle cervicale, se traduisant par de la difficulté des mouvements des membres supérieurs, surtout marquée le matin au réveil, une sensation de pesanteur dans les membres, de fourmillement ou d'engourdissement, que le blessé augmente à volonté ou provoque en fléchissant fortement la tête sur la poitrine. Il existe, dans la plupart des cas, de la sensibilité à la pression des racines du plexus brachial, de l'exaltation des réflexes tendineux, des troubles paresthésiques; l'examen électrique donne des résultats normaux.

Ces symptômes peuvent s'expliquer par la contusion à distance des racines médullaires supérieures, au moment du traumatisme occipital.

Il est important de connaître l'existence de ces symptômes de lésion à distance par contre-coup dans les blessures du crâne et de ne pas considérer les troubles présentés par les blessés, comme de nature purement fonctionnelle. Signalons encore que, dans les blessures de la région temporo-pariétale droite, on peut parfois constater l'existence de symptômes d'aphasie qui, selon toute vraisemblance, relèvent d'une lésion par contre-coup des circonvolutions de l'hémisphère gauche.

Nous n'insistons pas sur la *pathogénie de la contusion par contre-coup*; elle peut s'expliquer par la théorie de Duret : formation d'un cône de dépression du liquide céphalorachidien au niveau de la région directement traumatisée par le projectile et d'un cône de soulèvement compensateur dans la région opposée.

COMMOTION CÉRÉBRALE

Symptômes.

Nous prendrons comme type de description la commotion cérébrale consécutive à l'éclatement d'un gros projectile au voisinage du blessé, circonstance très fréquemment réalisée dans la guerre actuelle et dont on ne soupçonnait pas jusqu'alors la gravité.

Il s'agit donc dans ces cas de traumatisme indirect très violent, sans contusion ni plaie cérébrale, en somme de commotion pure.

Symptômes immédiats. — Nous les rappelons très succinctement : perte de connaissance immédiate, non constante — résolution musculaire complète — relâchement des sphincters — ralentissement du pouls et de la respiration — baisse de la tension artérielle — mydriase ou myosis oculaires — hémorragies nasales. La recherche des signes habituels de lésion organique a montré à un certain nombre d'observateurs, *pendant cette période, l'exaltation ou l'inégalité des réflexes tendineux, l'abolition ou la diminution des réflexes cutanés et l'existence du réflexe cutané plantaire en extension bilatérale.*

D'ordinaire tous ces symptômes, en apparence graves, rétrocèdent rapidement, en quelques heures et ne laissent pas de traces organiques. Mais, dans quelques cas, les lésions organiques nerveuses se confirment, se localisent et, lorsque le blessé est examiné quelques semaines ou quelques mois après le traumatisme, on constate l'existence de syndromes variés sur lesquels plusieurs neurologistes ont attiré l'attention

Séquelles organiques cérébrales de la commotion. — Nous ne saurions les énumérer toutes[1], nous ne citerons que

1. Consulter : André Léri. Les commotions des centres nerveux par éclatement d'obus. *Revue générale de Pathologie de guerre*. n° 2, p. 169. 1916, Vigot.

les séquelles incontestablement organiques : hémiplégie spasmodique droite ou gauche (Guillain, A. Léri) — hémiplégie avec hémianesthésie par lésion probable de la couche optique (A. Léri) — crises comitiales jacksoniennes (Guillain, A. Léri) — syndrome cérébelleux (Guillain, Rist) — hématobulbie (A. Léri) — lésions de l'oreille interne souvent unilatérales avec surdité labyrinthique de pronostic toujours réservé, — lésions du globe oculaire et particulièrement de la rétine. Nous avons nous-mêmes observés des cas tout à fait analogues.

Chez tous ces blessés il existait des lésions de nature diverse, mais incontestablement organiques d'après les symptômes observés.

DIAGNOSTIC

Il importe d'abord de ne pas méconnaître l'existence d'une plaie directe du cerveau — soit que la perte de substance existe très petite et que le projectile de faibles dimensions ait pénétré très loin de son orifice d'entrée — soit que le traumatisme ait entraîné une fracture de la base du crâne. La radiographie devra donc toujours être faite et soigneusement étudiée.

Par contre, ce que l'on observe très souvent à la suite d'éclatement d'obus, ce sont des *accidents nerveux purement fonctionnels*, de nature *émotionnelle*, ou *pithiatique* ou simplement *simulés*.

Il s'agit de crises névropathiques, de paraplégie, de tremblements, de surdité bilatérale, de surdimutité, d'aphonie.

Tous ces phénomènes nerveux sont d'ailleurs beaucoup plus fréquents que les accidents véritablement organiques.

Nous ne saurions entrer dans les détails du diagnostic différentiel de chacun de ces cas; disons seulement qu'un examen neurologique méthodique, et qu'une observation répétée du blessé permettra presque toujours de distinguer les vrais commotionnés avec lésions organiques des faux commotionnés.

La *ponction lombaire* révèle en outre chez les commotionnés organiques, soit de l'hypertension du liquide, soit de l'hyperalbuminose manifeste.

La meilleure preuve de la nature fonctionnelle des troubles présentés sera leur rapide amélioration et leur guérison par un traitement approprié.

PATHOGÉNIE

Nous ne parlerons que des *lésions macroscopiques* étudiées au cours de la guerre actuelle, bien que de nombreuses recherches aient été faites avant la guerre sur les lésions microscopiques observées dans la commotion expérimentale.

On a constaté d'une part l'existence d'*hémorragies disséminées*, dans les méninges, dans l'écorce cérébrale et même dans la profondeur du cerveau. Beaucoup plus rarement on s'est trouvé en présence de *foyers disséminés de ramollissement sans hémorragie*.

Dans les cas de commotion pure que nous avons pris comme type de description (commotion dans la zone d'explosion d'un gros projectile), certains auteurs ont pensé que les gaz violemment refoulés par l'explosion (vent de l'explosif) agissaient comme un projectile solide sur le crâne et le cerveau. D'autres ont rapproché ces accidents organiques consécutifs à la commotion, des accidents dus à la *décompression* trop rapide dans « la maladie des caissons » (mise en liberté des gaz du sang, embolies gazeuses avec rupture des capillaires et hémorragies). La décompression atmosphérique qui se produit après l'explosion d'un gros projectile agirait de la même façon sur les centres nerveux.

Il est vraisemblable que ces deux théories contiennent une part de vérité et que la pathogénie des lésions nerveuses dues à la commotion n'est pas univoque.

Rappelons pour terminer que les observations de commotion médullaire avec lésions organiques sont beaucoup plus nombreuses que celles de commotion avec altérations cérébrales.

COMPLICATIONS DES BLESSURES DU CERVEAU

CHAPITRE I

MÉNINGITE

Nous ne nous occuperons pas ici de la méningite précoce que l'on observe dans les premiers jours qui suivent la blessure.

Nous étudierons seulement la méningite tardive; elle peut se présenter sous divers aspects.

SYMPTOMES

Un blessé garde au niveau de la cicatrice cutanée une suppuration légère persistante; la radiographie montre la présence d'esquilles au voisinage immédiat de la blessure et à quelque distance dans la profondeur. Cette plaie continue à suppurer pendant des semaines, puis d'une façon insidieuse l'infection s'étend aux méninges.

Formes cliniques.

Méningite enkystée.

Dans un certain nombre de cas, il ne s'agit pas d'emblée d'une méningite généralisée; la blessure datant de plusieurs mois, il s'est fait une symphyse entre la dure-mère, la pie-mère, les plans cutanés superficiels; le foyer est limité, il se forme une méningite enkystée de la convexité; tous les degrés peuvent être observés, depuis la méningite séreuse enkystée jusqu'à la méningite suppurée, constituant un véritable abcès dural.

On constate des symptômes locaux d'irritation et des signes de compression, qui se traduisent par un syndrome d'hypertension intra-cranienne, modérée; dans cette variété l'intervention bien conduite peut donner les meilleurs résultats.

Méningite généralisée de la convexité et de la base.

Elle peut succéder à la forme précédente, mais plus généralement elle se voit d'une façon indépendante et peut survenir plusieurs mois après la blessure. La porte d'entrée de l'infection peut être au niveau de la blessure presque entièrement cicatrisée.

Mais il semble que dans ces variétés de méningite généralisée, il faut plutôt rechercher la porte d'entrée de l'infection du côté d'un trait de fracture irradié à la base ayant intéressé l'oreille moyenne ou les sinus frontaux; c'est la méningite classique consécutive aux fractures de la base du crâne.

Nous ne rappellerons pas le tableau clinique de la méningite aiguë généralisée, qui ne présente rien de spécial dans les blessures du cerveau. Soulignons seulement l'importance, pour le diagnostic, de la ponction lombaire, qui est aussi le seul moyen de soulager quelque peu le blessé sans qu'on puisse ici parler de guérison.

Méningite ventriculaire.

Cette forme assez spéciale n'est pas très rare dans les blessures du cerveau; on pourrait presque dire que c'est *une forme particulière* aux blessures du cerveau. Elle est l'aboutissant ou la complication presque fatale des abcès du cerveau non opérés, mais elle peut s'observer en apparence d'une façon primitive.

Elle *débute* par une céphalée extrêmement violente accompagnée de vomissements. Les phénomènes d'excitation observés dans la méningite de la convexité sont ici peu marqués, le blessé est au contraire très vite plongé dans la torpeur et bientôt dans le coma.

Les modifications du rythme respiratoire et cardiaque sont souvent très caractérisées. Les troubles visuels : diminution de l'acuité visuelle, névrite optique ou stase sont fréquents.

Il n'est pas exceptionnel de constater une glycosurie assez intense.

La température s'élève rapidement presque sans rémission matinale, et la mort survient en un temps très court.

Dans les cas que nous avons observés, il s'agissait d'abcès de très petites dimensions situé au voisinage de la paroi du ventricule et n'ayant pas donné de symptomatologie appréciable. Par contiguïté ou par rupture, l'infection avait gagné le ventricule et il existait une épaisse couche purulente tapissant l'épendyme ventriculaire et tout particulièrement l'épendyme du 4e ventricule.

Cette forme de méningite est importante à connaître à cause de l'extrême gravité du pronostic et de l'évolution très rapide.

Nous n'avons rien de particulier à dire sur le **traitement** de la méningite tardive. Dans la forme enkystée, l'intervention est indiquée et peut être utile. Dans la forme de méningite compliquant un abcès du cerveau diagnostiqué, localisé, l'intervention sur l'abcès doit être pratiquée, même si la ponction lombaire montre un liquide louche. Dans la méningite ventriculaire, nous croyons que tout traitement est impuissant, mais la ponction lombaire faite avec prudence permet de soulager le malade.

CHAPITRE II

ABCÈS DU CERVEAU

CAUSES ET CONDITIONS D'APPARITION DES ABCÈS DU CERVEAU

Il est classique de dire que toute blessure du crâne ou même seulement des parties molles peut être le point de départ d'un abcès du cerveau. En fait, ce sont surtout les plaies du crâne plus ou moins pénétrantes, plus ou moins anfractueuses suppurant longtemps qui sont la cause plus fréquente des abcès.

Ce sont en particulier, les fractures irrégulières et de petites dimensions, beaucoup plus que les larges pertes de substance, qui se compliquent d'abcès cérébral. Ces fractures s'accompagnent de formation de petites esquilles, qui pénètrent à une plus ou moins grande profondeur dans la substance cérébrale. D'ailleurs ce ne sont pas tant les esquilles ni même le projectile que l'on doit incriminer dans la formation de l'abcès, mais bien plutôt les débris de vêtement, les cheveux, etc., entraînés par les esquilles et le projectile.

La plaie se cicatrise souvent très rapidement. On méconnaît l'importance de la lésion cérébrale et l'on croit à la guérison chirurgicale.

L'abcès se développe soit *très superficiellement* au contact de la perte de substance osseuse ou *profondément* dans la substance blanche de l'hémisphère. Dans le premier cas, il s'agit le plus souvent, mais non toujours, d'*abcès précoce*, — dans le second cas l'abcès se développe d'ordinaire *tardivement* après la blessure.

SYMPTOMATOLOGIE DES ABCÈS DU CERVEAU

I. — *Abcès précoce superficiel.*

Nous n'insisterons pas longuement sur cette variété qui s'observe d'ordinaire dans les quelques semaines qui suivent la blessure. Il s'agit, presque toujours, d'abcès superficiel d'évolution rapide siégeant au voisinage immédiat de la blessure.

Symptômes.

Les symptômes qui appartiennent en propre à l'abcès sont presque toujours noyés dans l'ensemble des manifestations cliniques qui relèvent du traumatisme cranien et cérébral, traumatisme souvent compliqué de méningite diffuse évoluant en même temps que l'abcès. Ceci est surtout vrai pour l'abcès qui se développe dans les quinze premiers jours qui suivent la blessure.

D'ordinaire l'abcès, même précoce, ne se développe guère qu'après la deuxième ou la troisième semaine, et si les symptômes dus en propre à la blessure ont rétrocédé, le début de la suppuration se manifeste par un ensemble de symptômes méningés : céphalée, — fièvres, — vomissement, — vertiges, — délire ou prostration qui rappellent absolument le début d'une méningite diffuse, mais qui s'en distinguent cependant par quelques particularités : absence de raideur ou de signe de Kernig — absence d'hyperesthésie cutanée — température relativement peu élevée, — pouls ralenti.

Mais d'ordinaire apparaissent rapidement des *signes de la localisation* qui passent au premier plan, surtout si l'abcès se forme au niveau de la région rolandique. Cette accentuation des symptômes de localisation se fait avec une certaine lenteur et souvent avec des périodes de rémission.

Évolution.

Si on n'intervient pas, les signes généraux s'accentuent, ainsi que les symptômes d'hypertension intra-cranienne et de méningite diffuse qui annoncent une évolution rapidement fatale.

Cette alternance des symptômes méningés et des symptômes locaux, l'évolution relativement lente permettront quelquefois de faire le diagnostic exact, de ne pas croire simplement à une méningite généralisée et d'intervenir à temps en ouvrant et drainant l'abcès.

Beaucoup plus important à connaître pour le neurologiste est l'abcès tardif.

II. — *Abcès tardif profond*.

Symptômes.

La blessure est depuis longtemps cicatrisée, depuis des semaines et des mois ; les symptômes locaux dus à la lésion du cerveau ont complètement disparu ou sont restés stationnaires, lorsque les **symptômes généraux** se manifestent.

C'est d'abord une *modification de la santé générale* : amaigrissement, — perte de l'appétit, — lenteur de la digestion, — constipation, — état saburral des voies digestives, — une pâleur plus ou moins accentuée de la peau et des muqueuses — des transpirations quelquefois accompagnées de frissons ; enfin on peut constater, mais d'une façon très inconstante, de la température. L'élévation de la température, élévation qui n'est jamais considérable (quelques dixièmes de degré) est loin d'être un symptôme constant ; il semble même que, dans la majorité des cas, la *température* a une tendance à être *plus basse* qu'à l'état normal.

En même temps que ces symptômes d'ordre général apparaissent des **symptômes cérébraux qui résultent de l'hypertension intra-cranienne**.

La *céphalée* est à peu près constante, mais d'intensité très variable. Souvent minime et d'allure périodique pendant la période de latence, elle peut acquérir une intensité extrême lorsque l'abcès atteint un certain volume, survenant par véritables attaques et provoquées par toutes les causes qui élèvent la pression vasculaire dans le cerveau : toux, éternuement, acte de se baisser, etc.

C'est une céphalée d'ordinaire généralisée mais avec un maximum d'intensité du côté de l'hémisphère lésé. Les malades la comparent à une sensation d'écrasement ou d'éclatement du crâne.

Elle est toute différente de la céphalée de caractère névralgique que nous avons décrite à propos des blessures du crâne sans symptômes de lésions organiques cérébrales.

Cette céphalée que rien ne calme semble s'atténuer avec l'évolution de la maladie, lorsque le blessé présente cette somnolence, et cette torpeur qui annoncent le coma.

Nous n'insisterons pas sur les *vomissements* — les sensations de *vertige* — le *ralentissement* et quelquefois l'*irrégularité du pouls* qui persiste même avec l'élévation de la température.

Un symptôme très important de l'hypertension intra-cranienne peut se voir, mais d'une façon beaucoup moins constante que dans les tumeurs cérébrales, c'est la *stase papillaire* qui ne s'observe que dans les abcès volumineux d'évolution particulièrement lente et a un stade déjà avancé de leur évolution.

Les *troubles psychiques* sont à peu près constants (les troubles aphasiques mis à part), à un moment de l'évolution de l'affection. Le malade ne peut suivre une conversation, il répond avec lenteur et distraction, il semble sortir d'un rêve; les opérations mentales, s'exécutent avec une lenteur extrême et s'accompagnent d'une sensation de grande fatigue. Bientôt le blessé est dans un état de somnolence permanente; il faut le secouer pour obtenir une réponse très vague aux questions posées et, vers la fin de l'affection, cette somnolence devient un sommeil continu, un véritable coma.

Il est plus rare de voir de l'excitation, de l'incohérence de paroles et des gestes, sauf au début de l'affection. Les crises convulsives sont relativement peu fréquentes, elles peuvent s'observer à la période terminale, en particulier si l'abcès s'ouvre à la convexité du cerveau ou dans les ventricules.

A côté de ces signes généraux il existe des **signes de localisation** très variés suivant le siège de l'abcès et que nous ne rappellerons pas, mais qui manquent parfois pendant toute l'évolution de l'affection.

Ces signes de localisation peuvent se manifester alors que la blessure n'avait donné aucun symptôme de lésion cérébrale, ou que les symptômes en question avaient entièrement disparu : par exemple, chez un blessé atteint d'hémiplégie à la suite d'une blessure de la région rolandique, hémiplégie n'ayant laissé que des séquelles insignifiantes, on voit réapparaître les symptômes d'une hémiplégie ou d'une monoplégie progressive et rapidement croissante; ou bien aux symptômes primitifs stationnaires s'ajoutent des symptômes nouveaux : troubles de la sensibilité, hémianopsie, etc.

Un symptôme très important de la formation d'une collection purulente intra-cérébrale peut se voir dans les abcès du lobe occipital, si l'on a eu soin d'étudier minutieusement le champ visuel. Le blessé qui, avant la formation de l'abcès, présentait un scotome hémianopsique, ou une hémianopsie en quadrant, subit très rapidement une aggravation des symptômes et une hémianopsie complète remplace le scotome.

Formes cliniques. — Nous voudrions attirer l'attention sur deux formes cliniques de l'abcès cérébral que nous avons eu l'occasion d'observer et qui s'opposent en quelque sorte par leur mode d'évolution.

L'abcès peut évoluer comme une tumeur cérébrale, sans modification de la température, uniquement avec des signes d'hypertension intra-cranienne lentement progressive : céphalée tenace, vomissements et surtout stase papillaire très accentuée, s'accompagnant de diminution rapide de l'acuité visuelle jusqu'à la cécité à peu près complète. La planche II reproduit l'aspect du cerveau et de l'abcès dans cette variété.

Dans un autre cas, chez un blessé en apparence guéri depuis plusieurs mois, se développèrent des *symptômes d'hypertension ventriculaire aiguë*, avec hyperthermie, raideur de la nuque, signe de Kernig, diminution rapide de l'acuité visuelle sans stase et mort rapide; il s'agissait d'un abcès de petit volume très profondément situé, juxta-ventriculaire, qui avait occasionné une méningite ventriculaire intense.

Nous citons ces deux cas à titre d'exemples pour montrer combien, dans certains cas, le diagnostic de l'abcès tardif du cerveau est difficile.

Diagnostic différentiel.

Au point de vue pratique, la question est de *savoir s'il faut ou non intervenir*. Aussi est-il essentiel de préciser si l'on est en présence d'une *méningite généralisée*, ou d'un *foyer d'encéphalite* ou d'un *abcès*.

Dans le premier cas, l'intervention est presque toujours inutile; — dans le second cas (encéphalite chronique), elle est fatale. — C'est seulement dans le dernier cas que l'intervention urgente est justifiée.

a. Le **diagnostic différentiel de l'abcès avec la méningite** ne se pose guère que dans l'abcès précoce d'évolution aiguë, de siège superficiel.

Lorsque la blessure remonte à plusieurs mois, il ne s'agit plus de diagnostic différentiel, mais bien plutôt *d'un diagnostic de complication*.

L'abcès se complique-t-il de méningite généralisée? — Dans ce cas l'élévation de la température, l'accélération du pouls, la disparition des symptômes de localisation sous les symptômes d'irritation méningée, la ponction lombaire éclairent le diagnostic.

b. Mais en dehors de la méningite généralisée, le diagnostic différentiel de l'abcès est à faire avec quelques autres lésions cérébrales plus rares :

L'apoplexie traumatique, en particulier **l'hématome de la dure-mère** consécutif à une blessure, se manifeste d'ordinaire dans les heures qui suivent le traumatisme; mais il est une variété d'**apoplexie traumatique**, dite **tardive**, qui peut ne se manifester que plusieurs semaines après la blessure. Le siège de cette apoplexie tardive est assez caractéristique, elle se manifeste par des signes de lésions en foyer de la protubérance et du bulbe et, par conséquent, par de la quadriplégie, de la dysphagie, de la dysarthrie et assez souvent par une hémiplégie homo-latérale. L'évolution est fatale et souvent extrêmement rapide.

c. Une dernière question se pose : peut-on confondre un abcès traumatique du cerveau avec un **ensemble symptomatique purement fonctionnel**, tel que celui que nous avons décrit au début de cet ouvrage chez les blessés du crâne? Nous ne pensons pas que ce soit possible : le seul symptôme commun est la céphalée, mais nous avons suffisamment décrit les caractères de la céphalée, dans les deux cas, et l'existence de tous les symptômes organiques dans l'abcès cérébral pour que le doute soit permis.

CHAPITRE III

ÉPILEPSIE

L'épilepsie par blessure du cerveau.

L'*épilepsie n'est pas une complication habituelle ni même très fréquente des blessures du crâne.* La statistique faite sur les blessés que nous avons examinés nous montre qu'elle se produit dans 8 p. 100 des cas environ.

Elle survient d'ordinaire six à huit mois mais quelquefois beaucoup plus tardivement (18 mois, 2 ans) après la blessure alors que celle-ci est entièrement cicatrisée.

Dans quelques cas, elle s'observe dans les heures qui suivent immédiatement la blessure, ou à l'occasion d'une intervention chirurgicale (trépanation) faite quelques mois après le traumatisme.

Les crises peuvent revêtir le type de la grande crise comitiale classique ou réaliser toutes les variétés du petit mal.

Nous n'avons vu *aucune corrélation entre le siège de la blessure et l'apparition des crises comitiales* : ce ne sont pas seulement les blessures frontales ou rolandiques (ces dernières donnant cependant plus souvent de l'épilepsie jacksonienne, ou de l'épilepsie vraie à début jacksonien) mais aussi les blessures occipitales et même cérébelleuses.

Nous n'avons non plus noté *aucune particularité dans les caractères objectifs de la blessure, pas plus que dans la présence de corps étrangers intra-cérébraux qui explique l'apparition des crises.* Qu'il s'agisse de perte de substance de la table externe seule, de simple embarrure, de plaie profonde ou très large, les crises peuvent survenir avec le même caractère de crise généralisée. Nous ne pouvons donc préciser pour quelle raison certaines blessures du crâne et du cerveau s'accompagnent au bout de quelques mois de crises comitiales; il est bien vraisemblable, qu'il existe une lésion d'encéphalite avec adhérences méningées, mais cette constatation est habituelle dans toutes les blessures du cerveau vérifiées par la nécropsie.

Les *crises surviennent à intervalle variable*, une fois par mois, une fois tous les deux ou trois mois; en général elles sont assez espacées, mais jusqu'ici nous n'avons pas observé assez longtemps les blessés pour pouvoir juger de l'évolution de cette complication et l'on ne peut dire actuellement si les crises ont une tendance spontanée à s'espacer pour enfin disparaître. Il est d'ailleurs à remarquer que le traitement bromuré ne semble pas beaucoup les modifier.

Quant au *traitement chirurgical*, il ne paraît pas davantage donner de résultats définitifs. Dans quelques cas la présence d'esquilles implantées dans la dure-mère pourrait jouer un rôle important dans l'apparition des crises; nous avons vu, après l'intervention, les crises qui étaient assez rapprochées (plusieurs par semaine) s'espacer manifestement, mais non disparaître totalement.

La question se pose très fréquemment pour le médecin militaire de savoir *si les crises présentées par le malade, sont bien comitiales ou au contraire névropathiques*, aussi croyons-nous utile de rappeler succintement les caractères de la grande crise comitiale ainsi que les principaux aspects du petit mal épileptique.

L'ATTAQUE ÉPILEPTIQUE

Prodromes immédiats. L'aura. — L'aura est le premier symptôme de l'attaque, il est extrêmement fréquent. On distingue une *aura sensorielle* : hallucination visuelle, auditive, gustative ou olfactive; une *aura sensitive* : sensation de froid ou de brûlure en un point quelconque du corps, angoisse précordiale, céphalée, chaleur épigastrique, etc.; une *aura motrice* : tremblement d'un membre ou parésie, crampes musculaires; une *aura vasomotrice et sécrétoire;* une *aura psychique.*

Cette aura dure quelques secondes et est aussitôt suivie de la période convulsive.

Stade de convulsions. — Le blessé pousse un cri; il est immédiatement précipité à terre sans conscience et sans gestes de défense. Les téguments sont pâles, décolorés et tout de suite apparaît la *contracture tonique*. Les traits sont figés, la tête renversée en arrière, les yeux grands ouverts, les pupilles dilatées, sans réaction lumineuse, les mâchoires serrées, les bras raidis. les poings fermés, les membres inférieurs allongés, la respiration arrêtée. Cette *période tonique* dure quelques secondes, au plus une demi-minute.

Puis vient le *stade clonique*, à la pâleur des téguments succède une cyanose de plus en plus marquée; des secousses éloignées apparaissent et se généralisent à toute la musculature, secousses rapides, irrégulières; *la langue se déplace entre les dents et est souvent mordue*, la respiration se fait irrégulièrement par à coup; le malade, toujours sans connaissance, *respire bruyamment*, souffle; une *écume* plus ou moins abondante, souvent rosée, sort de la bouche. Le visage de plus en plus violet est tuméfié et les veines du cou dilatées. *Souvent on observe une émission involontaire d'urine* et de matières. Puis au bout d'un temps variable les secousses s'espacent, sont moins violentes, se localisent à certains groupes musculaires, la respiration se régularise, profonde et ample, la cyanose diminue, la peau pâlit et se couvre d'une sueur abondante. Enfin les secousses cessent et le *blessé tombe dans un sommeil profond*, en résolution musculaire complète et ronfle. Toute la *crise évolue en pleine inconscience* du blessé.

Au réveil, le malade est courbaturé, épuisé, il est désorienté, il répond lentement, difficilement, il présente des signes d'épuisement sensoriel ou musculaire allant jusqu'à la parésie de tels ou tels groupes de muscles; on peut noter de l'aréflexie ou de l'exaltation des réflexes tendineux avec ou sans signe de Babinski.

Petit mal.

La forme la plus fréquente est « *l'absence comitiale* ».

Après ou sans une courte aura, le blessé pâlit, le regard devient fixe, la respiration s'arrête, le blessé s'immobilise brusquement, laisse tomber ce qu'il tient à la main, ébauche quelques mouvements, puis au bout de quelques secondes la respiration reprend, les yeux se tournent à droite et à gauche, le blessé continue la conversation au point où il l'avait laissée, reprend ses occupations; il ne se souvient absolument de rien, mais se sent mal à l'aise ou éprouve le besoin de dormir.

A côté de cet aspect habituel du petit mal, on peut voir les formes les plus variées, les plus légères : aura à peine esquissée et à l'état isolé — vertige — sensation d'oppression subite et de courte durée — céphalée à forme de migraine — troubles vasomoteurs variés — obscurcissement passager de la vue, etc.

Il importe de connaître ces aspects très atténués du mal comitial et de les ramener à leur véritable cause.

État de mal comitial.

On peut voir chez des blessés en apparence guéris survenir brusquement un véritable *état de mal comitial* constitué par des crises d'épilepsie totale s'installant en pleine santé apparente ou seulement précédée, pendant vingt-quatre à quarante-huit heures d'une céphalée tenace. Les crises se répètent à intervalles très courts de quelques minutes, le malade est dans le coma, couvert de sueur, l'hyperthermie est considérable ; les réflexes sont exaltés il existe souvent de l'extension bilatérale de l'orteil ; la mort survient en vingt-quatre à quarante-huit heures, malgré le traitement. La ponction lombaire nous a montré dans les trois cas que nous avons pu observer une lymphocytose modérée avec hyperalbuminose.

Il est très important de connaître cette variété de mal comitial survenant chez les blessés du cerveau en apparence guéris ; on porte à tort le diagnostic de méningite généralisée ou d'abcès du cerveau et l'on peut être tenté de pratiquer une intervention chirurgicale.

En fait dans les cas que nous avons pu observer et pour lesquels il y a eu vérification anatomique, il s'agissait d'un foyer d'*encéphalite traumatique, non suppuré*, foyer répondant en surface à toute l'étendue de la perte de substance osseuse et s'étendant en profondeur jusqu'au ventricule : il n'y avait ni méningite ni suppuration collectée et l'intervention eût été parfaitement inutile.

Diagnostic.

La question qui se pose, lorsqu'un blessé dit avoir des crises nerveuses, est de savoir s'il s'agit bien de crises *comitiales vraies* ou de *crises purement névropathiques*.

Il est parfois impossible de résoudre le problème, si l'on ne constate pas par soi-même une crise. On ne peut tirer de l'interrogatoire du blessé que des éléments d'un diagnostic de probabilité.

Rappelons les caractères essentiels de la crise comitiale vraie : aura — inconscience du malade pendant la crise — morsure de la langue — émission involontaire des urines — très courte durée de la crise en elle-même — sommeil qui suit la crise comitiale vraie.

La *crise nerveuse purement névropathique* au contraire est de longue durée, le malade crie, se roule à terre, il parle, il voit les personnes qui l'entourent, leur adresse même la parole, souvent le malade se souvient de la crise et quand la crise est finie, il revient bien plus vite à lui. Le tableau de la crise névropathique est beaucoup plus dramatique que celui de la crise comitiale vraie.

Malgré ces notions, il sera souvent difficile de porter un diagnostic ferme et seule la constatation de la crise par le médecin permettra le diagnostic.

Quant aux *nombreuses variétés du petit mal*, elles seront bien souvent très difficiles à identifier, les blessés du crâne se plaignant bien souvent, comme nous l'avons vu, de *troubles subjectifs* : vertiges, éblouissements, céphalée, qui se retrouvent dans les formes légères du petit mal. Dans ce cas, ce sera l'observation prolongée du blessé qui permettra un diagnostic précis.

ÉPILEPSIE JACKSONIENNE

L'*épilepsie jacksonienne* s'observe souvent mais non toujours dans les blessures de la région rolandique.

Les conditions d'apparition de cette forme d'épilepsie sont les mêmes que celles de l'épilepsie totale. Disons tout de suite qu'on voit d'ailleurs fréquemment chez le même blessé la crise jacksonienne se terminer en crise comitiale totale avec perte de connaissance; ou bien les crises généralisées succéder aux crises jacksoniennes, ou alterner avec elles. Il existe tous les degrés intermédiaires entre la crise jacksonienne pure et la grande épilepsie.

La crise jacksonienne.

La crise consiste essentiellement en *secousses cloniques limitées à certains groupes musculaires déterminés*, secousses involontaires qui apparaissent le plus souvent sans aura, sans cri initial, le blessé gardant la pleine conscience des phénomènes qui vont se succéder.

La localisation des secousses musculaires est plus ou moins limitée, leur durée très variable, leur extension plus ou moins grande : elles peuvent être strictement localisées ou s'étendre progressivement, mais elles débutent chez le même blessé toujours par le même groupe musculaire, *se développent toujours dans un ordre déterminé par la disposition anatomique des centres moteurs corticaux*. Par exemple, si les secousses commencent dans la face elles gagnent ensuite le membre supérieur, puis le membre inférieur du même côté ; si elles commencent au membre supérieur, elles gagnent simultanément la face et le membre inférieur du même côté, etc., mais cette généralisation n'est nullement constante et les secousses peuvent rester strictement localisées aux groupes musculaires où elles ont commencé. Enfin elles peuvent gagner l'autre côté du corps.

Les secousses cloniques vont en augmentant rapidement d'intensité et se terminent par un *stade tonique* de très courte durée, puis les secousses cloniques réapparaissent.

La *durée de l'attaque* est très variable, et les attaques peuvent se répéter à intervalles très courts ; elles sont généralement presque identiques dans leur évolution. Dans la crise jacksonienne pure, le blessé ne perd pas connaissance.

Signalons un fait qu'il est très intéressant de connaître à la fois pour le blessé et le médecin. Les crises sont indépendantes de la volonté et ne peuvent être arrêtées volontairement, mais, si tout au début de la crise, dès que les premières secousses apparaissent, le blessé ou le médecin serre fortement le segment de membre dans lequel apparaissent les premières secousses (avant-bras, orteils), la crise peut être enrayée d'une façon complète.

Séquelles de la crise. — Si la crise a été forte, il est fréquent d'observer consécutivement, pendant quelques minutes ou quelques heures, une *parésie* des muscles qui ont présenté des secousses cloniques avec modification du régime des réflexes, ou une augmentation de phénomènes parétiques, si la crise jacksonienne se produit sur des muscles déjà paralysés.

Épilepsie jacksonienne sensitive. — A côté de la forme pure motrice jacksonienne on peut observer ce que l'on a décrit sous le nom d'*épilepsie jacksonienne sensitive*. Le blessé éprouve à l'extrémité d'un membre une sensation de fourmillement, d'engourdissement qui peut aller jusqu'à l'anesthésie complète; ces troubles sensitifs remontent vers la racine du membre et envahissent le reste du corps du même côté. La crise dure quelques minutes. On peut relever des modifications variées de la sensibilité de cette moitié du corps dans les heures qui suivent la crise.

Diagnostic différentiel.

En présence d'une crise jacksonienne franche, il n'est pas d'hésitation possible. Mais l'on peut observer chez les blessés du cerveau *certains phénomènes d'ordre spasmodique* assez particuliers qui doivent, croyons-nous, être distingués de l'épilepsie jacksonienne.

Il s'agit de *secousses myocloniques* ou *pseudomyocloniques* qui s'observent chez des soldats atteints de blessure de la région rolandique. Ces secousses myocloniques ou d'apparence myocloniques siègent dans les muscles des membres du côté antérieurement paralysé; elles s'exagèrent ou sont provoquées par le blessé, lorsqu'il met le membre malade en tension musculaire (le bras ou la jambe tendus par exemple). Elles persistent pendant toute la durée de l'attitude prise, se produisent irrégulièrement dans tel ou tel groupe musculaire et sont assez fortes pour provoquer de petits déplacements du membre. La percussion des muscles au marteau augmentent ces secousses.

La *pathogénie* de ce phénomène nous paraît très obscure; il n'est pas impossible que ces secousses soient dues à une irritation corticale au niveau de la blessure et qu'elles soient très voisines par conséquent de l'épilepsie jacksonienne. On sait qu'il existe une variété assez rare d'épilepsie, *la myoclonus-épilepsie*, dans laquelle les crises comitiales alternent avec des périodes de secousses myocloniques persistantes et généralisées.

CHAPITRE IV

CORPS ÉTRANGERS DU CERVEAU

Il peut s'agir de débris de képi, de peau, d'*esquilles* ou de *projectile.*

Les premiers passent inaperçus, ils ne peuvent être révélés par

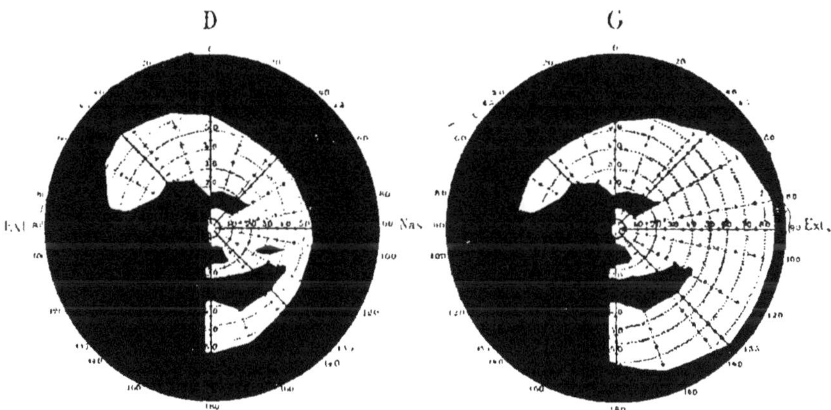

Fig. 37. — Déficit complexe du champ visuel consécutif à la pénétration intracérébrale des esquilles (Cf. radiographie ci-après). Hémianopsie en quadrant inférieur droit avec trois scotomes hémianopsiques congruents dans la moitié gauche de chaque champ visuel. Une intervention opératoire en vue de l'extraction des esquilles serait d'une extrême gravité et ne pourrait qu'augmenter le déficit visuel.

la radiographie ; à notre avis *ce sont les plus importants*, par ce que ce sont eux qui *apportent l'infection.*

Les *esquilles* proviennent de toute l'épaisseur de l'os, lorsqu'il s'agit de blessures percutantes. S'il s'agit de plaies tangentielles, la table externe peut être à peu près intacte, alors que la table interne éclate en menus fragments qui sont projetés souvent très loin dans l'épaisseur du cerveau. Ces esquilles de toutes formes et de toutes dimensions sont souvent méconnues; c'est seulement la radiographie (et il faut que ce soit une très bonne radiographie) qui les révèle.

Quant aux *projectiles*, ils peuvent pénétrer très loin dans la

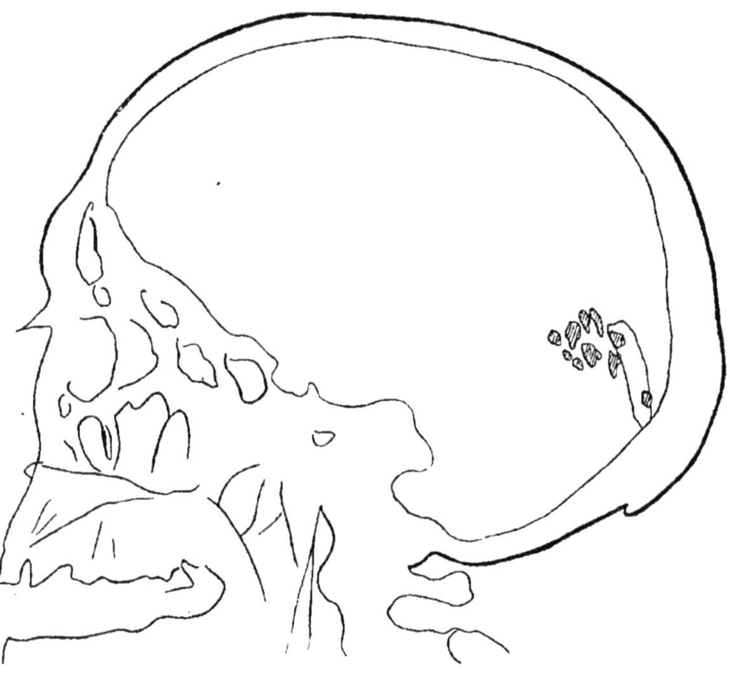

Fig. 38.

profondeur du cerveau quelle que soit la porte d'entrée. On doit systématiquement pratiquer la radiographie de toute plaie pénétrante du crâne. Nous avons déjà dit dans quels cas l'examen clinique pouvait faire supposer l'existence du projectile (modifications du champ visuel). D'ailleurs lorsque l'examen clinique révèle des symptômes que le siège de la blessure ne justifie pas entièrement, il est indispensable de pratiquer la radiographie. Rappelons, qu'on ne peut juger du siège du projectile que par deux radiographies au moins : une de face et une de profil. On s'exposerait à prendre pour un projectile intracérébral, un corps étranger resté dans l'épaisseur de l'os, ou localisé par exemple sous la cavité de l'orbite ou dans les sinus de la face.

Nous n'avons pas ici à insister sur l'*intervention opératoire* en vue de l'extraction du projectile. Disons que dans la plupart des

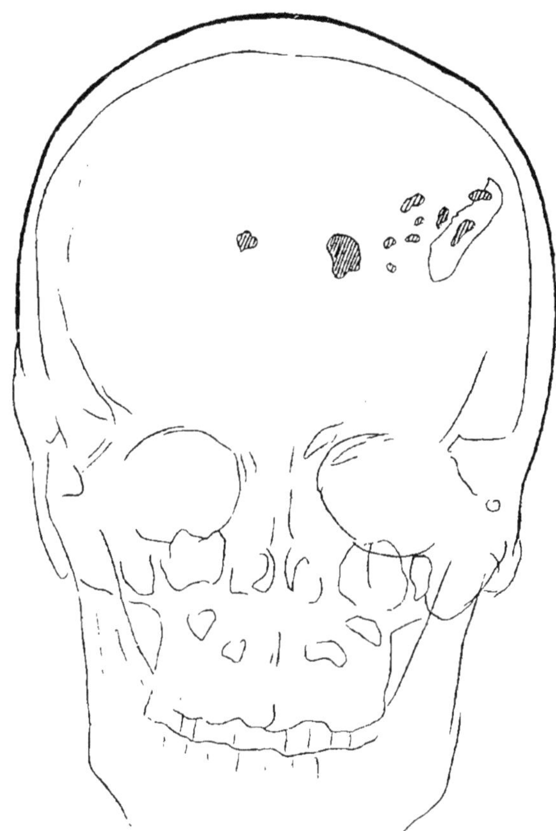

Fig. 39.

Fig. 38 et 39. — Radiographie du crâne (profil et face). Perte de substance cranienne avec nombreuses esquilles (en grisé) dans la profondeur du lobe occipital gauche et presque dans le lobe occipital droit (observation personnelle).

cas, pour ne pas dire dans tous les cas, l'*extraction du projectile ne nous a parue justifiée par aucune raison valable*. Nous suivons depuis plus de deux ans des blessés qui gardent en pleine substance cérébrale une balle de fusil ou un éclat d'obus plus ou moins volumineux, sans éprouver aucun malaise que l'on puisse mettre sur le compte du corps étranger intracérébral et sans qu'aucune complication soit survenue.

Si un abcès se développe autour ou au voisinage du projectile, l'intervention sur l'abcès permet l'extraction; nous dirons même que la présence du projectile, facile à repérer par la radiographie, est favorable pour l'intervention et évite des tâtonnements souvent redoutables pour le blessé

Quand à l'extraction systématique « à froid » du projectile, elle ne nous paraît nullement indiquée; dans bien des cas l'intervention, en sectionnant les faisceaux nerveux augmente les lésions déjà faites et aggrave encore, par conséquent, l'état du blessé.

DEUXIÈME PARTIE

BLESSURES DU CRÂNE

Par T. DE MARTEL.

CHAPITRE PREMIER

LES BLESSURES. LES PREMIERS SOINS

La fréquence des blessures du crâne. — *Précautions à prendre pour en atténuer la gravité. — Le port du casque. — Les cheveux tenus toujours courts. — La préparation très soignée et précoce dès le poste de secours du futur champ opératoire.*

Durant la guerre actuelle, les blessures du crâne sont fréquentes. La tête est souvent la seule partie exposée, chez des hommes qui s'abritent le mieux qu'ils peuvent, mais qui sont obligés par moment de regarder et de voir. Ces blessures, causées par des projectiles souvent animés de vitesses énormes, s'accompagnent parfois de délabrements considérables et sont fréquemment mortelles sur le coup. Parmi les blessés qui survivent, beaucoup sont atteints dans des zones muettes du cerveau, et une fois les phénomènes de choc dissipés, ils ne présentent que peu de troubles apparents. D'autres sont, au contraire, atteints dans des zones cérébrales essentielles au point de vue fonctionnel. Ceux-là restent souvent de véritables infirmes, lorsqu'ils échappent aux différentes complications qui peuvent les emporter.

Puisque les blessures du crâne sont si fréquentes, il faut tout faire pour en diminuer le nombre et la gravité.

Dès le début de la guerre, les hommes avaient imaginé de se protéger la tête contre la grêle des shrapnells, soit avec leur pelle-bêche, soit avec une marmite. Depuis, le casque ayant été adopté, le nombre des blessures du crâne a certainement diminué. Le casque arrête souvent complètement les balles et les shrapnells à la fin de leur course. Il atténue toujours la vitesse des projectiles et diminue leur force de pénétration. Il supprime la présence dans la plaie, de débris de képi, qui sont une grande cause d'infection.

Il faut veiller à ce que les hommes portent les cheveux très courts. De cette manière on évite la souillure de la plaie par des cheveux longs et on facilite beaucoup le rasage et le nettoyage du cuir chevelu.

Cette préparation du champ opératoire doit être très soignée et surtout très précoce. Elle doit avoir lieu dès le poste de secours. Ceci est de la plus réelle utilité. On conçoit parfaitement qu'une blessure siégeant au niveau d'un cuir chevelu extrêmement sale, couvert de cheveux longs et malpropres, si elle n'est pas infectée d'emblée, ne manquera pas de s'infecter secondairement. Proust, qui depuis le début de la guerre a été au front, et a pu en conséquence faire de nombreuses et utiles observations, attache la plus grande importance à cette toilette précoce de la région blessée.

La tête sera d'abord passée à la tondeuse, en partant toujours de la blessure afin d'entraîner loin d'elle les cheveux coupés. On pratiquera ensuite le savonnage et le rasage du cuir chevelu, après quoi on le passera à l'éther, à l'alcool et à la teinture d'iode dédoublée. Enfin un pansement sec sera attentivement appliqué, de façon à éviter toute contamination nouvelle durant le transport du blessé.

Transport du blessé. — *Nécessité de l'hospitaliser en un point où il pourra être opéré et suivi par le même chirurgien pendant de longues semaines.*

Le blessé sera transporté très doucement et avec le moins de secousses possibles en un point où il pourra être opéré et hospitalisé. Comme j'aurai l'occasion de l'exposer tout à l'heure, il n'y a généralement aucune urgence à opérer les blessés du crâne, et les chirurgiens qui estiment qu'il faut opérer un crâne comme on opère un ventre, sont, à mon sens, dans l'erreur. Si le ventre comme le crâne ne contenait que des organes pleins, au lieu de contenir des organes creux et remplis de matières septiques, on pourrait agir de même à son égard.

Il n'y a de chirurgie réellement urgente que celle du tractus digestif et de l'appareil circulatoire. Plaies de l'instestin, plaies du cœur, plaies des vaisseaux importants, voilà ce qui légitimerait la présence des ambulances et des chirurgiens non pas à 15 ou 20 kilomètres du front, mais à 300 mètres de la ligne de feu. Quant aux blessés du cerveau, ils gagneront tous à être évacués d'emblée sur un hôpital où ils pourront s'installer une fois pour toutes et séjourner de longs mois, à condition toutefois qu'on n'entende pas par évacuation un voyage aux stations indéfiniment prolongées, durant lequel le blessé manque de surveillance et de soins. Ceci est surtout vrai pour les blessés du cerveau car il est nécessaire que le chirurgien qui a opéré un blessé du crâne, le suive pendant longtemps. Si cela avait toujours eu lieu, bien des chirurgiens qui proclament que la chirurgie du crâne pour plaies de guerre est relativement bénigne, penseraient exactement le contraire. En suivant leurs blessés, ils auraient vu que nombre d'entre eux meurent tardivement, après avoir été, pendant quelques semaines, guéris en apparence. Il suffit de lire le compte rendu de la réunion médicale de la 4e armée du 18 juin 1915 (*Presse médicale* du 1er juillet) pour être convaincu de ce que j'avance et il ne semble pas que les opérations très précoces pratiquées à l'avant aient donné, dans la circonstance, de bien beaux succès ni mis les blessés à l'abri d'accidents tardifs.

Division des plaies du crâne en un certain nombre de variétés.

Les plaies du crâne par projectiles présentent des aspects très variés. On peut les classer de la façon suivante :

1° *Les plaies tangentielles* dans lesquelles le projectile a effleuré le crâne en laissant dans l'os une simple dépression. Parfois cependant la table interne est brisée en fragments multiples

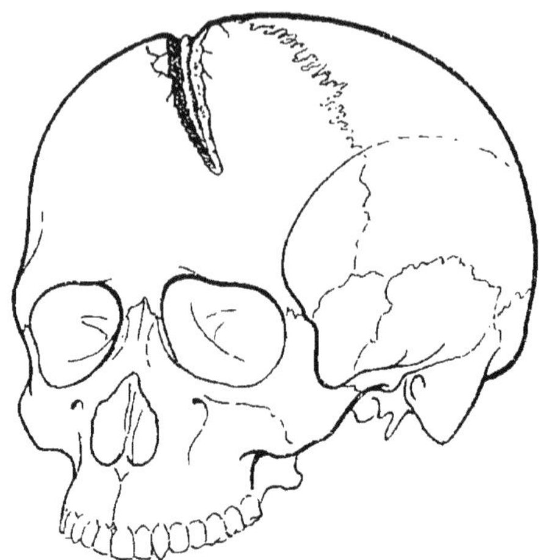

Fig. 1. — Le projectile, une balle généralement, a suivi un trajet tangentiel au crâne et a tracé dans son épaisseur un sillon. La table interne est vraisemblablement brisée. Cette blessure est le type de celles qu'il faut traiter à la pince-gouge. Elles guérissent souvent très bien.

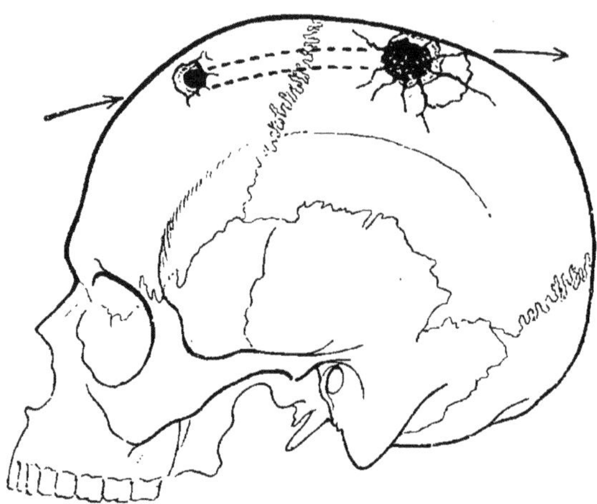

Fig. 2. — Le projectile a pénétré dans le crâne pour en ressortir presque aussitôt en suivant le cercle d'un petit arc. Dans ces plaies le cerveau et la dure-mère sont forcément lésés sur une grande surface, mais les lésions cérébrales sont peu profondes et les fragments d'os détachés ne sont jamais projetés bien loin à l'intérieur du cerveau. Ces plaies bien traitées guérissent souvent.

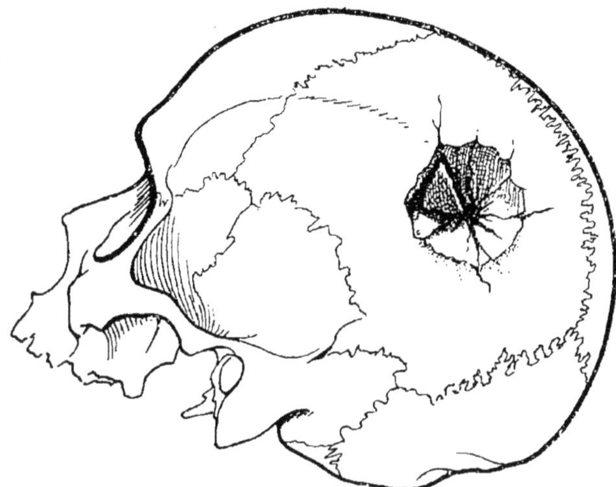

Fig. 3. — Ici, le projectile a frappé le crâne normalement sans le pénétrer. Les deux tables sont brisées, les esquilles de la table interne ont probablement été projetées très loin à l'intérieur du cerveau non loin du ventricule. Ces blessures, qui ne sont pas très délabrantes, sont parmi les plus graves. Cette blessure peut être traitée par un large volet ostéo-cutané temporaire.

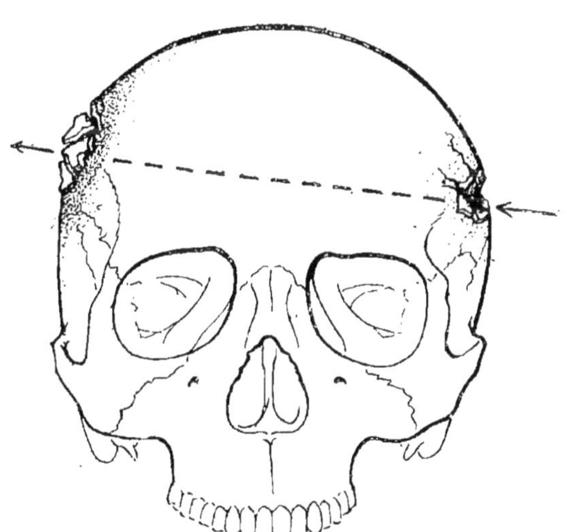

Fig. 4. — Ce crâne a été traversé de part en part. Du côté de l'orifice de sortie il n'y a pas d'esquilles cérébrales, les esquilles ayant été projetées au dehors. L'orifice d'entrée est souvent petit. Ces blessures, lorsqu'elles ne sont pas mortelles d'emblée, guérissent souvent bien.

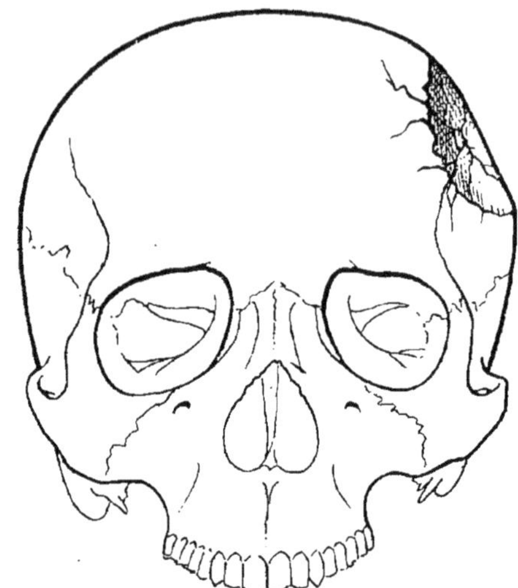

Fig. 5. — Ce crâne a été enfoncé par un culot d'obus arrivant à faible vitesse. Ce cas rappelle les gros traumatismes craniens de la pratique civile. Il n'est pas rare d'avoir à traiter de pareilles fractures, à la suite des éboulements d'abris et des explosions de mines.

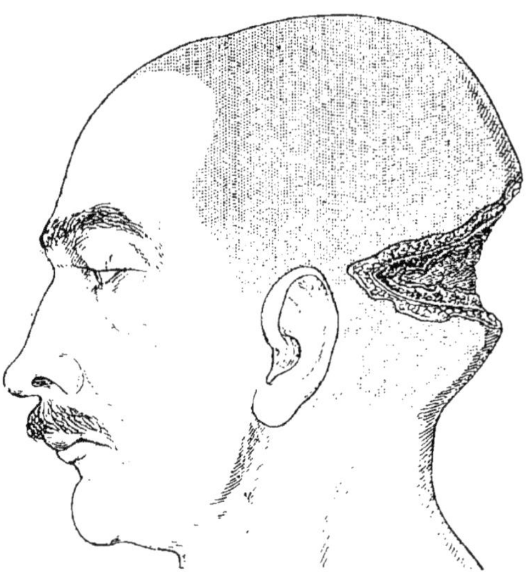

Fig. 6. — Chez ce blessé le crâne et le cerveau avaient été labourés par un éclat d'obus sur une grande longueur et une grande profondeur. Il y avait cécité par lésion des deux lobes occipitaux. Cet homme finit par mourir de méningo-encéphalite.

et la dure-mère est lésée. A côté de ces plaies on peut placer celles où le projectile n'ayant presque plus de vitesse, frappe normalement le crâne, et produit une dépression de la table externe à laquelle peut répondre une fracture de la table interne.

2° Les plaies dans lesquelles *le projectile a pénétré dans le crâne pour en ressortir* presque aussitôt en suivant le cercle d'un petit arc.

Dans ces plaies, le cerveau et la dure-mère sont forcément lésés, sur une assez grande surface, mais les lésions cérébrales sont peu profondes, et les fragments d'os détachés ne sont jamais projetés bien loin à l'intérieur du cerveau.

3° Les plaies dans lesquelles le *projectile a frappé le crâne normalement* mais sans le pénétrer; dans ce cas les deux tables sont brisées et souvent des fragments de la table interne pénètrent très profondément dans le cerveau non loin du ventricule qui, s'il n'est pas ouvert d'emblée, peut l'être lors des manœuvres opératoires. Ces cas sont particulièrement graves.

4° Les plaies identiques aux précédentes mais dans lesquelles le *projectile a pénétré dans le crâne*. Il occupe alors souvent une situation plus profonde que les esquilles qu'il a entraînées avec lui.

5° Les cas dans lesquels le *crâne est traversé de part en part*, par une balle. L'orifice d'entrée est généralement petit et les esquilles peu volumineuses. Lorsque ces blessures n'entraînent pas la mort immédiate, elles guérissent souvent bien sans aucune intervention.

6° Les cas dans lesquels *le crâne est enfoncé* par un gros projectile (culot d'obus, par exemple, arrivant à faible vitesse). Dans ce cas il s'agit de fractures étendues du crâne rappelant les cas de la pratique civile.

7° Les cas dans lesquels le *crâne* et le *cerveau sont labourés* suivant une grande longueur et une grande profondeur par un gros éclat d'obus qui creuse un large sillon longitudinal ou transversal.

Cette classification, encore une fois, ne répond qu'imparfaitement à la réalité. De nombreux blessés présentent des plaies de tête multiples et de gravité et d'aspect différents. En outre, il en est qui sont atteints de blessures en d'autres points du corps, ce qui crée de nouvelles difficultés pour le traitement de la blessure du crâne.

Ce traitement est d'ailleurs très différent suivant la variété de la blessure. Il est clair qu'on ne saurait appliquer les mêmes méthodes opératoires à une large plaie superficielle du crâne et du cerveau par éclat d'obus et à une plaie pénétrante étroite et profonde par balle, par exemple. Dans les pages qui vont suivre j'indiquerai la technique qui semble s'appliquer le mieux à chaque cas spécial.

Utilité d'un examen soigneux du blessé avant l'opération. — *C'est le seul moyen pour juger de la gravité du cas et de son amélioration ultérieure.*

Un blessé du crâne doit toujours être examiné avec soin. Parfois cet examen sera très rapidement fait, lorsque le blessé est dans le coma. Dans d'autres cas, au contraire, il devra être pratiqué minutieusement. Je renvoie pour cet examen à la partie de ce volume écrite par Chatelin.

Il est clair qu'il n'est pas sans intérêt de distinguer les phénomènes dus au choc et qui, lorsque le malade ne meurt pas, disparaissent spontanément plus ou moins vite, de ceux qui sont liés à l'accroissement de la tension intracranienne et qui vont en augmentant durant les heures qui suivent la blessure. Ces derniers symptômes sont améliorés par la trépanation, mais la ponction lombaire les atténue également bien.

Nous verrons un peu plus loin qu'il ne faut pas trop rechercher cette diminution de la tension intracranienne durant les premiers jours, car cette augmentation de tension s'oppose d'une façon très heureuse à l'extension des phénomènes méningitiques qui existent toujours au niveau du foyer traumatique lorsque la plaie est pénétrante.

Il est également intéressant, par la recherche des troubles moteurs, sensitifs et sensoriels, de reconnaître jusqu'à quel point le cerveau et le cervelet sont lésés et dans quelle mesure on peut espérer la guérison complète du malade.

Cet examen est malheureusement rarement pratiqué en raison de ses difficultés et de sa longueur qui le rendent presque impossible lorsqu'il y a une grosse affluence de blessés. Quand il peut être fait, il permet : 1° de préjuger l'étendue des lésions cérébrales bien qu'une grande partie de ces troubles puissent disparaître par la suite et n'être dus qu'à la commotion et à l'œdème cérébral; 2° de constater l'amélioration ou l'aggravation de l'état du blessé après l'opération et dans les jours qui suivent et d'en tirer des conclusions parfois utiles.

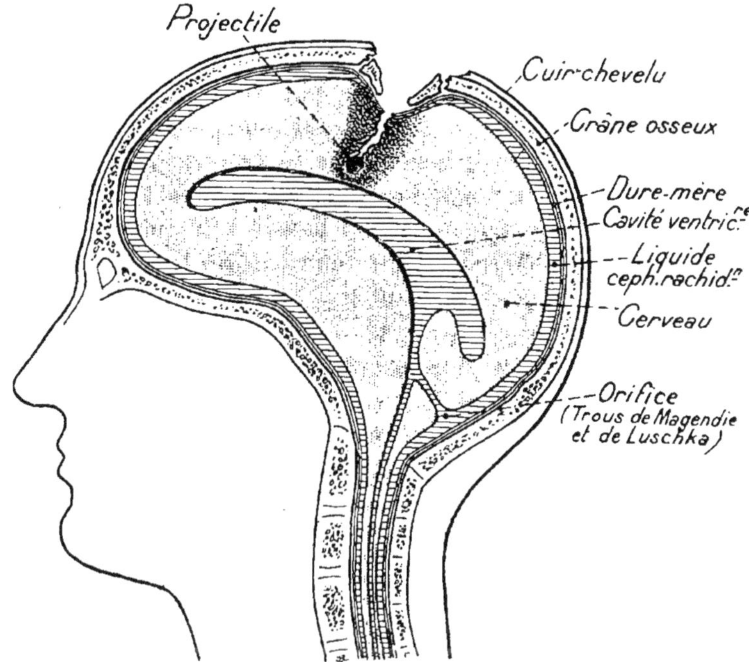

Fig. 7. — Ce dessin schématique montre qu'au niveau du foyer traumatique la méninge et le cerveau adhèrent et que, de cette adhérence, résulte l'isolement de la grande cavité méningée. On voit le projectile très près de la cavité ventriculaire et on conçoit qu'une manœuvre intempestive ouvrirait le foyer septique dans cette cavité en provoquant une méningite centrale rapidement mortelle.

Aperçu schématique de l'anatomie du crâne et de son contenu *permettant de tirer quelques déductions opératoires qui éviteront au chirurgien des manœuvres intempestives.*

Schématiquement on peut représenter l'ensemble formé par le crâne, l'enveloppe dure-mérienne (la seule méninge qui existe réellement au point de vue chirurgical) et le cerveau, de la façon suivante.

1° Le crâne, une coque rigide se continuant avec le canal vertébral et formée de deux lames : l'une externe, la plus tenace, la table externe; l'autre interne, la plus fragile, la table interne ou vitrée.

2° Le cerveau, une vésicule creuse à paroi très épaisse se continuant avec la moelle épinière également creuse. La cavité irrégulière dont est creusée le cerveau constitue les cavités ventriculaires, la cavité dont est creusée la moelle épinière suivant sa longueur est le canal de l'épendyme. Trois orifices, les trous de Luschka et le trou de Magendie, font communiquer les cavités ventriculaires avec la surface externe du cerveau. (Tout ceci est schématique. Mais la communication des cavités ventriculaires avec l'espace sous-arachnoïdien est prouvé suffisamment par ce fait que dans les hémorragies intraventriculaires la ponction lombaire ramène un liquide sanglant.)

3° La dure-mère cérébrale se continuant avec la dure-mère vertébrale forme un sac fibreux qui double le crâne et la colonne vertébrale sans leur adhérer.

Dans l'intérieur de ce sac fibreux qui est rempli par le liquide céphalo-rachidien se trouvent le cerveau et la moelle épinière.

Par les trous de Luschka et de Magendie, le liquide céphalo-rachidien pénètre à l'intérieur des cavités ventriculaires et du canal de l'épendyme. (C'est intentionnellement que je ne parle pas de l'arachnoïde, de ses deux feuillets et des espaces sus et sous-arachnoïdiens. Cela compliquerait la description sans rendre plus claires les explications qui vont suivre, car en réalité tout se passe comme si l'arachnoïde, membrane très fragile, n'existait pas.)

A l'aide de ce schéma, étudions la marche d'une infection succédant à un traumatisme du crâne, qui intéresse l'enveloppe osseuse, la méninge et le cerveau.

Après le traumatisme, les lèvres de la plaie dure-mérienne infectée s'appliquent sur le cerveau et y adhèrent. Durant les heures qui suivent, de l'œdème cérébral se produit dans la région traumatisée et le cerveau turgescent s'applique de mieux en mieux à la dure-mère et parfois même se hernie au dehors. Du fait de ces adhérences la région traumatisée est isolée de la cavité méningée. Il y a méningo-encéphalite localisée à la région de la blessure.

Cette infection peut rester localisée mais elle peut aussi gagner de proche en proche, envahir toute la cavité méningée et par les trous de Luschka et de Magendie, la cavité ventriculaire. Dans ce dernier cas il y a méningite généralisée et le blessé succombe rapidement. Il est clair que la première chose à faire pour éviter cette évolution fatale est de respecter les adhérences qui existent entre la dure-mère et le cerveau. Toute manœuvre qui aboutit à la rupture de ces adhérences est déplorable. C'est pour cette raison qu'il vaut mieux éviter durant les premiers jours d'introduire les mors d'une grosse pince entre le crâne et la dure-mère et de faire subir des pressions successives au cerveau et à la méninge.

C'est aussi pour cette raison qu'il est préférable, dans les heures qui suivent la blessure de ne pas pratiquer de ponction lombaire.

Cette dernière, en soustrayant une certaine quantité de liquide céphalo-rachidien de la cavité méningée, entraîne en même temps une diminution de pression de ce liquide dans les cavités ventriculaires puisque toutes ces cavités communiquent librement entre elles. Il en résulte une diminution dans la turgescence du cerveau et dans son application exacte à la face profonde de la dure-mère. Or, c'est de cette coaptation entre le cerveau et la dure-mère que dépend en grande partie la limitation de l'infection au foyer traumatique.

Lorsqu'un projectile pénètre dans le cerveau, il siège plus ou moins près de la cavité ventriculaire. Autour de lui existe toujours une zone de tissu infecté, souvent même se collecte un abcès. Lors des manœuvres d'extraction, il ne faut pas oublier le très grand danger qu'il y a à ouvrir et à infecter la cavité ventriculaire.

Ces considérations élémentaires ne sont pas inutiles car il semble, par les publications de la plupart des chirurgiens, qu'ils n'en tiennent aucun compte.

L'extrême urgence de l'opération cérébrale, acceptée presque comme un dogme, n'est nullement prouvée. Immédiatement après la blessure, dans une plaie pénétrante du crâne, l'intervention telle qu'elle est généralement pratiquée ne peut qu'aggraver l'infection en la disséminant. En effet, la technique ordinaire consiste à agrandir l'orifice d'entrée du projectile à la pince-gouge. Cet instrument, assez grossier, travaille en exerçant des pressions répétées sur la dure-mère et le cerveau et en en exprimant dans la cavité méningée libre, les produits septiques contenus au milieu des adhérences qui limitent le foyer traumatique. En quoi l'ablation d'une grande partie d'os même infecté autour de la fracture avance-t-elle les affaires du blessé? Jamais ces blessés ne meurent

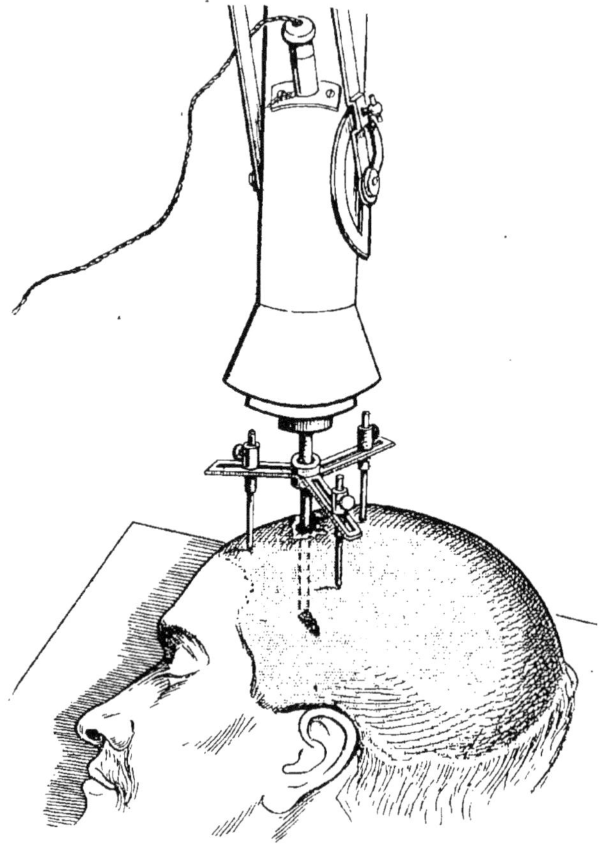

Fig. 8. — Schéma de l'appareil de Martel et Mondain pour l'extraction des corps étrangers métalliques. Ce compas de Hirtz modifié est entièrement en cuivre. Seule la tige localisatrice, qui devient tige aspiratrice, est en fer doux.

d'ostéomyélite du crâne. Là n'est pas le danger. Le danger immédiat, c'est presque exclusivement la méningite, et contre la méningite, les défenses naturelles du blessé sont bien plus efficaces que les secours illusoires de la chirurgie.

Il faut bien que le chirurgien soit convaincu qu'au niveau du cerveau et des méninges, il ne peut rien ou presque rien contre l'infection.

Au niveau des méninges, il ne peut que ne pas nuire, en respectant scrupuleusement, grâce à sa prudence et à sa légèreté de main, les adhérences protectrices qui se sont formées à la périphérie du foyer traumatique. Au niveau du cerveau, il doit se contenter de faciliter par un drainage judicieux et cela seulement quand la disposition de la plaie le permet, l'élimination de tout le matériel mort dont la présence au milieu du tissu cérébral sain, facilite, provoque et entretient l'infection.

Voilà à quoi, à mon sens, doit se borner l'action du chirurgien. Doit-on rechercher systématiquement les corps étrangers métalliques, les seuls que la radiographie révèle à coup sûr. Je ne le crois pas, et pourtant c'est encore un dogme pour beaucoup d'opérateurs que cette recherche systématique et immédiate des corps étrangers. Qu'on veuille bien noter que le projectile jusqu'à son arrivée au contact des tissus est aseptique et qu'il a été porté quelques instants auparavant à une température de plusieurs centaines de degrés. En traversant la coiffure, les cheveux et le cuir chevelu, il se souille, mais surtout il entraîne à sa suite des débris septiques qui joueront le rôle le plus actif dans l'apparition de l'infection et que pourtant la radiographie ne révélera pas et qu'il ne sera jamais question d'extraire. Dans ces conditions il n'est pas utile, tant qu'il existe de l'encéphalite, de traumatiser à nouveau les tissus et il ne faut extraire les corps étrangers métalliques que lorsqu'on peut le faire par une technique archi-précise, nette, sans hésitation, sans balancement des instruments, va-et-vient, recul et avance successifs dans le tissu cérébral, non loin souvent de la cavité ventriculaire qui n'est quelquefois séparée du foyer opératoire que par une fragile lame de substance nerveuse.

Je reviendrai tout à l'heure sur ce point mais dès maintenant je peux dire que ma préférence va, *a priori*, à l'extraction par l'électro-aimant chaque fois qu'elle est possible, c'est-à-dire chaque fois qu'il ne s'agit pas de shrapnells. Avec un électro-aimant puissant, aimantant par influence de minces tiges de fer doux qu'on introduit dans le trajet du projectile, il suffit de s'approcher à quelque distance de celui-ci, pour le happer pour ainsi dire, sans manœuvre accessoire, ce qui, ainsi que je l'ai indiqué plus haut, est de la plus grande importance. J'essaie de réaliser avec la collaboration de mon ami le Dr Mondain, un appareil très simple basé sur ce principe.

Un appareil de localisation est entièrement construit en cuivre sauf la tige indicatrice qui est en fer doux. Cette tige, après trépanation, est poussée jusqu'au contact du projectile, puis est aimantée par influence à l'aide d'un électro-aimant puissant, qui entraîne à sa suite la tige et le projectile sans aucune espèce de tâtonnement [1].

1. A la suite d'expériences faites sur des éclats d'obus inclus dans un milieu transparent d'une consistance à peu près identique à celle du cerveau, nous avons pu constater que quelquefois la tige aimantée n'entraîne pas du premier coup l'éclat métallique. Il faut y revenir à plusieurs reprises. Dans ces conditions nous emploierons ce dispositif sous le contrôle de la radioscopie, ce qui nous permettra de rétablir le contact avec toute la douceur désirable, chaque fois que cela sera nécessaire.

CHAPITRE II

TRAITEMENT D'UN BLESSÉ DU CRANE

Ces principes généraux étant posés je peux aborder le traitement chirurgical des blessures du crâne.

La tête est entièrement tondue avec la tondeuse à barbe, en partant autant que possible de la blessure, afin d'entraîner loin d'elle les cheveux coupés. Je répète encore ici ce que j'ai dit plus haut : il est lamentable qu'on laisse les hommes porter les cheveux longs. Cela aggrave indiscutablement les blessures du crâne et cela rend parfois très difficile la préparation du champ opératoire. Les cheveux sont ensuite rasés au rasoir dans toute l'étendue du futur champ opératoire. Le cuir chevelu est dégraissé à l'éther, passé à l'alcool et enfin à la teinture d'iode dédoublée.

Anesthésie. — *Avantages de l'anesthésie locale. Elle permet la position assise, diminue l'hémorragie, supprime les vomissements.*

La question de l'anesthésie en chirurgie cérébrale est de la plus haute importance et il est étonnant de voir à quel point elle préoccupe peu les chirurgiens. C'est à peine s'il en est question dans toutes les discussions qui ont eu lieu depuis bientôt deux ans, à l'occasion des plaies cérébrales de guerre.

Dans la mesure où le chirurgien le peut, il ne doit rien modifier aux rapports de la dure-mère et du cerveau dans la région traumatisée. Il doit surtout éviter tous les mouvements de va-et-vient, de rapprochement et d'éloignement successifs de la dure-mère et du cerveau qui auraient pour effet de rompre les adhérences qui existent entre ces deux organes.

Sous l'anesthésie générale, il est très difficile d'éviter les changements de volume du cerveau. Les quintes de toux et les vomissements entraînent une brusque augmentation de la tension veineuse intracranienne et une grande tendance du cerveau à se hernier au dehors. Il en résulte que tout le foyer traumatique est secoué, que le tissu cérébral très fragile dès que sa surface extérieure est entamée, se déchire au delà de la blessure, que l'hémorragie s'exagère et que les adhérences du cerveau avec la dure-mère sont tiraillées. En outre, les vomissements se continuent souvent pendant plusieurs jours après l'opération. Ils présentent toujours les mêmes inconvénients et sont parfois très douloureux.

Enfin l'anesthésie générale exige la position horizontale qui exagère beaucoup l'hémorragie veineuse dans toutes les opérations sur l'extrémité céphalique dont les veines sont avalvulées. C'est souvent sans grand inconvénient, mais lorsqu'on se trouve inopinément en présence d'une large ouverture de sinus par exemple, on éprouve des difficultés qu'on n'aurait pas soupçonnées si le blessé avait été en position assise.

Enfin, sous l'anesthésie générale, le blessé ne peut être d'aucun secours pour l'opérateur. Au contraire sous l'anesthésie locale il peut se déplacer, modifier sa position et surtout faire des mouvements d'inspiration et d'expiration forcée qui peuvent, comme nous le verrons, être très utiles à la bonne conduite de l'opération, en particulier pour diminuer une hémorragie veineuse (aspiration) ou pour éverser les lèvres d'une plaie cérébrale (expiration).

Technique de l'anesthésie locale *dans les opérations sur le crâne.*

Depuis plus de trois ans, je pratique toutes les opérations cérébrales et cérébelleuses graves sous anesthésie locale.

J'use d'une technique très simple, qui est la technique ordinaire de l'anesthésie régionale que Pauchet et Sourdat ont tenté de vulgariser en France, en publiant, en 1914, leur excellent ouvrage.

Le cuir chevelu et les os du crâne tirent leur sensibilité de nerfs qui tous cheminent sous la peau et l'épicrâne. Ils sont très faciles à atteindre et il est aisé d'infiltrer les tissus qu'ils traversent en suivant une bande qui encadre le futur champ opératoire. Tous les tissus, peau, épicrâne, périoste et os ainsi encadrés deviennent très rapidement tout à fait insensibles. Quant à la dure-mère elle est à peu près dépourvue de sensibilité et son pincement ou son incision n'éveillent quelque douleur qu'aux environs de la base du crâne, dans la région temporale.

Instrumentation.

Seringues. — Les seringues seront de 5 ou 10 centimètres cubes. Il en faudra plusieurs. Elles seront parfaitement étanches, pourvues d'un bâti métallique avec ailettes qui permettent d'exercer une pression forte sur le piston.

Aiguilles. — Les aiguilles peuvent être de platine ou d'acier.

Les aiguilles de platine ont l'avantage de ne pas s'user mais elles s'émoussent vite et coûtent très cher. Les aiguilles

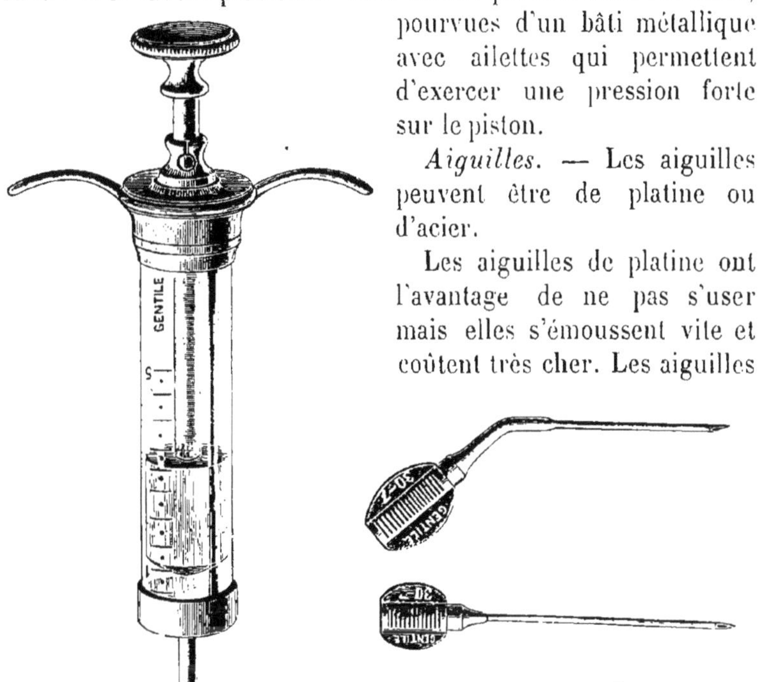

Fig. 9 et 10. — Seringue à ailettes permettant d'exercer une pression forte sur le piston. Aiguille droite et aiguille coudée.

d'acier sont vite hors d'usage et quelque soin qu'on en prenne, elles doivent souvent être remplacées. C'est pourtant à ces dernières que je donne la préférence.

On en aura de plusieurs diamètres et de plusieurs longueurs : 5, 8 et 10 centimètres. Elles devront, autant que possible, bien s'adapter sur l'extrémité des seringues, sinon, on perd beaucoup du liquide d'injection et on ne sait plus exactement quelle quantité on en a injecté.

Pour stériliser aiguilles et seringues il suffit de les laisser tremper dans l'alcool à 90°. Au moment de s'en servir, on les rince à l'eau stérilisée. *Il ne faut jamais faire bouillir les aiguilles, les seringues et les capsules qui contiendront la solution de novocaïne, dans de l'eau contenant du carbonate de soude*, comme on a coutume de le faire pour la plupart des instruments. La novocaïne est précipitée par le carbonate de soude, et la solution perd toute action anesthésiante.

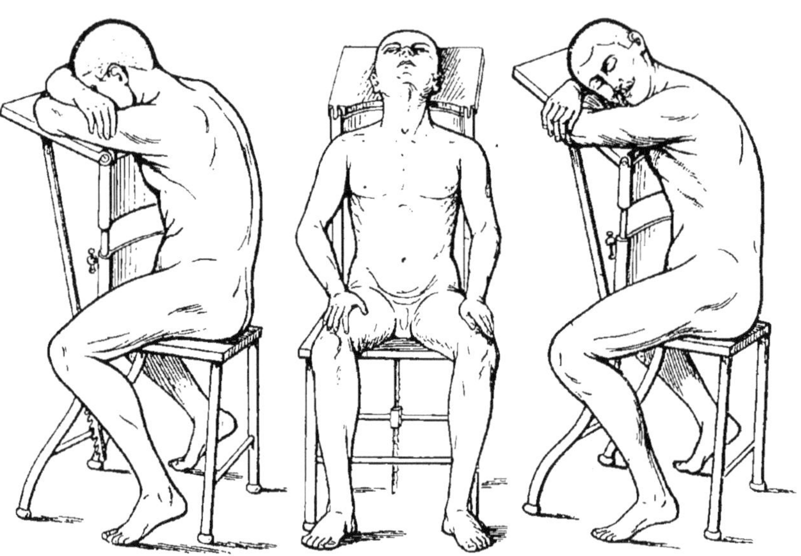

Fig. 11. — Le blessé est opéré assis. On voit de gauche à droite la position qu'il doit prendre pour être trépané dans la région occipitale, dans la région frontale, dans la région pariétale.

Solution anesthésiante. — J'use d'une solution de novocaïne-adrénaline qui contient 1 gramme de novocaïne et 1 milligramme d'adrénaline pour 200 cm³ de sérum physiologique.

J'ai injecté pour certaines trépanations très étendues jusqu'à 100 cm³ de cette solution, sans le moindre inconvénient, et dans certaines opérations abdominales, j'ai atteint sans accident le chiffre de 200 cm³ ce qui montre bien l'innocuité de la méthode.

Position de l'opéré. — Le blessé, si la chose est possible — et dans les traumatismes utilement opérables, elle l'est le plus souvent. — le blessé est assis sur une chaise. Le mieux est de le placer à cheval sur la chaise, les bras appuyés sur le dossier et la tête appuyée sur les bras. De cette façon on expose facilement les régions latérales et postérieures du crâne et l'opéré conserve cette position très longtemps sans fatigue. Pour opérer sur la région frontale, le blessé assis renverse la tête en arrière et l'appuie sur le bord de la table d'opération.

Avec le concours de mon ami le Dr Mondain, j'ai fait construire une chaise spéciale qu'a bien voulu exécuter M. Malaquin.

Assez fréquemment, on est obligé d'étendre le blessé sur la table d'opération, soit parce qu'il est sans connaissance, soit parce qu'une autre blessure l'empêche de se tenir assis.

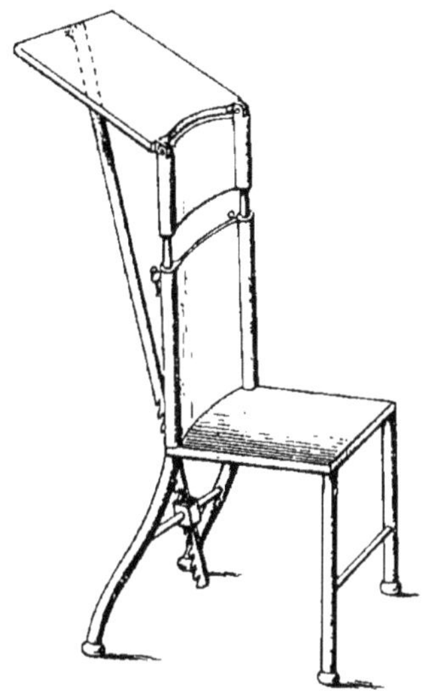

Fig. 12. — Chaise spéciale, pour la trépanation en position assise.

Dans ce cas, il faut le placer la tête haute, ce qui avec les tables généralement employées est facile. L'opérateur doit alors monter sur quelque chose afin d'être à son aise pour opérer, sinon il est trop bas et il est obligé d'opérer avec les coudes en l'air, ce qui est très mal commode.

Avant de pratiquer l'anesthésie, il faut se bien rendre compte de la possibilité de tailler un lambeau ostéo-cutané et des dimensions que devra avoir ce lambeau.

Il est possible d'opérer ainsi, chaque fois que la perte de substance du crâne n'est pas considérable, ce qui est de beaucoup le cas le plus fréquent. Dans les très grandes plaies craniennes avec grosse perte de substance, dans lesquelles le crâne est largement ouvert, cette technique n'est plus de mise. J'y reviendrai plus loin.

Le contour du lambeau doit passer à 2 ou 3 centimètres en dehors de la brèche osseuse dès qu'elle a un certain diamètre; en agissant autrement on risque de tomber, durant la section de l'os, sur des esquilles détachées de la table interne.

Une fois le contour du lambeau bien fixé (ce contour, comme nous le verrons, sera toujours quadrangulaire) on en marque les quatre angles par quatre injections intradermiques de novocaïne-adrénaline.

Pour faire ces injections, on pousse l'aiguille dans l'épaisseur du derme parallèlement à la surface de la peau, en évitant de la traverser. Quand l'injection est bien faite on éprouve une réelle difficulté à faire progresser le piston de la seringue. Cette difficulté disparaît dès que l'injection devient sous-cutanée.

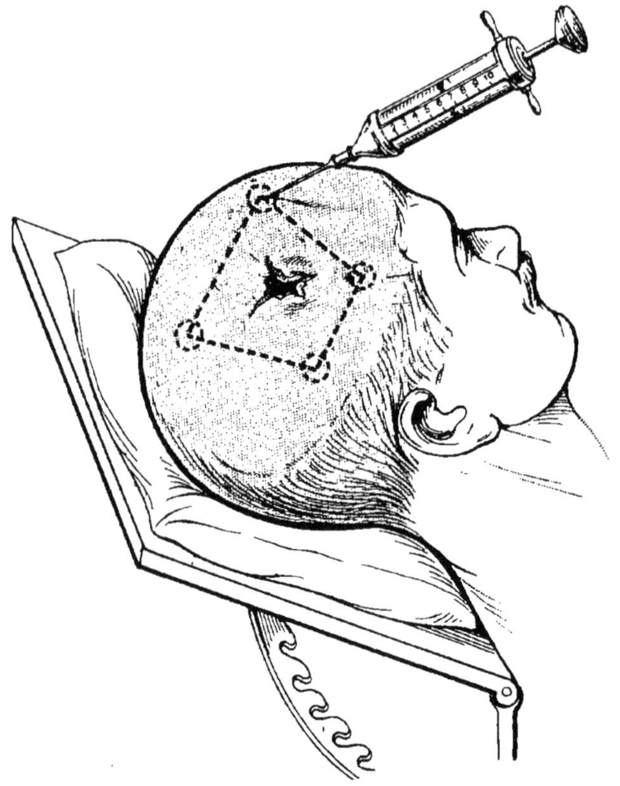

Fig. 13. — Quatre injections intra-dermiques sont faites aux quatre angles du lambeau. C'est au niveau de ces quatre points parfaitement anesthésiés qu'on fera pénétrer la longue aiguille avec laquelle on pratiquera les injections sous-cutanées.

Une fois ces quatre injections faites, on retire l'aiguille fine et courte dont on vient de se servir et on la remplace par une aiguille de 8 ou 10 centimètres, d'un diamètre un peu plus fort. Avec cette nouvelle aiguille on pratique des injections sous-cutanées, tout le long du contour du futur lambeau ou plutôt immédiatement en dehors de lui (voir figure 13). Pour cela, on pousse l'aiguille à travers le cuir chevelu, au niveau des angles du lambeau, en des points déjà parfaitement anesthésiés par les injections intra-dermiques.

Au bout d'un temps variable, mais généralement très court, l'insensibilité de toute la surface du lambeau est obtenue, ce que l'on constate facilement en pinçant sa surface à l'aide d'une pince de Kocher.

Il ne faut pas croire pour cela que l'opéré ne se plaindra pas durant l'opération. Un blessé nerveux et émotif se plaint toujours dès qu'il se doute qu'on l'incise ou qu'on le pique. Mais il ne sent rien.

Il est d'ailleurs très aisé d'éviter à l'opéré cette appréhension de la douleur qu'il n'éprouve pas mais qu'il craint d'éprouver. Il suffit de lui faire respirer de temps en temps une bouffée de chloroforme, ce qui ne l'endort pas complètement mais le calme entièrement. Une injection sous-cutanée de un demi-milligramme de scopolamine remplit le même but.

Passage d'une suture hémostatique *à la base du lambeau.*

Il est très important d'opérer à blanc et de ne pas faire saigner des blessés souvent très choqués. En outre, l'opération y gagne en clarté. Aussi, avant de tailler le lambeau, je faufile à sa base, dans toute l'épaisseur des tissus, jusqu'à l'os, un gros fil de soie suivant le trajet indiqué par le schéma ci-joint. On voit que chaque artère, chaque bouquet vasculaire est de cette façon enserré dans une boucle de surjet.

Le lambeau cutané, une fois détaché de ses connexions avec le reste de la peau, sera donc entièrement ischémié et ne saignera pas, et il ne sera nécessaire que de placer des pinces sur la lèvre périphérique de l'incision. Ces pinces, tombant en dehors du champ opératoire, réclineront légèrement le cuir chevelu, élargiront l'incision cutanée et ne feront que faciliter les autres temps de l'intervention, sans y apporter aucune gêne. Il suffit de regarder la figure ci-jointe pour voir combien cela est vrai. La taille du lambeau quadrilatère se fait en trois fois, par trois incisions rectilignes successives.

Pour éviter toute hémorragie, mon aide place le bord cubital de sa main sur le cuir chevelu, parallèlement à la future ligne d'incision et appuie vigoureusement, j'en fais autant du bord cubital de ma main gauche, et j'incise entre ma main et celle de

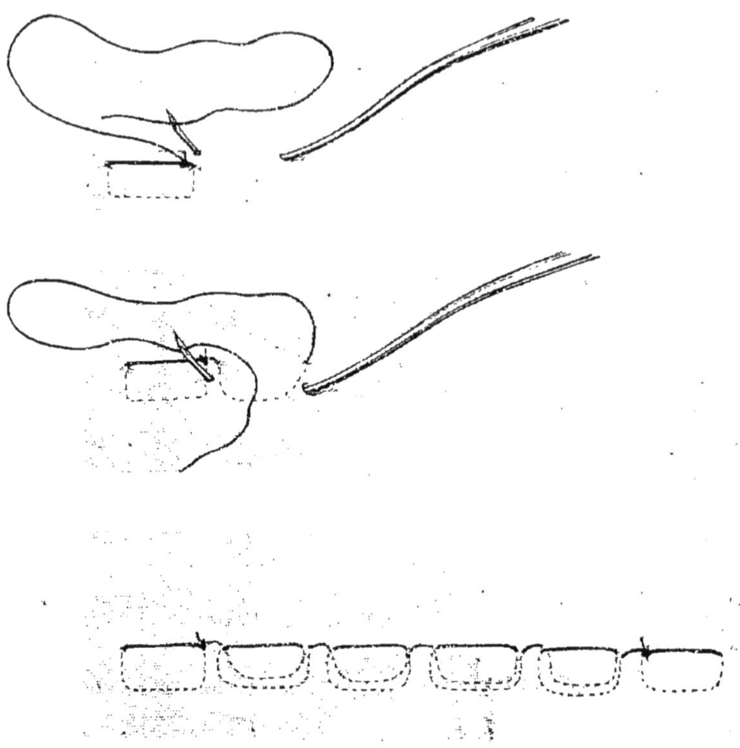

Fig. 14. — Manière de passer la suture hémostatique et schéma du trajet du fil

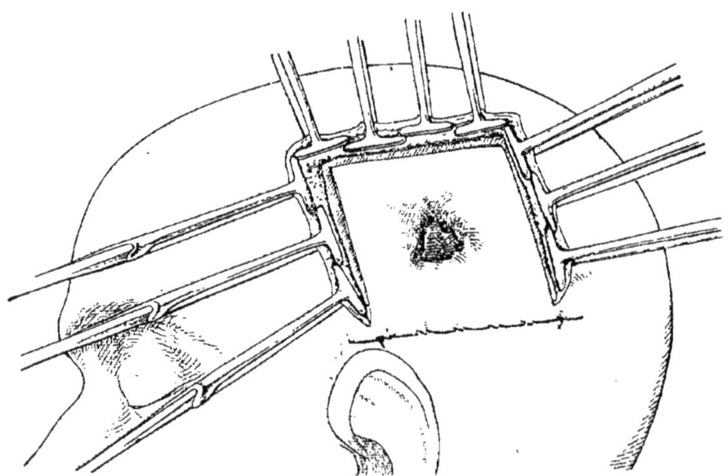

Fig. 15. — Grâce au surjet hémostatique, le lambeau cutané, une fois détaché de ses connexions avec le reste de la peau est entièrement ischémié et ne saigne pas. Il n'est nécessaire que de placer des pinces sur la lèvre périphérique de l'incision.

mon aide. puis sans déplacer ma main, je pose tout le long des bords de l'incision de petites pinces en T de mon modèle, fabriquées par Collin. Ces pinces à T court, munies de petites dents, serrent fort, ne dérapent jamais, s'appliquent facilement et font

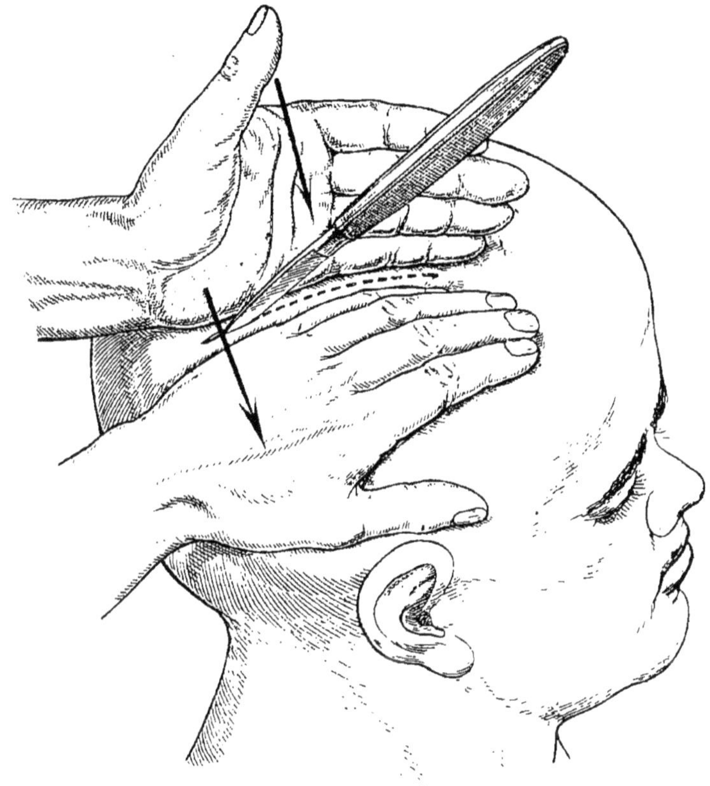

Fig. 16. — Pour éviter toute hémorragie, l'aide appuie vigoureusement le bord cubital de sa main sur le cuir chevelu. le chirurgien en fait autant de sa main gauche posée à plat, puis il incise entre sa main et celle de son aide, et place ensuite les pinces en T.

une forcipressure suffisante pour que, souvent, après l'ablation des pinces, l'hémorragie soit nulle ou très faible.

La même manœuvre est répétée pour les deux autres côtés du quadrilatère et lorsque l'incision est entièrement terminée, ses deux lèvres sont garnies de pinces et pas une goutte de sang ne s'est écoulée.

A ce moment et pour continuer l'opération, les pinces internes,

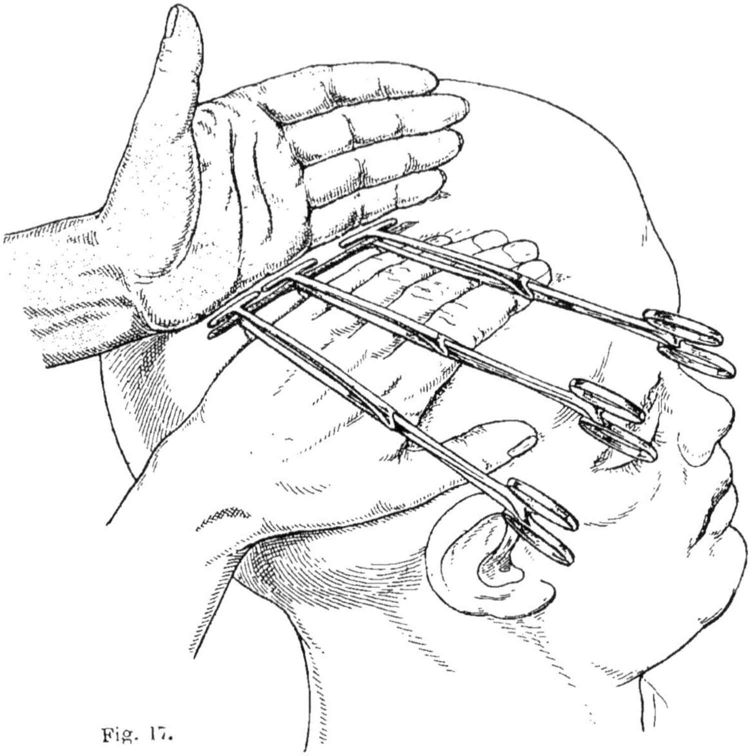

Fig. 17.

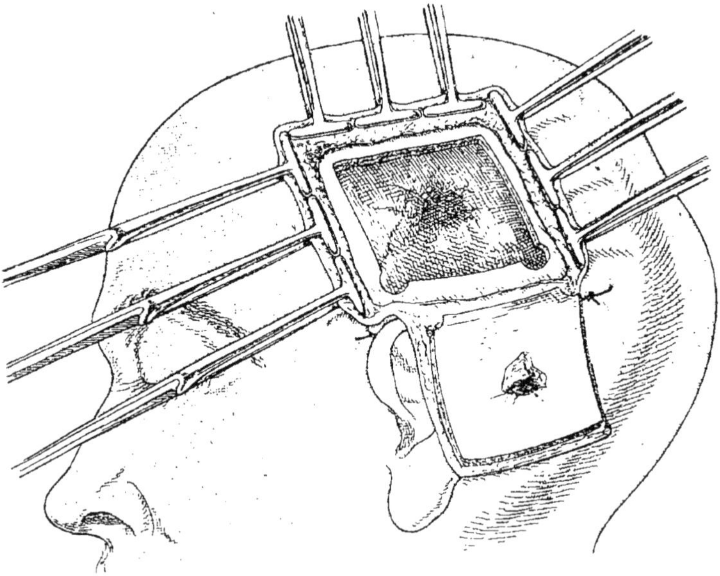

Fig. 18. — Aspect du champ opératoire après rabattement du volet ostéo-cutané temporaire.

celles qui sont sur la lèvre interne de l'incision seraient très gênantes. Mais elles ne servent plus à rien et elles peuvent être enlevées.

En effet, le lambeau cutané ne peut plus recevoir de sang que par sa base, or, à ce niveau, toute circulation dans les vaisseaux

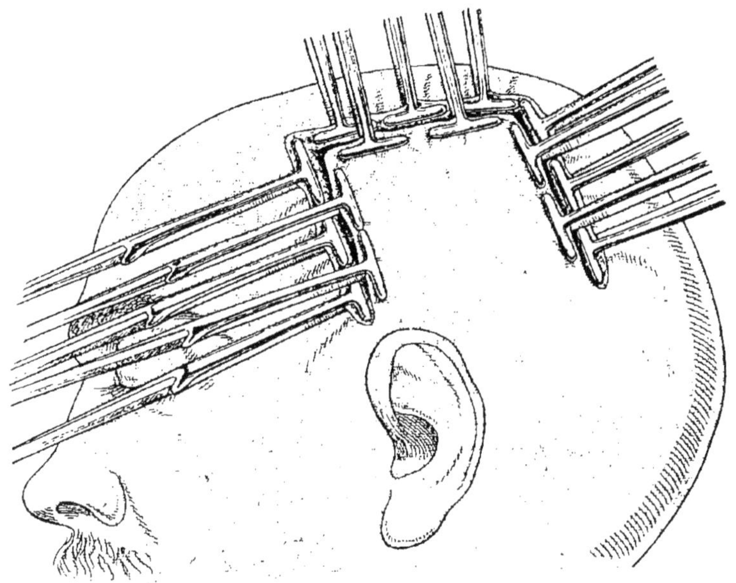

Fig. 19. — Sur cette figure les pinces sont bien placées. Celles de la lèvre périphérique de l'incision éversent la peau et découvrent l'os. Celles de la lèvre interne placées parallèlement aux précédentes ne décollent pas le lambeau cutané du volet osseux dont il assure la nutrition. On voit au milieu de quel encombrement de pinces il faudrait opérer si la suture hémostatique ne permettait pas d'enlever toutes les pinces du lambeau.

est interceptée par la suture placée au début de l'opération. Le champ opératoire a alors l'aspect représenté fig. 18 et une fois les pinces de la lèvre externe de l'incision recouvertes par des champs, la région opératoire se présente avec une parfaite clarté.

Cette possibilité d'enlever toutes les pinces placées sur le bord du lambeau a ici un gros avantage parce qu'on se propose de tailler un volet temporaire et de ne pas détacher la peau de l'os. Dans ce cas, le temps de la section osseuse s'accomplirait entre deux rangées de pinces et serait, de ce fait, rendu très laborieux. La limitation du lambeau cutané par des incisions rectilignes est justifiée par plusieurs raisons. L'application des pinces en T dont les mors sont rectilignes se fait beaucoup mieux sur les lèvres d'une plaie rectiligne.

A la fin de l'opération, l'hémostase du cuir chevelu s'obtient

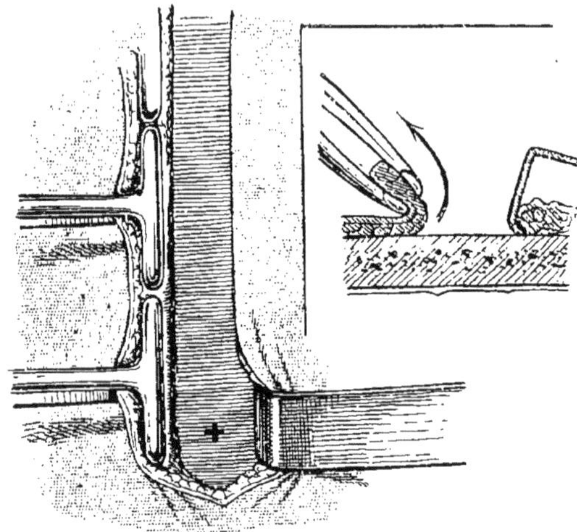

Fig. 20. — Il faut veiller à ne pas décoller le lambeau cutané de la surface osseuse qu'il recouvre. Ici, on voit comment il faut s'y prendre pour découvrir l'os au point où le perforateur va l'attaquer sans provoquer de décollement du lambeau.

uniquement par l'affrontement parfait des lèvres de l'incision. Cet affrontement exact se réalise beaucoup plus facilement avec une

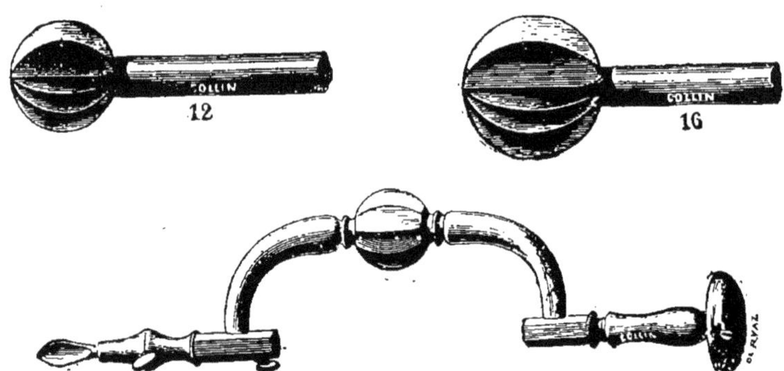

Fig. 21. — Instrumentation de Doyen, pour perforer.

incision droite qu'avec une incision courbe. Le long de cette dernière, si les points ne sont pas parfaitement égaux, il se produit souvent des godets au niveau desquels il ne peut y avoir un affrontement serré.

Lorsqu'on se propose de tailler un volet ostéo-cutané (volet temporaire) il faut veiller attentivement à ne pas décoller le lambeau cutané de la surface osseuse qu'il recouvre et à laquelle il n'adhère que

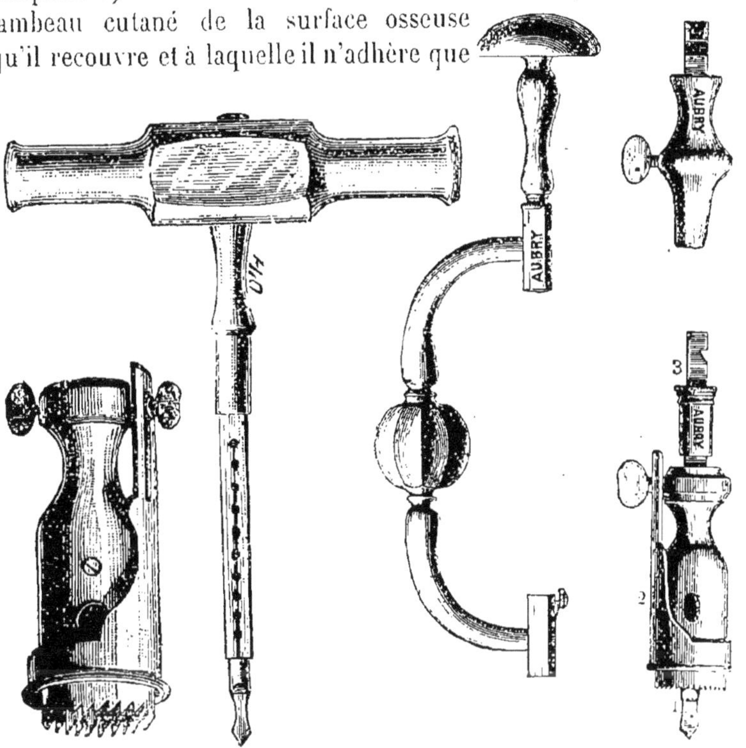

Fig. 22. — Trépan à couronne et tréphine. Instruments difficiles à manier mais robustes et ne se détraquant pas.

légèrement. Pour cela il faut, en plaçant les pinces en T sur la lèvre interne de l'incision (lèvre appartenant au lambeau), s'appliquer à ne pas les rejeter, les anneaux vers le centre du lambeau, ce qui éverse, en les décollant, les lèvres de ce dernier.

Il faut, au contraire, placer ces pinces dans une position analogue à celle qu'on donne aux pinces placées sur l'autre lèvre de la plaie, qu'on peut et qu'il faut éverser afin de découvrir une surface osseuse suffisante pour que le forage et la coupe de l'os se fassent avec aisance.

La dénudation excessive des bords du volet osseux par décollement du lambeau cutané a de graves inconvénients. Il en résulte une nécrose et une ostéite de ces bords qui entraînent des suppurations prolongées tout le long de l'incision, alors que bien conduite, la même intervention est suivie d'une cicatrisation complète en quelques jours.

Une fois le lambeau tracé, et avant de sectionner l'os suivant le même trajet, il faut réséquer les bords cutanés de la blessure qui sont généralement mâchés. Cette ablation au centre du lambeau ischémié se fait sans hémorragie.

Section de l'os.

Je ne peux décrire ici tous les procédés de section de l'os. Personnellement, j'use toujours de mon instrumentation mécanique, qui permet de pratiquer la levée d'un volet osseux de n'importe quelle taille en quelques minutes. Mais ce volume est destiné à des chirurgiens qui ne possèdent généralement que l'instrumentation fournie par le service de santé, c'est-à-dire le trépan à couronne ou le trépan de Doyen, la scie de Gigli et le protecteur de Marion ou mon décolle-dure-mère : c'est l'opération pratiquée avec ces instruments que je décrirai d'abord.

CHAPITRE III

CRANIECTOMIE PROPREMENT DITE

Section de l'os.

Une craniectomie n'est satisfaisante que si elle est exécutée vite, sans ébranler ni faire vibrer et trépider la tête du malade, et sans blesser le cerveau ou même simplement la dure-mère.

Pour ne pas secouer la tête de l'opéré, il est bon de rejeter l'emploi du ciseau et du maillet.

Pour éviter la blessure de la dure-mère, le mieux est de sec-

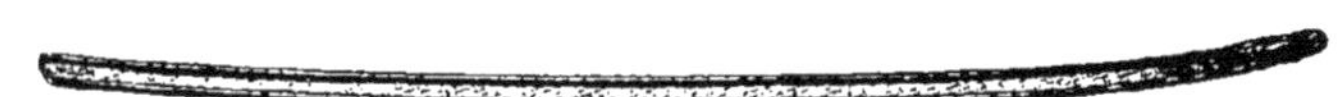

Fig. 23. — Protecteur de Marion.

tionner l'os de dedans en dehors, si bien qu'on s'éloigne du danger au lieu d'y courir.

L'emploi de la scie de Gigli permet d'ouvrir le crâne en remplissant toutes ces conditions.

Il suffit pour cela de creuser un trou de trépan à chaque angle du polygone osseux qu'on se propose d'enlever, et de diviser ensuite à la scie les ponts osseux limités par ces orifices.

Pour opérer vite en suivant cette méthode, il faut pouvoir percer rapidement le crâne et passer avec facilité la scie d'un trou de trépan à l'autre, sous le pont osseux qu'elle doit couper.

Afin que ce dernier temps se fasse avec sécurité, il est nécessaire de protéger la dure-mère contre la scie. Cette dernière, en effet, se trouve tendue entre les deux orifices qu'elle traverse :

elle représente la corde de l'arc osseux limité par ces trous, et pour peu que le crâne soit concave et les trous de trépan éloignés, la scie de Gigli pénètre dans la surface convexe du cerveau. Les figures 1 et 2 expliquent bien ce que je veux dire.

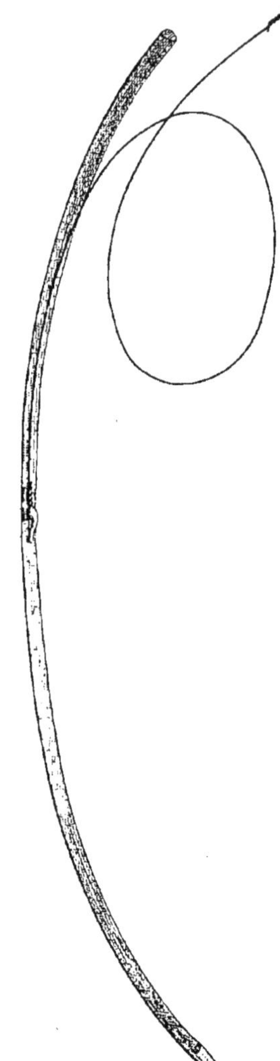

Fig. 24. — Décollo-dure-mère de Martel.

J'étudierai donc successivement la façon de percer les trous, la manière de passer la scie de Gigli et de protéger la dure-mère.

Le forage du crâne. — Pour forer le crâne, le procédé indiqué dans presque tous les ouvrages classiques est défectueux. Marion indique la bonne manière dans son traité, sans d'ailleurs y insister beaucoup.

En général, on conseille d'entamer prudemment l'os avec la pointe du perforateur et ensuite de substituer la fraise à cet instrument dangereux.

Or, pour perforer vivement le crâne, il faut creuser entièrement l'orifice au perforateur et cela carrément jusqu'à la dure-mère et ensuite, très vite, on agrandit à la fraise le fond de l'entonnoir ainsi formé.

Ces deux techniques semblent à peu près identiques. Essayez et vous jugerez.

Il faut évidemment user de prudence lorsqu'on approche de la dure-mère. On peut d'ailleurs très bien suivre la marche progressive de la pointe. A l'attaque de la table externe résistante et épaisse, elle détache des copeaux blancs, puis elle traverse le diploé et il s'échappe une bouillie sanglante qui bave autour de l'instrument; enfin la table interne est traversée à son tour et, de nouveau, apparaissent des copeaux rougis cette fois par le sang du diploé qui continue à suinter.

Quand on se propose de détacher un volet médian et symétri-

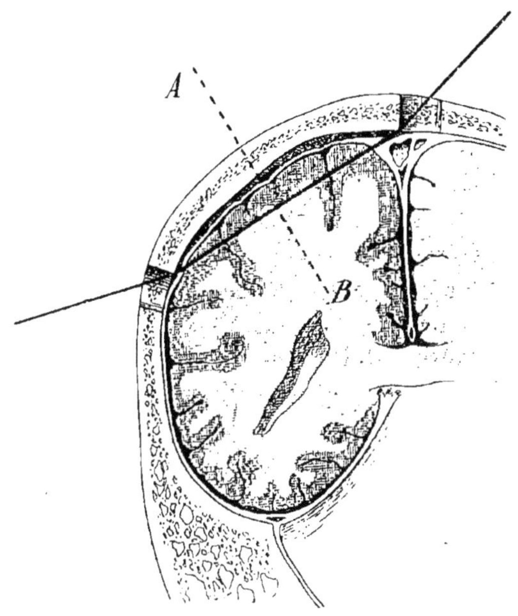

Fig. 25. — La scie de Gigli se trouve tendue entre les deux orifices qu'elle traverse. Elle représente la corde de l'arc osseux limité par ces trous, et, pour peu que le crâne soit concave et les trous de trépan éloignés, la scie de Gigli pénètre dans la surface convexe du cerveau.

que, on peut gagner beaucoup de temps en procédant comme il suit :

On creuse avec prudence mais sans lenteur un premier trou, et on compte, chemin faisant, le nombre de tours qu'on imprime à l'instrument. Pour perforer une seconde fois le crâne très rapidement, il suffit de porter la pointe du perforateur en un point symétrique et de le faire tourner un même nombre de tours, mais cette fois à toute allure.

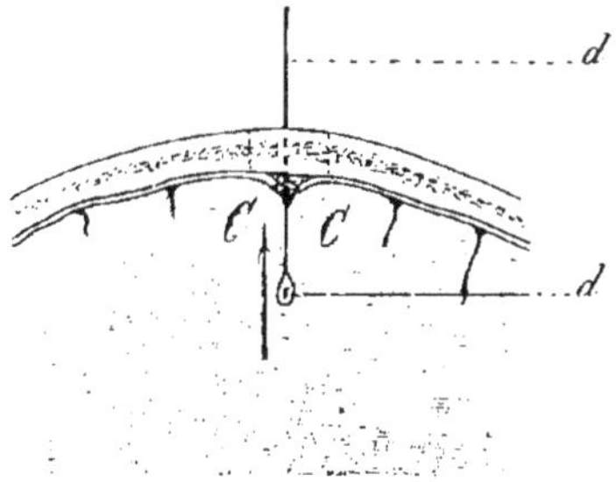

Cette manière de perforer le crâne est la plus simple quand on ne possède pas mon perforateur à main qui permet, sans prendre

Fig. 26. — La scie de Gigli se trouve tendue entre les deux orifices qu'elle traverse. Elle représente la corde de l'arc osseux limité par ces trous, et, pour peu que le crâne soit concave et les trous de trépan éloignés, la scie de Gigli pénètre dans la surface convexe du cerveau.

aucune espèce de précaution, de forer le crâne d'un orifice cylindrique de 14 millimètres de diamètre. Malheureusement le perforateur de Doyen et sa fraise demandent pour être utilisables un aiguisage parfait, quant à mon perforateur à main, je crois qu'il n'est nullement répandu et qu'il n'en existe que quelques rares spécimens, aussi est-on souvent bien content de trouver, parmi les instruments fournis par le service de santé, l'ancien trépan à couronne, instrument robuste et qui coupe toujours, même lorsqu'il est mal entretenu.

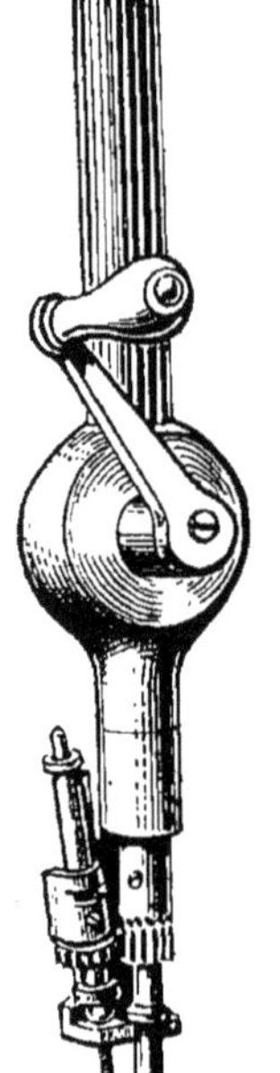

Fig. 27. — Mon perforateur à main qui permet de perforer le crâne sans aucune espèce de précaution, d'un orifice de 14 millimètres de diamètre.

La scie de Gigli. — Protection de la dure-mère. — Pour passer la scie de Gigli d'un trou de trépan à l'autre, on se sert du conducteur de Marion.

Cet instrument consiste en une lame métallique malléable, creusée d'une gouttière (fig. 23).

Voici comment on doit *théoriquement* se servir du conducteur.

On l'introduit dans le crâne par un trou de trépan et on le fait ressortir par le trou suivant.

Ceci fait, on glisse la scie le long de la gouttière entre elle et l'os, et l'on scie le pont osseux (fig. 28), après avoir retiré le conducteur.

C'est ainsi que Marion en enseigne l'usage par les figures de son excellent traité. Mais ce conducteur pourrait aussi servir de protecteur. Il suffirait de le laisser en place durant le temps du sciage.

Quoi qu'il en soit et que le conducteur serve ou non de protecteur, son passage d'un trou de trépan à l'autre est souvent fort difficile. En effet, la lame qui le constitue est rigide bien que malléable. Lorsqu'on cherche à pousser cette lame d'un trou de trépan à l'autre, tout va bien si le crâne est peu épais et peu convexe : sinon elle pique une tête sur la dure-mère, bute contre elle et ne peut progresser qu'en creusant un sillon dans le cerveau (fig. 29).

Là où il existe à la face profonde du crâne (écaille de l'occipital par exemple) des crêtes osseuses, le conducteur de Marion ne saurait les franchir à coup sûr.

En me servant de cet instrument, j'ai creusé un assez profond sillon à la surface d'un cerveau. J'ai vu deux opérateurs expérimentés (professeur Segond et Serge Rabinovitch) en faire autant,

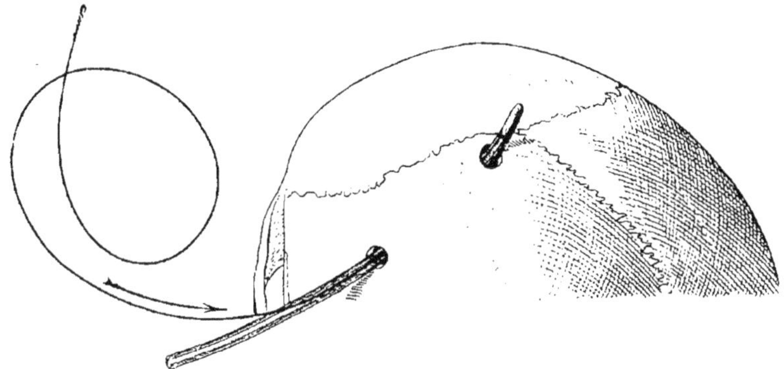

Fig. 28. — Le protecteur a été glissé d'un trou de trépan à l'autre, et la scie de Gigli est en train de pénétrer entre le protecteur et l'os.

et je sais des chirurgiens qui ont dû renoncer à passer la scie de Gigli à l'aide du conducteur.

Il arrive qu'une fois le conducteur en place on ne puisse

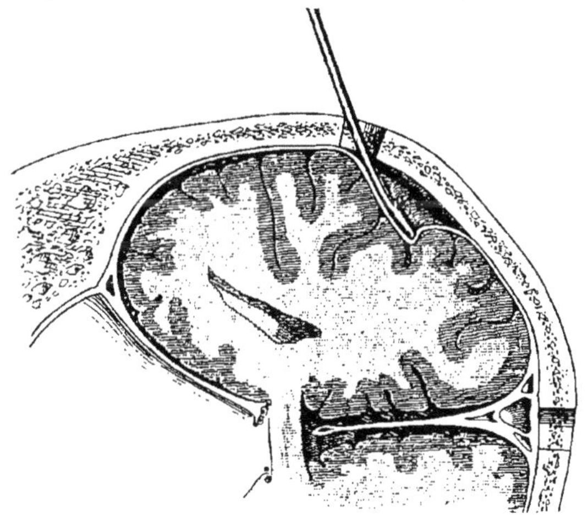

Fig. 29. — Le crâne est épais, aussi le protecteur de Marion pique-t-il une tête sur la dure-mère et le cerveau, qu'il va labourer si l'opérateur brutal continue à pousser l'instrument en avant.

glisser la scie le long de la gouttière. On en est quitte pour l'attacher à l'extrémité du conducteur, qui présente à cet effet un petit orifice.

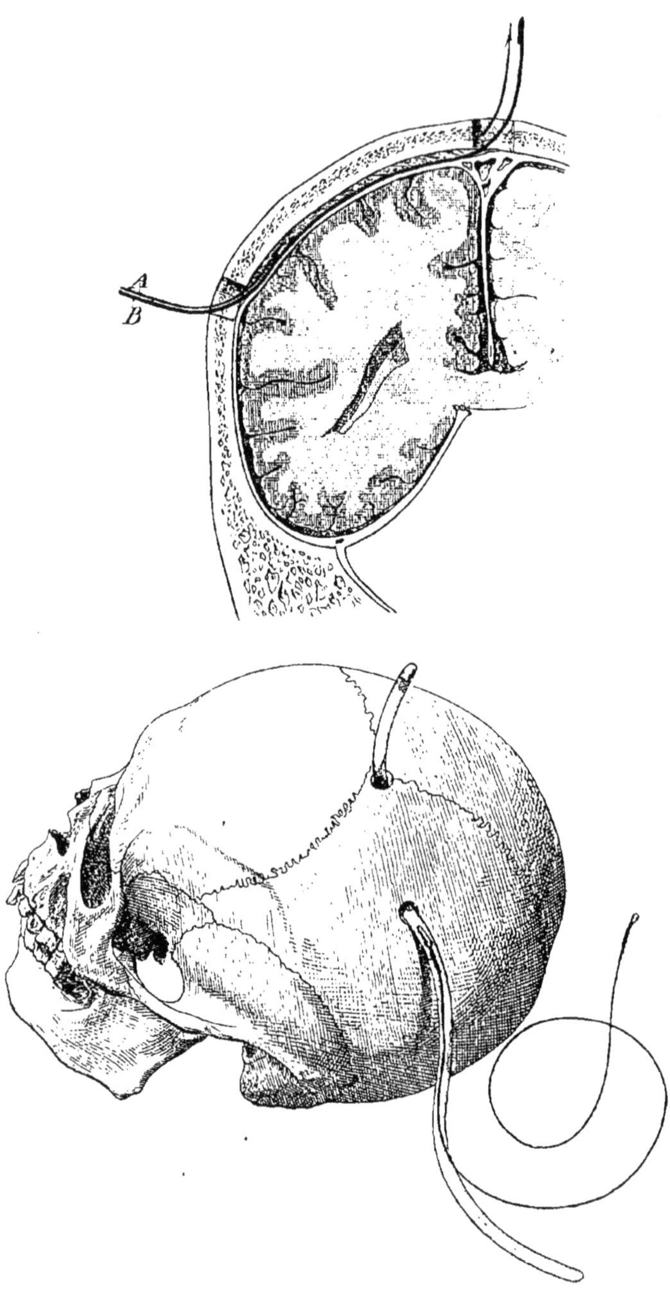

Fig. 30 et 31. — A mesure qu'elle pénètre, la mince lame d'acier, grattant l'os, de son bec, s'adapte exactement à l'interstice que limite la dure-mère et le crâne, et, à peine arrivée à la hauteur du trou de sortie, elle émerge aussitôt.

En retirant le conducteur, on retire avec lui la scie, mais alors l'instrument sert simplement de tracteur et ne peut plus rien protéger.

J'ai imaginé et fait exécuter par M. Collin un petit outil qui a été présenté en mon nom par M. le professeur Segond à la Société de Chirurgie et que j'ai perfectionné depuis cette époque. Malgré cela, il reste très simple (fig. 24).

Il est formé d'une simple lame d'acier, longue d'environ vingt-cinq centimètres, large de huit millimètres, très peu épaisse, parfaitement élastique, nullement malléable. Cette lame est courbe sur le plat. L'une de ses extrémités ou bec, un peu arrondie et épaisse, décolle la dure-mère. A dix centimètres du bec, sur la face supérieure et concave de la lame, se trouve un crochet à extrémité rabattue, regardant vers le bec.

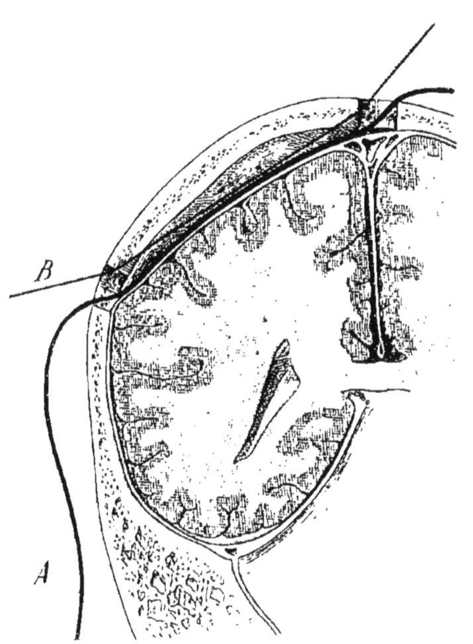

Fig. 32. — La scie une fois passée, la partie postérieure du décolle-dure-mère reste en place et joue le rôle de protecteur.

L'instrument est présenté à l'un des trous de trépan le bec en l'air : il est poussé sans précaution entre la dure-mère et l'os vers l'orifice suivant.

A mesure qu'elle pénètre, la mince lame d'acier, grattant l'os de son bec, s'adapte exactement à l'interstice que limite la dure-mère et le crâne, et, à peine arrivée à la hauteur du trou de sortie, elle émerge aussitôt (fig. 30 et 31).

Alors il suffit d'accrocher la scie de Gigli au petit crochet que présente l'instrument et de tirer sur ce dernier.

La scie une fois passée, la partie postérieure du décolle-dure-mère reste en place et joue le rôle de protecteur (fig. 32 et 33).

Cet instrument passe avec la plus extrême facilité d'un trou de trépan à l'autre, quelle que soit la distance qui sépare ces orifices. Il franchit toutes les crêtes osseuses sans la moindre difficuté, il

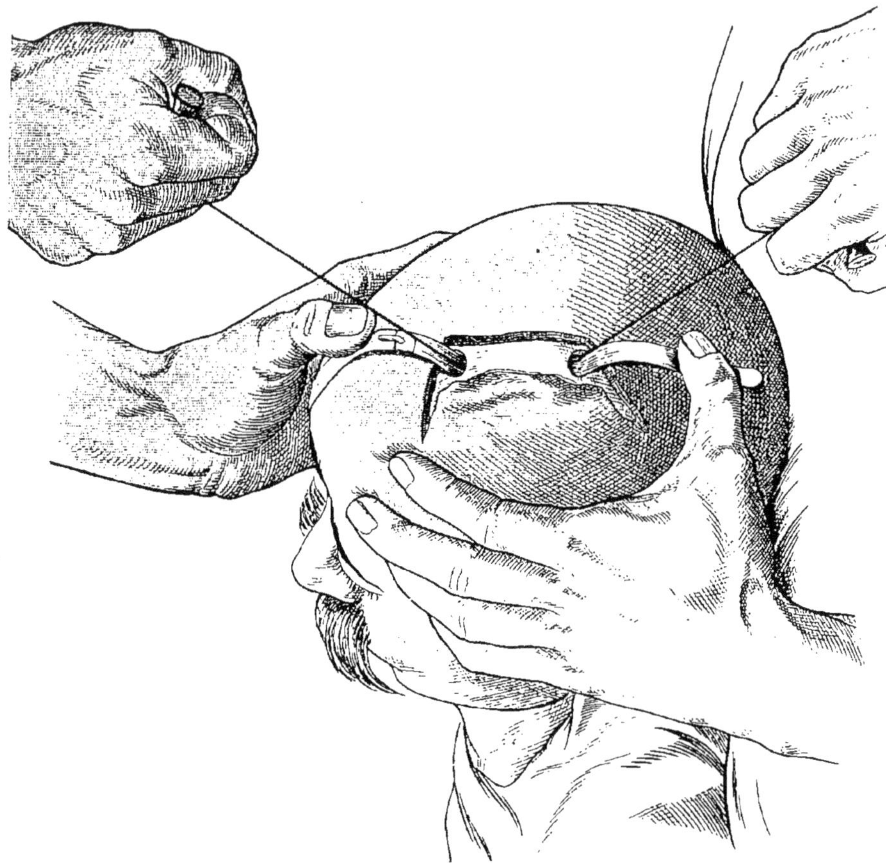

Fig. 33. — Voir la légende de la figure 32.

entraîne derrière lui la scie de Gigli et la sépare constamment de la dure-mère, qu'il protège d'une façon parfaitement efficace.

Avant d'imaginer ce décolle-dure-mère, j'avais précédemment pratiqué des craniectomies avec l'instrumentation classique et aussi avec le conducteur de Marion et la scie de Gigli. J'ai donc pu facilement juger des différences.

Les premières craniectomies que j'ai pratiquées avec mon instrument étaient toutes difficiles. Il s'agissait, en effet, de tumeurs cérébrales chez des sujets adultes à crânes durs et épais; sept des volets détachés étaient médians et à cheval sur de gros sinus.

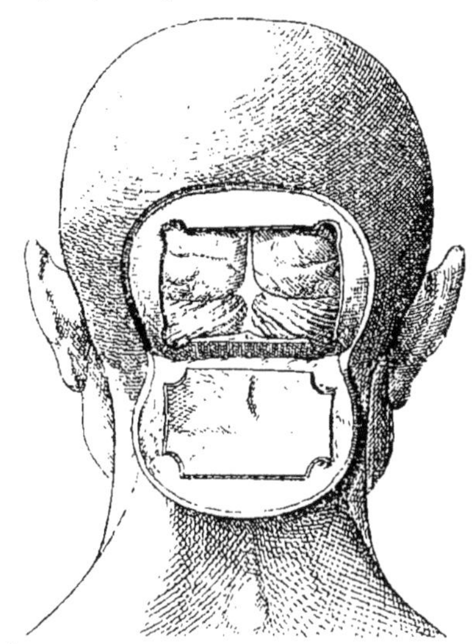

Fig. 34. — Chez cet opéré, le décolle-dure-mère a dû pour passer à travers les deux trous de trépan inférieur s'insinuer entre le sinus et la crête occipitale interne, très saillante et bien visible sur le dessin.

J'ai, en particulier, fait sauter très rapidement et d'un seul tenant toute la partie inférieure de l'écaille de l'occipital jusqu'à cinq millimètres à peine du trou occipital, mettant ainsi à nu le cervelet, les lobes occipitaux du cerveau, le pressoir d'Hérophile et les gros sinus latéraux et longitudinal supérieur (fig. 34).

J'ai de même et sans aucune difficulté, chez un malade dont le crâne très épais et très dur

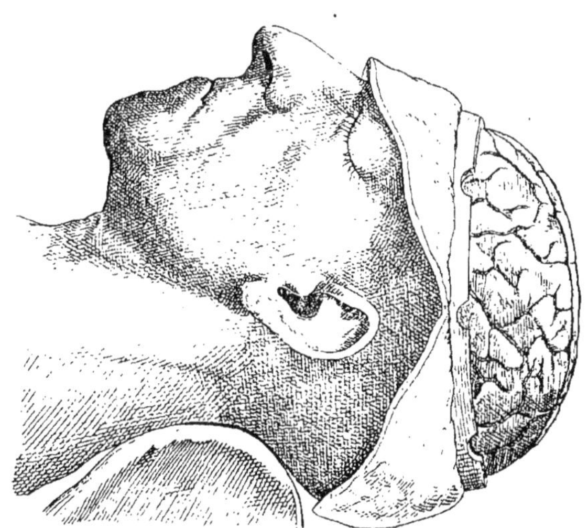

Fig. 35. — Cet opéré a subi une craniectomie totale. Il a fallu 35 minutes pour terminer l'opération.

était rempli par un cerveau hypertendu, enlevé en trente-cinq minutes la totalité de la calotte cranienne comme on n'a guère coutume de le faire qu'à l'amphithéâtre (fig. 35).

Les malades opérés par ce procédé ont tous survécu à leur opération. L'un d'eux est mort un mois après. Le choc opératoire ne pouvait plus être incriminé.

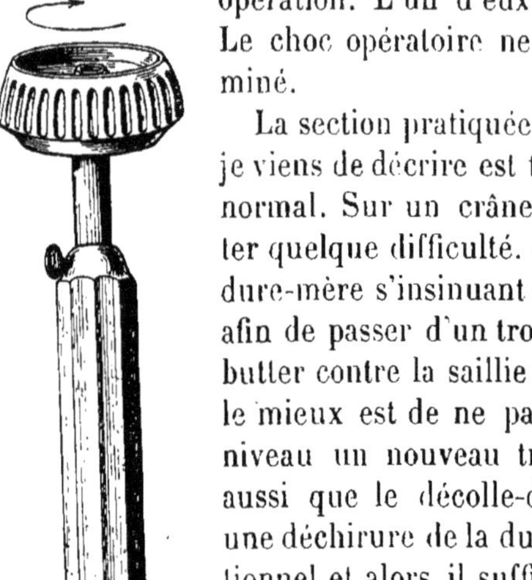

Fig. 36. — Brise-base de de Martel. Permet de briser sans aucune secousse la base du volet osseux.

La section pratiquée suivant la technique que je viens de décrire est très simple, sur un crâne normal. Sur un crâne fissuré elle peut présenter quelque difficulté. C'est ainsi que le décolle-dure-mère s'insinuant entre l'os et la dure-mère afin de passer d'un trou de trépan à l'autre, peut butter contre la saillie d'une fissure : dans ce cas le mieux est de ne pas insister et de forer à ce niveau un nouveau trou de trépan. Il se peut aussi que le décolle-dure-mère s'engage dans une déchirure de la dure-mère. C'est très exceptionnel et alors il suffit généralement de le passer en sens inverse pour franchir l'obstacle.

Une fois la section de l'os accomplie il n'y a plus qu'à fracturer la base du volet qui doit être sensiblement plus étroite que son côté supérieur, c'est-à-dire que le volet doit avoir la forme d'un trapèze à petite base inférieure.

Pour obtenir cette fracture sans aucune secousse, j'use d'un instrument très simple que j'ai imaginé et fait construire par M. Collin et représenté figure 36.

Il se compose de deux portions, une portion mâle et une portion femelle qui glissent l'une dans l'autre grâce à un pas de vis et un écrou que commande la poignée qui surmonte l'instrument. La pièce femelle se termine par une partie plane qu'on insinue sous le volet, la pièce mâle s'effile en une pointe qu'on appuie sur le crâne immédiatement en dehors du volet. En faisant tourner la poignée de l'instrument on élève la pièce femelle et avec elle le volet qui ne tarde pas à se briser à sa base.

Cette rupture de la base du volet sans secousse est impor-

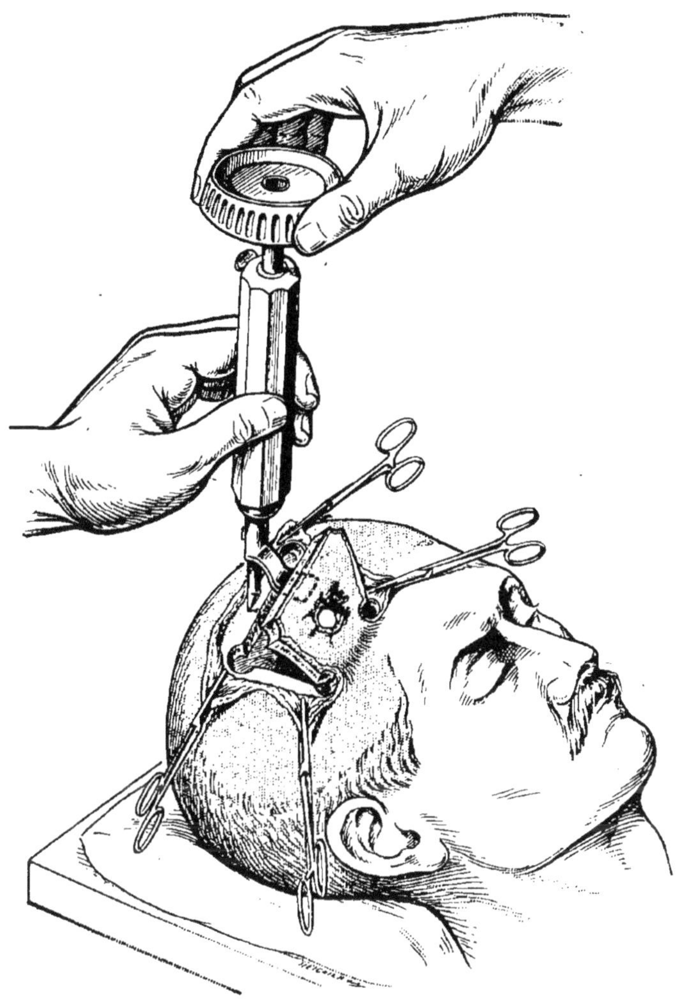

Fig. 37. — Le brise-base se compose de deux parties, une partie mâle et une partie femelle, qui glissent l'une dans l'autre grâce à un pas de vis et un écrou que commande la poignée qui surmonte l'instrument. La pièce femelle se termine par une partie plane qu'on insinue sous le volet, la pièce mâle s'effile en une pointe qu'on appuie sur le crâne immédiatement en dehors du volet. En faisant tourner la poignée de l'instrument on élève la pièce femelle et avec elle le volet qui ne tarde pas à se briser à sa base.

tante chez un blessé qui n'est pas endormi. A défaut de l'instrument que je viens de décrire et qui n'existe pas encore dans le commerce, car il venait d'être terminé quand la guerre éclata, on peut se servir d'un écarteur de Farabeuf dont on introduit l'extrémité du grand crochet sous le volet, tandis que le talon, appuyant sur le crâne, sert de point d'appui au levier ainsi formé.

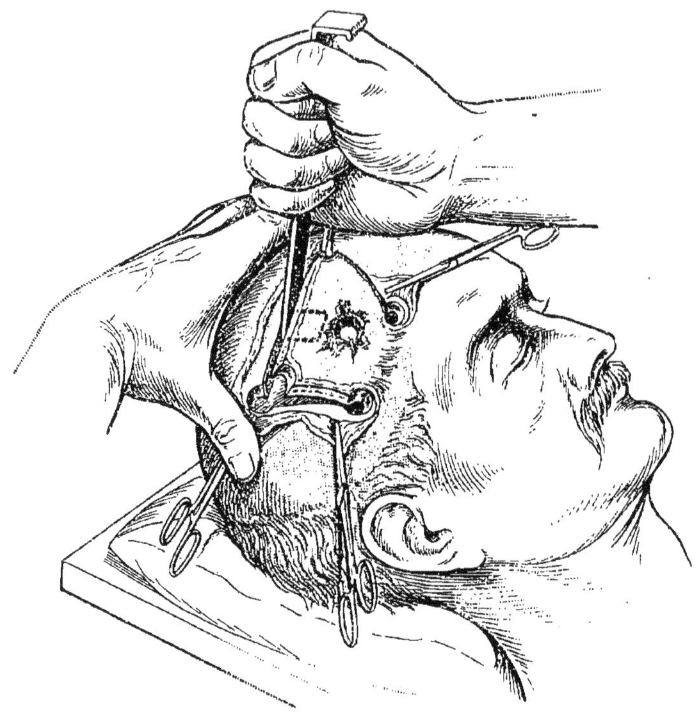

Fig. 38. — Rupture de la base du lambeau en le crochetant à l'aide d'un écarteur de Farabeuf. Cette façon de faire très brutale est fort mal supportée par un blessé éveillé.

Malheureusement le soulèvement du volet obtenu par ce moyen n'est pas très grand et souvent ne suffit pas à en fracturer la base. Il faut alors tirer sur l'écarteur sans l'appuyer sur rien et au moment où la fracture se produit le blessé ressent une violente secousse (fig. 38).

Si le volet est fissuré largement il peut se briser en plusieurs fragments ou en un autre point qu'à sa base (fig. 39). C'est un accident ennuyeux mais auquel on peut parfaitement remédier. Il suffit de passer le décolle-dure-mère au-dessous de la base du lambeau en réduisant la peau suffisamment pour ne pas l'entamer avec la scie de Gigli, ce qui nécessite quelquefois l'allongement des incisions par en bas; ceci fait on sectionne en partie la base du lambeau de manière à en faciliter beaucoup la fracture.

Dans la pratique cet accident ne doit arriver que très rarement parce que cette méthode est réservée aux cas, où le crâne, bien

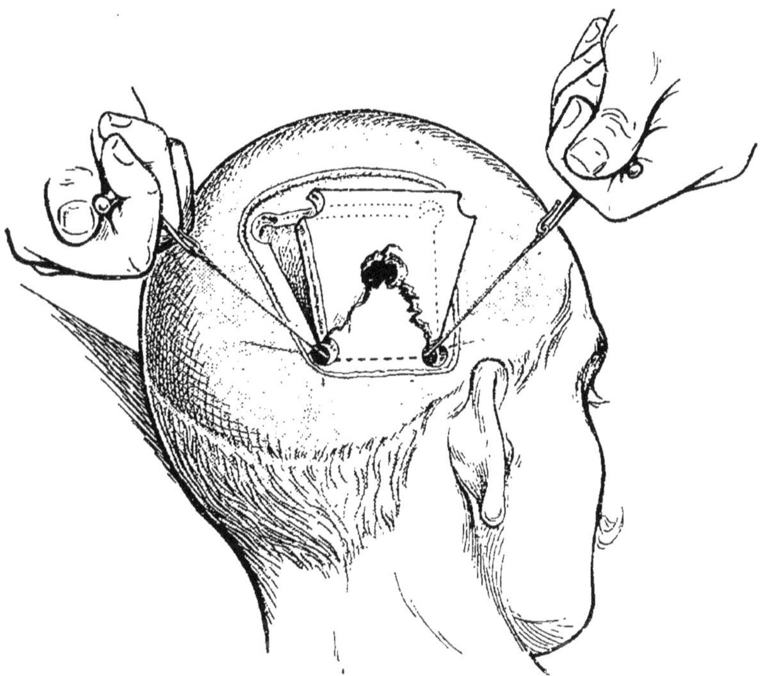

Fig. 39. — Le volet fissuré profondément ne s'est pas brisé à sa base. Il faut alors sectionner à la scie de Gigli ce qu'on n'a pu rompre. Cette figure est volontairement inexacte. Le lambeau devrait être recouvert par la peau.

que perforé, semble solide et ne présente pas de longues fissures de la table externe. Il est clair que, lorsque le crâne est réduit en morceaux, l'idée ne vient pas d'y tailler un volet ostéo cutané.

Au lieu de la scie de Gigli on peut se servir pour couper l'os de la pince de Dalgren (fig. 40). Le gros inconvénient de cet instrument c'est qu'il exige l'emploi d'une très grande force. Il ne serait en tout cas d'aucune utilité pour sectionner la base du lambeau ; pour cela la scie de Gigli est absolument nécessaire.

Une fois le volet ostéo-cutané relevé, on a sous les yeux, d'une part, les lésions de la table interne, généralement beaucoup plus étendues que celles de la table externe, et, d'autre part, les lésions

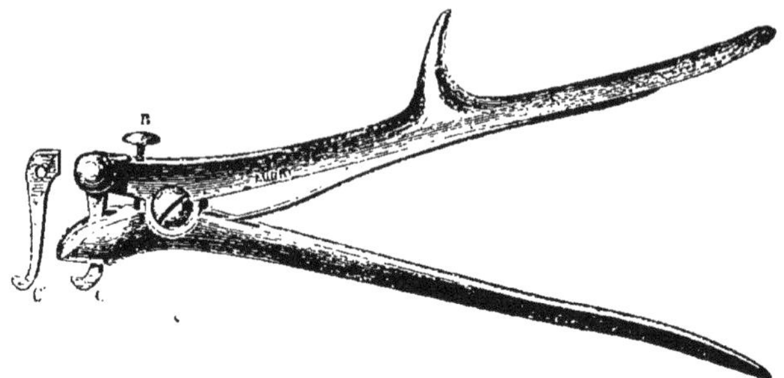

Fig. 40. — Pince de Dalgren. Exige une force considérable pour son maniement.

de la dure-mère et du cerveau et cependant on n'a effectué aucune manœuvre brutale dans le voisinage immédiat de la blessure, on

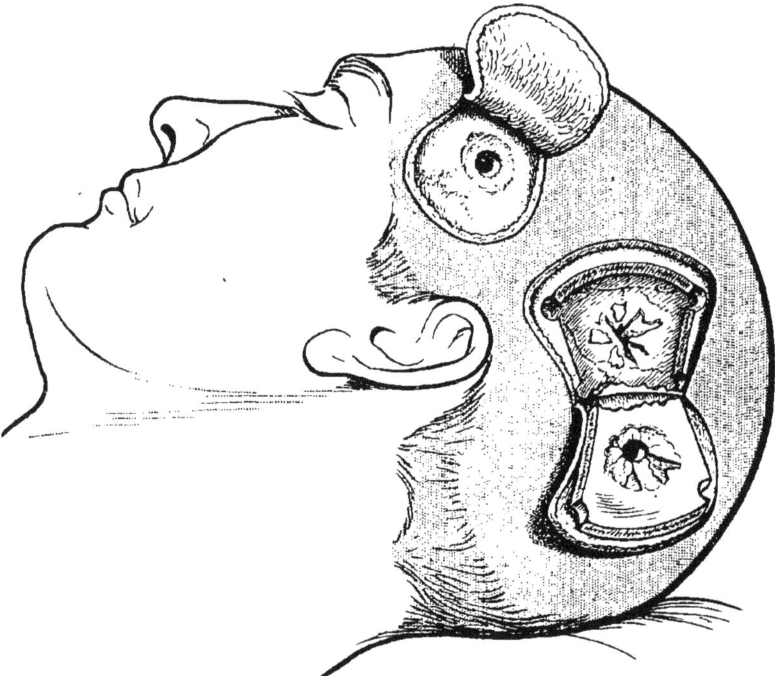

Fig. 41. — Une fois le volet soulevé on a sous les yeux les lésions de la table interne et celles de la dure-mère.

s'est constamment tenu loin d'elle, on n'a encore apporté aucune modification opératoire à la région traumatisée.

C'est là, à mon sens, le grand avantage de cette méthode, chaque fois qu'elle est applicable, c'est-à-dire chaque fois que l'état du crâne est tel qu'il permet l'exécution d'une trépanation temporaire et ce cas est fréquent. A partir de ce moment le chirurgien n'agit plus à l'aveugle, comme il le fait par la méthode ordinaire, et nous allons voir la conduite qu'il doit suivre suivant les cas.

Traitement de la lésion osseuse.

La table interne peut être perforée nettement. Cela arrive surtout dans les plaies par balles; dans ce cas il n'y a rien à faire, qu'à agrandir l'orifice à la pince-gouge si les lésions méningées et cérébrales exigent de laisser un drain dans la plaie.

Beaucoup plus souvent on constate un véritable enfoncement de la table interne dont un certain nombre d'esquilles restent parfois collées à la dure-mère qu'elles ont déchirée. Quelquefois même, elles pénètrent plus avant en pleine substance cérébrale. On enlèvera délicatement les esquilles mobiles, on remettra en place les grands fragments encore fixés solidement par leur base au reste du volet osseux. En un mot, on régularisera parfaitement la face interne du crâne au niveau de la blessure. A la pince-gouge, on abattra toutes les pointes d'os. Avec un ciseau bien coupant, à petits coups de maillet, le volet étant fixé par l'assistant à l'aide d'un davier on abrasera toutes les saillies qui pourraient, plus tard, appuyer sur la dure-mère et le cerveau. Enfin avec une pince-gouge très tranchante, on régularisera le contour de la perforation, en enlevant toutes les portions d'or qui paraîtront douteuses.

Toutes ces manœuvres doivent être faites sur le lambeau tenu bien fixe par un assistant qui le maintient à l'aide de deux claviers ou de deux grandes pinces (fig. 42). C'est évidemment beaucoup moins simple que de morceler le crâne à la pince-gouge, au petit bonheur et sans guide. Mais c'est aussi plus satisfaisant au point de vue chirurgical. Une fois achevée la toilette de la face interne du volet, le chirurgien doit s'occuper de traiter la lésion méningée et cérébrale, en ayant surtout le souci de ne pas détruire les adhérences qui existent déjà entre la dure-mère et le cerveau.

Souvent, des esquilles détachées de la table interne adhèrent à la dure-mère. Elles seront enlevées délicatement. Si la dure-mère est déchirée et qu'au niveau de la table interne on constate qu'une

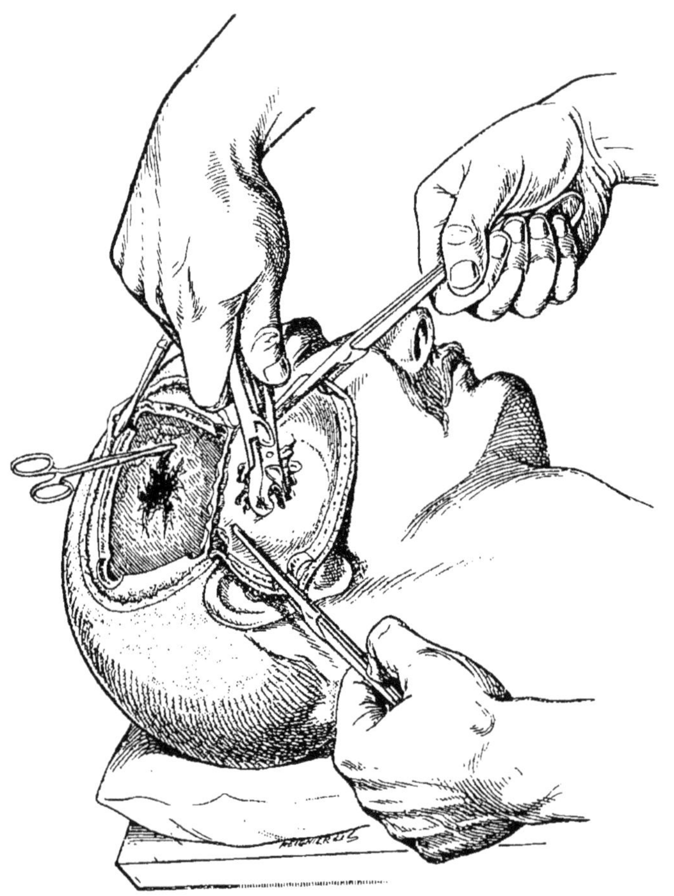

Fig. 42. — Le volet étant bien fixé par l'assistant, l'opérateur régularise l'orifice de pénétration du projectile en attaquant l'os par sa face interne.

esquille manque, il faut penser que cette esquille a pénétré dans le cerveau, à travers la brèche dure-mérienne. On l'y cherche, très doucement, à bout de doigt et de pince et souvent on la trouve. Les lèvres de la plaie de la dure-mère seront régularisées mais cette membrane ne sera pas incisée en général.

Lorsque le cerveau lui-même est atteint, il faut s'efforcer de nettoyer la plaie cérébrale dans la mesure du possible. Mais là encore il faut se garder de toute manœuvre excessive. En règle générale il faut, pour ce nettoyage, se contenter d'agir à travers

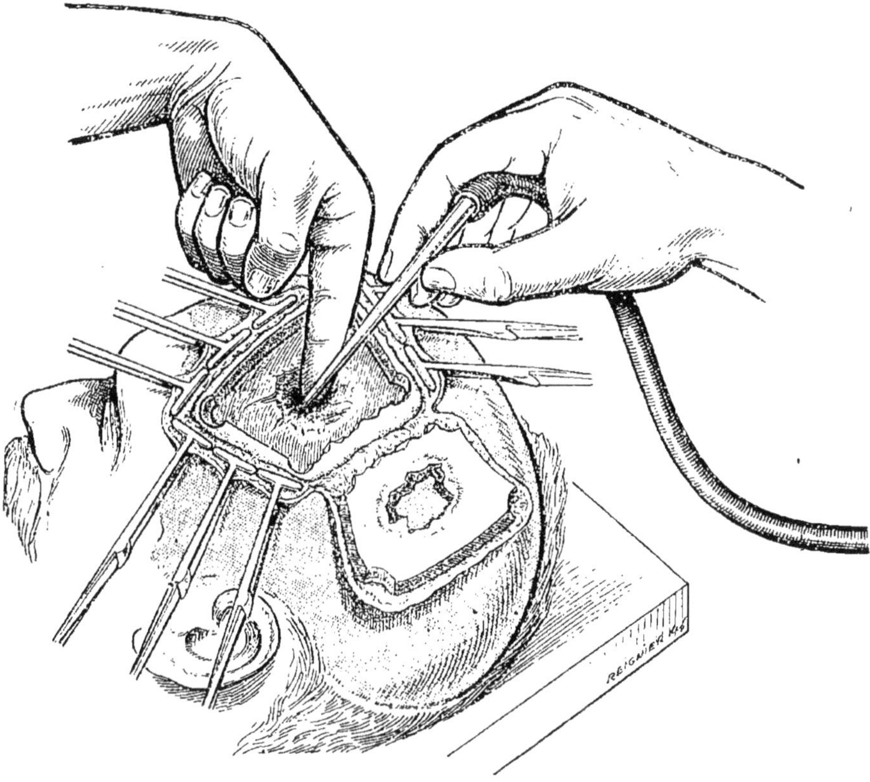

Fig. 43. — L'irrigation prolongée à l'aide de sérum physiologique chaud est la meilleure façon de procéder pour débarrasser le cerveau des nombreux corps étrangers peu visibles et très petits.

la plaie dure-mérienne telle qu'elle est sans l'agrandir et si on est obligé de l'agrandir il faut ensuite la suturer. L'irrigation prolongée à l'aide de sérum physiologique chaud me semble le meilleur procédé pour débarrasser le cerveau des nombreux corps étrangers souvent très petits et peu visibles qu'il contient.

Avec le doigt introduit très délicatement dans le foyer, on peut quelquefois percevoir des esquilles ou même un projectile qu'on retire avec une pince. Avec une canule en verre poussée doucement le long du doigt, on irrigue aussi le fond de la plaie. Cette irrigation, pour être de quelque efficacité, doit être longtemps prolongée. Tandis qu'on la pratique il faut demander au blessé de tousser ou d'expirer profondément. Dans certains cas, sous l'influence de cette expiration, la plaie s'éverse au dehors, comme le fait l'anus chez un malade auquel on donne l'ordre de pousser. L'irrigation est alors très efficace et entraîne de nombreux corps étrangers que des manœuvres plus brutales auraient incrustés profondément dans la substance cérébrale.

Lorsque le foyer a une certaine profondeur et que la substance cérébrale qui l'environne semble très modifiée dans sa consistance il est bon d'y laisser un drain[1]. Ce drain sortira par l'orifice du projectile agrandi et régularisé.

Il sera retiré et nettoyé à chaque pansement et son trajet irrigué longuement avec du sérum physiologique tiède, de manière à favoriser l'élimination du tissu cérébral mortifié.

Une fois toutes ces manœuvres terminées on remettra le volet ostéo-cutané en place, et on le suturera avec un très grand soin.

Afin de rendre précise et régulière la suture, il faut rétablir exactement les connexions que le lambeau présentait avec le reste du cuir chevelu avant l'opération. La forme quadrilatère du lambeau facilite beaucoup cette tâche. Un crin est passé dans chaque angle du lambeau et le fixe à chaque angle de la plaie opératoire du cuir chevelu. L'examen de la figure fera comprendre immédiatement de quoi il s'agit. Une fois ces deux points d'angle placés, on n'a plus qu'à pratiquer la suture de trois incisions rectilignes, c'est-à-dire qu'on est ramené au cas de la suture la plus simple.

Au point de vue de l'hémostase, ceci est important. Il ne faut pas compter sur la ligature des vaisseaux du cuir chevelu pour en pratiquer l'hémostase mais simplement sur l'affrontement très exact des deux tranches de l'incision. La densité même du cuir chevelu rend la ligature des vaisseaux très difficile. Cette même densité rend efficace un affrontement serré qui, sur des tissus plus mous, serait sans effet. Il est important que les deux tranches de section d'un gros vaisseau soient bien mises nez à nez dans la suture, afin que les effets de l'affrontement se fassent également sentir sur l'une et sur l'autre.

1. Je n'use jamais de drains rigides. J'emploie une lame de taffetas gommé enroulée autour d'une petite mèche (drain-cigarette).

A ce point de vue, l'incision circulaire est bien inférieure à l'incision rectangulaire. Une fois les points d'angle du lambeau quadrilatère mis en place, la suture de chacun de ses côtés peut se faire soit à points séparés, soit par un surjet. Le surjet est plus hémostatique que les points séparés mais pour l'appliquer on est obligé d'enlever toutes les pinces qui bordent l'incision, aussi pendant son application le blessé peut saigner un peu. Les points séparés, bien placés, assurent un affrontement excellent et une hémostase parfaite et ils permettent de n'enlever les pinces que une à une. Le surjet se place beaucoup plus rapidement mais quelquefois, surtout si on le laisse trop longtemps en place, il provoque un peu de sphacèle des bords de l'incision et jamais le résultat final n'est aussi parfait avec le surjet qu'avec les points séparés. Enfin le surjet est difficile et assez douloureux à enlever. Un des gros avantages du volet ostéo-cutané est qu'on peut le relever quand on le désire pour explorer à nouveau la dure-mère et le cerveau et il vaut mieux, puisqu'on peut être appelé à pratiquer plusieurs fois de suite sa suture, user des points séparés, qui abîment moins les bords de l'incision.

Quel que soit le mode de suture adopté, il faut se rappeler qu'on peut et qu'on doit enlever les fils de suture très tôt, le 3e ou le 4e jour. C'est le seul moyen pour avoir de belles cicatrices, nettes et sans suppuration.

Le surjet hémostatique placé à la base du lambeau, dès le début de l'intervention, sera enlevé au bout de douze heures. Il m'est arrivé de le laisser 24 ou 36 heures sans aucun dommage.

Cette technique opératoire, je l'ai déjà dit, n'est applicable qu'aux cas où le crâne est dans un état de conservation relative, permettant la taille d'un volet temporaire et il serait absurde de s'entêter à vouloir l'appliquer en toute occasion.

Elle est excellente dans tous les cas où la table externe n'étant que légèrement fêlée ou déprimée, la table interne est brisée; dans ce cas, en effet, elle permet de traiter les lésions, en évitant de laisser dans le crâne un large orifice comme on ne manque pas de le faire par la technique classique. En effet, l'opérateur qui suit cette dernière, commence, pour vérifier l'état de la table interne, par percer le crâne d'un trou de trépan. S'il trouve la table interne rompue, il morcelle le crâne à la pince-gouge, jusqu'aux limites de cette rupture. En résumé, pour régulariser le foyer de fracture on le remplace par une large perte de substance qui n'est pas toujours sans inconvénient puisque l'une des principales occupations des chirurgiens de certains centres neurologiques de l'arrière, est de combler ces orifices par différents procédés que j'étudierai à la fin de ce volume. Par la méthode que je préconise. la table interne est régularisée directement, sans toucher à la table externe, et les lésions de la dure-mère, des sinus ou du cerveau une fois traitées, le volet ostéo-cutané est remis en place sans drainage et au bout de très peu de temps le crâne a repris toute sa solidité.

Ce procédé est encore excellent dans les cas de plaie du crâne et du cerveau suivant un trajet normal à leur surface. Dans ce cas, en effet, la lésion est de petite dimension et il n'y a aucune utilité, même pour les partisans convaincus du drainage. à trépaner largement. Il devient discutable dans les coups de feu tangentiels, dans les profonds sillons par éclats d'obus.

Dans ces différents cas, en effet, son application nécessite la taille de très grands volets et pour ma part je préfère suivre alors une autre technique que je vais décrire, mais avant cela je veux dire un mot des différentes complications qui peuvent survenir au cours de la taille du volet ostéo-cutané.

Accidents opératoires *qui peuvent compliquer la taille d'un volet ostéo-cutané.*

Durant la taille du volet, de nombreux incidents peuvent se produire :

Au cours de la perforation de l'os, il arrive quelquefois que le diploé saigne abondamment. Dans ce cas, le mieux est de ne pas s'attarder à essayer de maîtriser l'hémorragie, mais de terminer la perforation. Il suffira. ensuite, d'enduire les parois de l'orifice avec de la cire de Horsley, pour obtenir le résultat souhaité.

Le même accident peut se produire pendant le sciage de l'os. Là encore il faut achever la section du volet et c'est en pareil cas que la supériorité de l'instrumentation mécanique devient évidente car, avec elle, l'intervention peut être terminée en quelques instants.

Ces hémorragies du diploé sont rares. Beaucoup plus fréquentes sont les hémorragies qui se produisent au niveau des perforantes lors du ruginage de l'os suivant la ligne d'incision, J'y reviendrai plus loin à propos de la trépanation décompressive sous-temporale et occipitale où ces hémorragies sont particulièrement graves, mais dès maintenant je veux indiquer que le seul moyen pour en venir à bout, est d'implanter, dans l'orifice qui saigne, une petite cheville d'ivoire pointue qu'on coupe ensuite au ras de la surface osseuse.

Section de la dure-mère et du cerveau avec la scie de Gigli. — Cet accident n'arrivera jamais si on n'éloigne pas trop les trous de trépan les uns des autres, si on a soin d'user d'un décolle-dure-mère assorti à la fraise qui a perforé les trous, et surtout si on veille à ce que la partie protectrice de ce décolle-dure-mère soit bien placée.

La scie, représentant la corde de l'arc osseux qu'elle doit sectionner, a d'autant plus de tendance à pénétrer dans le cerveau que cet arc est plus convexe, c'est-à-dire que les trous de trépan sont plus éloignés (voir fig. 25).

Si on use d'un décolle-dure-mère étroit et d'une fraise large, la partie protectrice du décolle-dure-mère flotte dans les trous et la scie peut croiser l'instrument et reposer en certains points sur la dure-mère (fig. 41).

Mais, même dans ce cas, si on fait attention au début du sciage à bien superposer la scie et le protecteur, on ne blesse pas la dure-mère.

Rupture de la méningée, lors de la frature du lambeau. — Lorsqu'on fracture la base du lambeau et que cette base, comme cela arrive fréquemment, répond à la partie inférieure de la fosse temporale, il arrive que la méningée moyenne encore enfermée dans l'os, se rompe. Dans ce cas il faut d'abord vérifier la situation de l'artère par rapport à l'os, ce qui n'est pas toujours facile. Pour cela le courant du sérum chaud est très utile en balayant le sang au fur et à mesure qu'il coule. Si l'artère est comprise dans un canal osseux, l'oblitération de ce canal par une cheville d'ivoire est encore indiquée, mais souvent il n'en est pas ainsi : l'artère est simplement reçue dans une gouttière osseuse qui sans permettre sa compression directe, gêne pour sa ligature. Le mieux est, dans ce cas, de la libérer sur une certaine longueur en morcelant l'os, au-dessus d'elle, à la pince-gouge et de la lier ensuite.

Ouverture d'un sinus. — Lorsqu'on lève un volet, pour une simple fissure de la table externe siégeant sur la ligne médiane ou dans la région du sinus latéral, il faut s'attendre à cet accident. En effet, comme on l'a répété maintes fois, la table interne est souvent brisée et ses fragments déchirent parfois le sinus. J'ai plusieurs fois trouvé des fragments de la table interne implantés dans le sinus qui ne saignait pas. L'hémorragie ne se produisait qu'au moment de l'ablation de l'esquille. En pareil cas le meilleur mode d'hémostase est l'application sur la brèche vasculaire d'un lam-

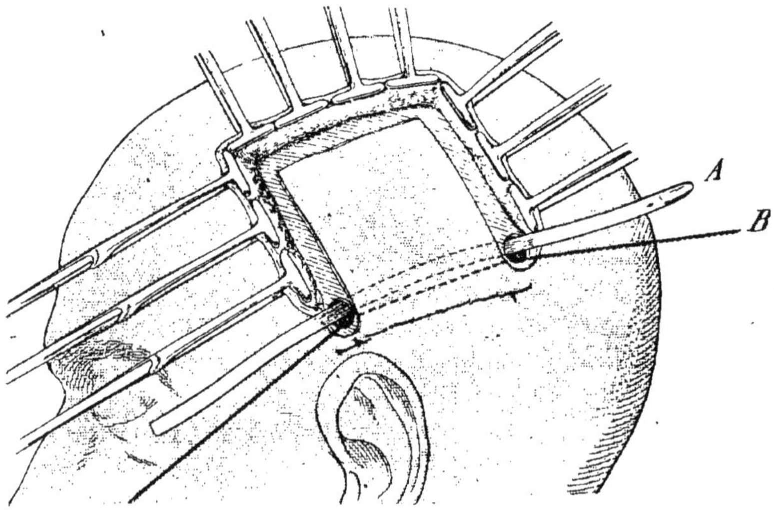

Fig. 44. — La scie de Gigli a été passée sous la base du lambeau. Le décolle-dure-mère est trop étroit. Il flotte dans les trous de trépan, et la scie ne repose pas forcément sur lui et peut entamer le cerveau.

beau de muscle ou d'aponévrose. La suture des sinus est très difficile, on peut même dire impossible dès qu'il y a la moindre perte de substance car leur paroi est tendue et inextensible. C'est dans ces cas d'hémorragies veineuses si abondantes que la supériorité de l'anesthésie locale et de la position assise deviennent évidentes. Telle hémorragie qui est formidable en position horizontale, se réduit à relativement peu de chose dès que l'opéré est en situation verticale. J'ai rapporté ce procédé d'oblitération des plaies de sinus par des morceaux de muscle de chez Sir Victor Horsley, il y a bientôt sept ans. Depuis cette époque les chirurgiens ne l'ont que peu ou pas utilisé et durant cette guerre je ne vois que mon ami Velter qui en fasse mention. Morestin, il y a encore peu de temps, relatait à la Société de chirurgie une intervention durant laquelle il essaya en vain de suturer un sinus. Il est regrettable que cette technique n'ait pas reçu l'estampille officielle et n'ait eu que moi pour parrain.

Tout ce qui précède s'applique aux plaies que dans la classification du début, j'ai placées sous les n°s 3, 4 et 1. Je reproduis ici les trois paragraphes en question.

3° Les plaies dans lesquelles le projectile a frappé le crâne normalement mais sans le pénétrer; dans ce cas les deux tables sont brisées et souvent des fragments de la table interne pénètrent très profondément dans le cerveau non loin du ventricule, qui s'il n'est pas ouvert d'emblée peut l'être lors des manœuvres opératoires.

4° Les plaies identiques aux précédentes mais dans lesquelles le projectile a pénétré dans le crâne. Il occupe alors souvent une situation plus profonde que les esquilles qu'il a entraînées avec lui.

1° Les plaies où le projectile n'ayant presque plus de vitesse, frappe normalement le crâne et produit une dépression de la table externe à laquelle peut répondre une fracture de la table interne. Toutes ces plaies ont un caractère commun. Le projectile qui les produit frappe le crâne normalement et son trajet dans la paroi osseuse est le plus bref possible si bien qu'à moins d'éclatement du crâne les lésions osseuses sont relativement peu étendues. C'est là la condition nécessaire pour que la méthode du volet temporaire soit applicable utilement. Malheureusement dans nombre de ces cas, il est vrai très graves, et où l'intervention a beaucoup moins de chances de succès, cette technique ne peut être employée sans de grosses difficultés. C'est lorsque du point d'entrée du projectile partent des fissures nombreuses et profondes qui fragmentent la paroi cranienne sur une grande étendue. En pareille circonstance on ne peut plus songer à tailler un volet ostéo-cutané et le mieux est, je crois, de suivre la technique que je vais décrire. Il en est de même dans les coups de feu tangentiels.

L'intervention avec l'instrumentation mécanique.

Je ne veux dire qu'un mot de l'opération pratiquée avec mon instrumentation parce que très peu de chirurgiens la possèdent et que, depuis deux ans, je suis probablement le seul à m'en servir

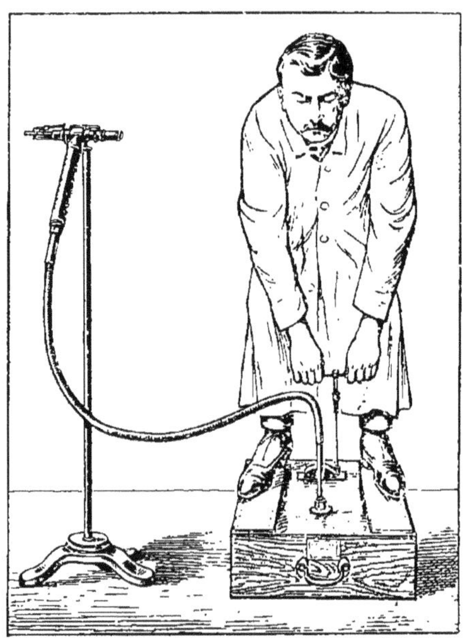

Fig. 45. — Mon moteur, très robuste, se compose d'un volant horizontal monté sur billes et qui est mis en marche par un mouvement d'arrachement.

régulièrement. J'en parlerai, cependant, parce que c'est à la facilité opératoire qu'elle me donne que j'ai dû l'idée de tailler systématiquement des volets ostéo-cutanés temporaires, chaque fois que la chose est possible. Cette instrumentation très robuste et très simple se compose d'un moteur électrique ou d'un moteur de mon invention mis en mouvement par un aide qui peut être une femme ou un enfant. Je préfère ce dernier moteur parce qu'il ne se détraque pas et qu'il peut être utilisé n'importe où. Je n'entre pas dans sa description, l'examen de la figure ci-jointe en fera comprendre le mécanisme. Le moteur, quel qu'il soit, est relié par un câble à une pièce porte-outil stérilisable que manie le

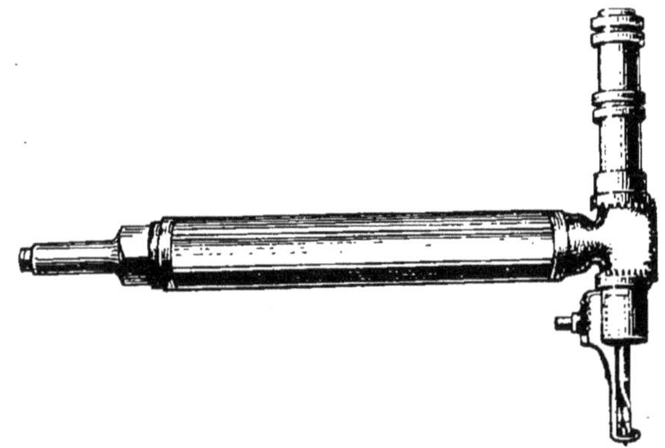

Fig. 46. — Ma fraise verticale.

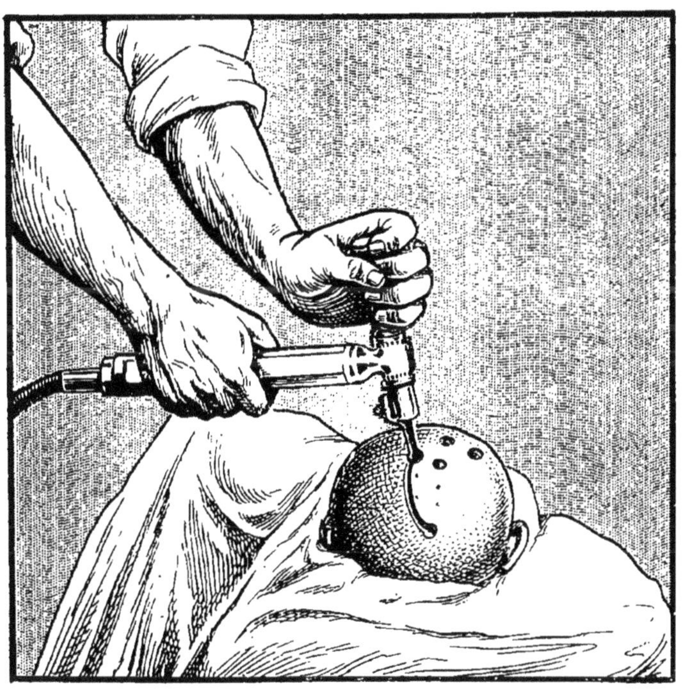

Fig. 47. — Manœuvre de la fraise verticale.

chirurgien. Sur cette pièce porte-outil peut se monter successivement mon trépan et sa butée (fig. 48 et 48 *bis*) ou ma fraise verticale et son protecteur (fig. 46 et 47). Je n'entre pas dans la description peu intelligible de mon trépan. Il suffit de savoir que, quelque effort qu'on exerce sur lui, on n'arrive jamais qu'à percer

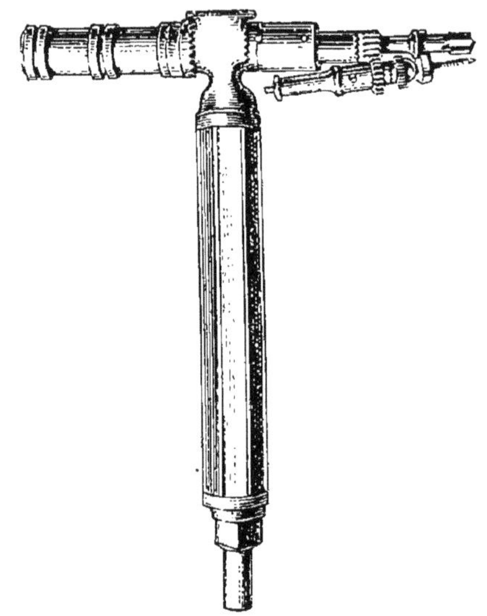

Fig. 48. — Mon perforateur.

le crâne sans blesser la dure-mère ou le cerveau. Le futur volet ostéo-cutané étant encadré par l'incision des téguments, je perce un trou à l'un des angles inférieurs de ce volet puis, remplaçant le trépan par la fraise verticale, je taille 3 côtés du volet et je fracture le 4e à l'aide de l'appareil spécial que j'ai imaginé pour cela.

Toute l'opération demande de deux à trois minutes et est admirablement supportée par le blessé non endormi. Il est à remarquer que l'opéré éveillé ne se plaint pas des vibrations de l'instrument, ceci pour répondre à l'objection que certains chirurgiens font à cette technique.

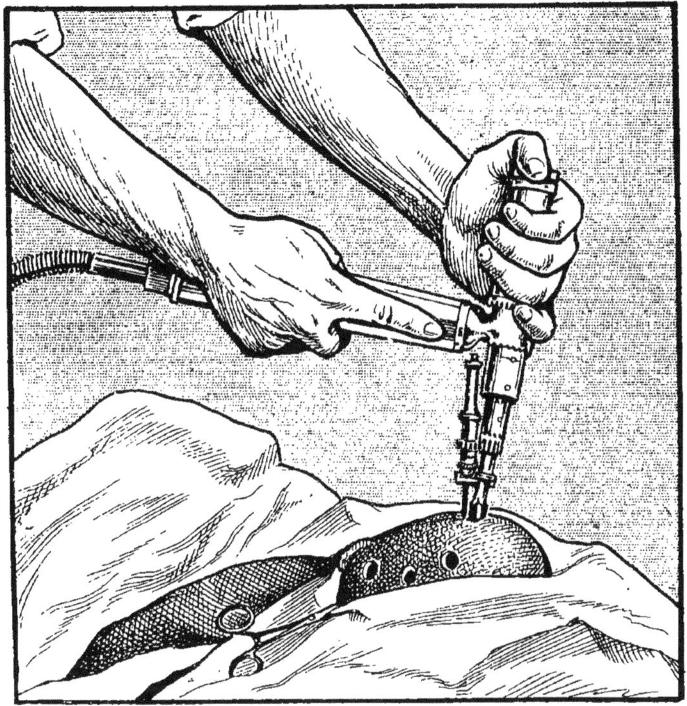

Fig. 48 *bis*. — Maniement du perforateur.

Traitement de la plaie en sillon.

Lorsque le crâne est labouré par le projectile qui a suivi, par rapport à sa surface, un trajet plus ou moins tangentiel, la taille d'un volet ostéo-cutané temporaire n'est malheureusement plus possible et il faut se résoudre à employer une autre méthode, beaucoup plus délabrante.

Le but qu'on se propose reste le même ; parer aux accidents mécaniques dus à la fracture (compression par les esquilles et les caillots), arrêter les hémorragies, nettoyer le foyer de la blessure en enlevant les esquilles mobiles, en facilitant l'élimination de tout le matériel mort qui existe à ce niveau, et cela en n'aggravant pas le traumatisme. en ne commettant aucune manœuvre brutale ou intempestive.

Pour cela, je crois que le mieux est de tailler un large volet

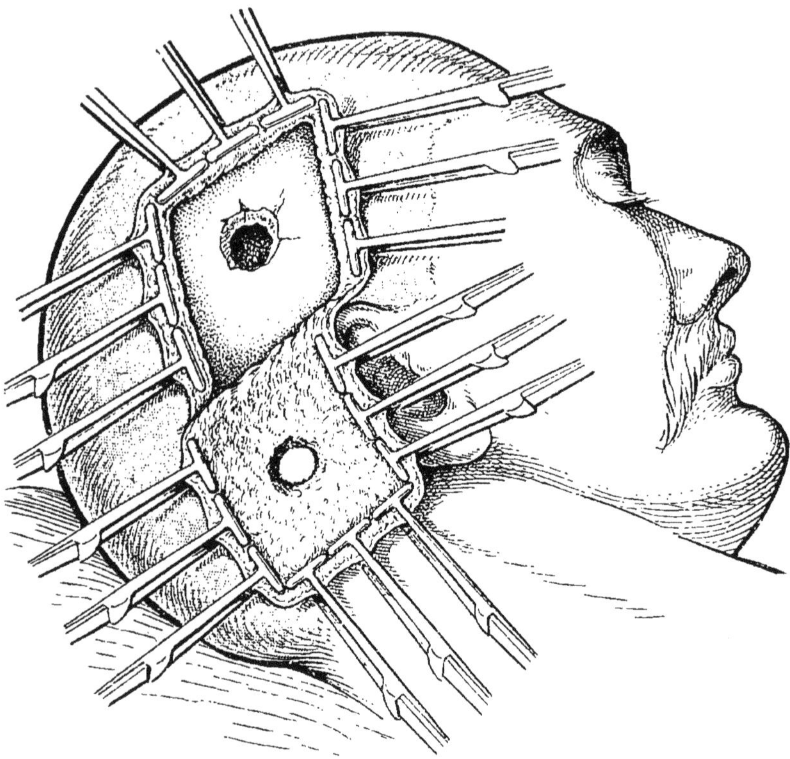

Fig. 49. — Le lambeau étant rabattu loin du champ opératoire les pinces fixées sur ses bords sont négligeables et il suffit de recouvrir lambeau et pinces d'un champ opératoire pour qu'elles ne causent plus aucune gêne.

cutané quadrilatère en suivant exactement la technique indiquée plus haut, mais dans ce cas on peut se dispenser de placer un surjet hémostatique. En effet, ce surjet a pour but de permettre l'ablation de toutes les pinces des bords du lambeau, lorsqu'on ne veut pas le décoller de la surface osseuse qu'il recouvre. car ces pinces sont alors fort gênantes au moment de la section de l'os. Mais dans le cas présent, le lambeau étant rabattu loin du champ opératoire, les pinces fixées sur ses bords sont négligeables et il suffit de recouvrir d'un champ opératoire, lambeau et pinces pour qu'ils ne causent plus aucune gêne (fig. 49).

Les dimensions du lambeau cutané doivent être très sensiblement plus grandes que celles de la blessure. Il est fréquent, en effet, que les lésions osseuses soient plus étendues que les lésions cutanées et il est bon qu'une fois le lambeau relevé, ces lésions soient entièrement visibles.

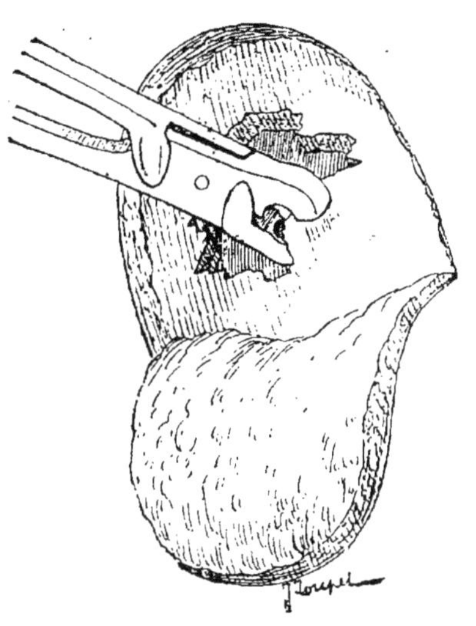

Fig. 50. — Régularisation de la brèche osseuse à la pince-gouge. Il faut éviter d'user de cette pince comme d'un levier et de fracturer le crâne plutôt que de le couper.

Dans ces plaies tangentielles, on se trouve en présence d'un sillon plus ou moins profond creusé en pleine substance cérébrale. Des esquilles peuvent pénétrer dans le cerveau, mais, en général, elles sont superficielles et ne sont pas enfoncées loin dans l'intérieur de l'organe, comme cela se voit si souvent dans des blessures en apparence moins graves mais produites par un projectile frappant normalement le crâne.

Il faut régulariser à la pince-gouge le bord du sillon osseux et découvrir la dure-mère saine, mais je crois que là, comme partout ailleurs en chirurgie, il faut s'efforcer d'aller de la région saine à la région malade et qu'il est souvent dangereux d'engager les mors de la pince-gouge au-dessous du rebord osseux, en plein foyer traumatique, dans une région confuse, modifiée dans son aspect et où il est impossible de s'orienter clairement. On risque d'augmenter les délabrements, d'enfoncer profondément des esquilles détachées mais qui n'ont pas encore pénétré dans la substance cérébrale et aussi de déchirer la dure-mère ou d'augmenter sa déchirure quand elle est déjà ouverte. Le mieux est de percer à un centimètre environ du bord de l'os un trou de trépan qui tombe en dehors du foyer traumatique.

Si au lieu de découvrir la dure-mère intacte on met au jour

des lésions qui s'étendent plus loin qu'on ne le supposait, et ceci est fréquent, on en est quitte pour creuser un nouvel orifice au delà du précédent. En partant de cet orifice, avec la pince-gouge, on creuse dans le crâne un sillon allant directement vers la lésion osseuse. On découvre de cette façon la limite du foyer

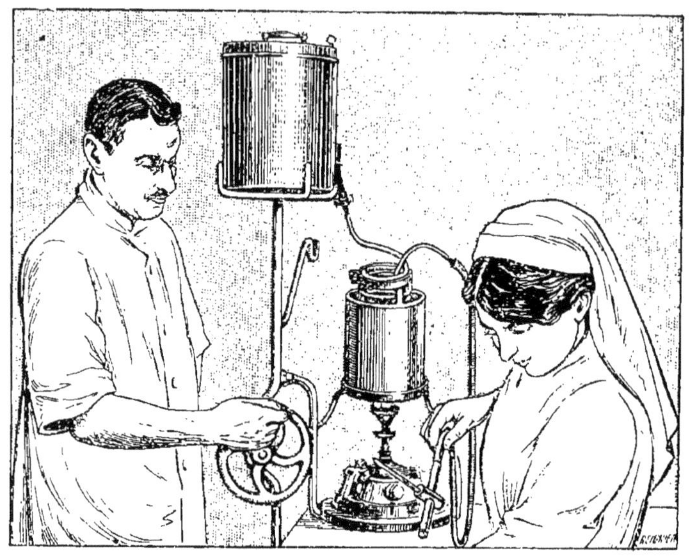

Fig. 51. — Cet appareil que M. Adnet a construit sur mes indications permet d'irriguer le cerveau avec du sérum chaud. Pour faire varier la température du sérum, il suffit de plonger plus ou moins le serpentin dans l'eau bouillante. La lecture de la température se fait sur un thermomètre qui précède immédiatement la canule.

traumatique et il est alors aisé de le mettre à découvert sans produire aucune nouvelle lésion.

Ceci fait, si la dure-mère est intacte, on ne l'ouvre sous aucun prétexte. On ne saurait trop insister sur ce point. Ouvrir la dure-mère pour évacuer un hématome, ou la bouillie cérébrale résultant d'une violente contusion du cerveau, c'est infecter presque à coup sûr un foyer jusque-là aseptique, c'est rechercher la méningite et l'encéphalite. Il est pourtant quantité de chirurgiens qui procèdent ainsi. Si la dure-mère est lésée, si de la bouillie cérébrale s'échappe par l'ouverture, si, là où la dure-mère est encore intacte on la trouve immobile et noirâtre, si on constate l'existence d'un épanchement ou d'un foyer de ramollissement, il est tout à fait logique, au contraire, d'agrandir l'ouverture méningée et d'évacuer doucement et aussi complètement que possible ce foyer déjà infecté. La dure-mère sera ensuite suturée avec soin sauf au niveau de sa déchirure. En ce point on placera un drain-cigarette qui a l'avantage de ne pas être rigide et de ne pas s'enfoncer dans la substance cérébrale. Rien n'est plus difficile que vider complètement ces collections formées de sang,

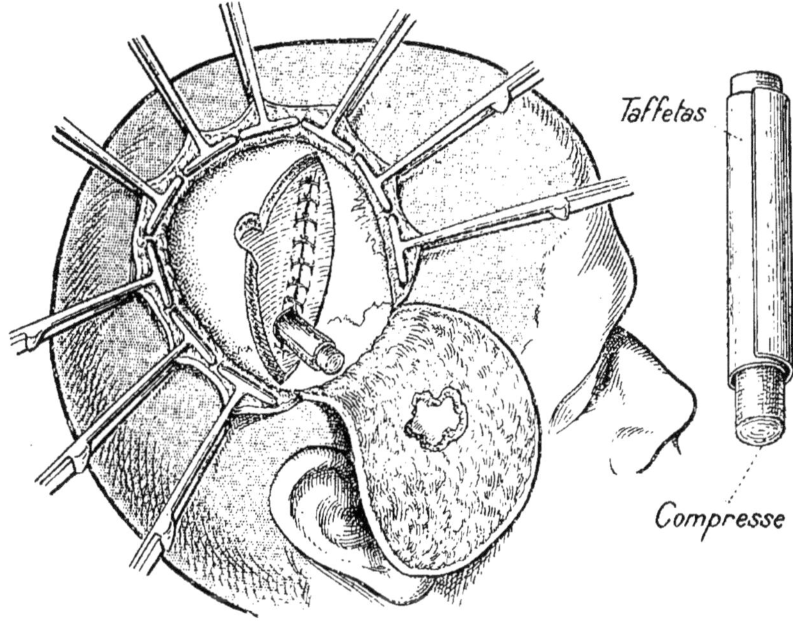

Fig. 52. — La dure-mère incisée a été suturée. Un drain-cigarette est laissé dans la plaie.

de substance cérébrale ramollie et d'esquilles, sans léser le tissu cérébral normal qui forme la paroi de la cavité. Le mieux est d'user du doigt promené très doucement dans toutes les directions, sous un courant continu de sérum chaud (45 à 50°). Durant cette manœuvre on prie le blessé de faire de fortes expirations ou de tousser, ce qui a pour effet d'éverser au dehors les parois de la cavité et de les rendre très accessibles. Le doigt doit être promené méthodiquement et avec beaucoup de légèreté dans toutes les directions. Parfois il reconnaîtra la présence d'une esquille ou d'un corps étranger qui sera alors retiré à bout de pince. L'usage du sérum chaud a de grands avantages. Il est très hémostatique et par son action mécanique il entraine quantité de débris à peine visibles mais souvent très infectants. Il faut se rappeler que, sous l'anesthésie locale, il est mal supporté par le blessé dont il faut abriter les téguments sous une toile imperméable et aseptique.

Rien n'est plus difficile que de préciser les limites d'une pareille trépanation. A lire certains travaux publiés sur la question il semble qu'il suffit de décortiquer le cerveau de son enveloppe osseuse pour parer à tous les inconvénients d'un grand traumatisme cérébral et qu'à partir de l'instant ou on a découvert l'organe lésé sur toute l'étendue de sa lésion, on a fait pour lui tout ce qu'on pouvait faire. Ce débridement à outrance, sans aucun souci d'autres considérations, m'apparaît comme quelque chose d'empirique et sans base scientifique. Je sais quantité de blessés qui, n'ayant pas subi de si larges interventions, ont bien guéri de leur traumatisme, et, personnellement, je reste très hostile aux grands délabrements que rien ne justifie si ce n'est le besoin de faire à tout prix quelque chose, même là où il n'y a rien à faire d'utile. Qu'on s'efforce de découvrir dans toute son étendue une plaie cérébrale superficielle, afin de la bien surveiller, de la panser à plat et d'éviter, à son niveau, la formation d'un abcès au-dessous de l'os contus ou brisé, c'est tout à fait défendable. Mais qu'on poursuive des fissures osseuses, qu'on enlève de larges morceaux de crâne, qui n'ont aucun rapport immédiat avec le trajet cérébral profond, voilà ce que je ne peux arriver à comprendre.

Dans ces plaies plus ou moins tangentielles du crâne, auxquelles ne saurait s'appliquer la technique opératoire du volet ostéo-cutané temporaire, il existe souvent de larges pertes de substance au niveau du cuir chevelu. Presque toujours la brèche osseuse après régularisation est encore plus grande que celle du cuir chevelu et il est fréquent que la dure-mère soit abrasée aussi sur une grande étendue. Le cerveau, qui forme le fond de la plaie, est donc à nu, et cela pour longtemps. Aussi il s'infecte et se hernie fréquemment. Pour parer à ces deux dangers, l'infection et la hernie, Sargent a eu l'ingénieuse idée de décoller l'épicrâne du cuir chevelu de façon à le faire glisser et à le suturer au niveau de l'orifice que présente ce dernier. De cette manière le cerveau est parfaitement recouvert et la plaie cutanée s'épidermise très vite.

Le drainage est assuré par deux tubes qui sortent aux angles inférieurs du lambeau. Les figures ci-jointes empruntées à un article de Sargent font bien comprendre sa méthode.

J'ai décrit deux techniques opératoires qui me paraissent les meilleures et entre lesquelles on pourra choisir suivant les cas.

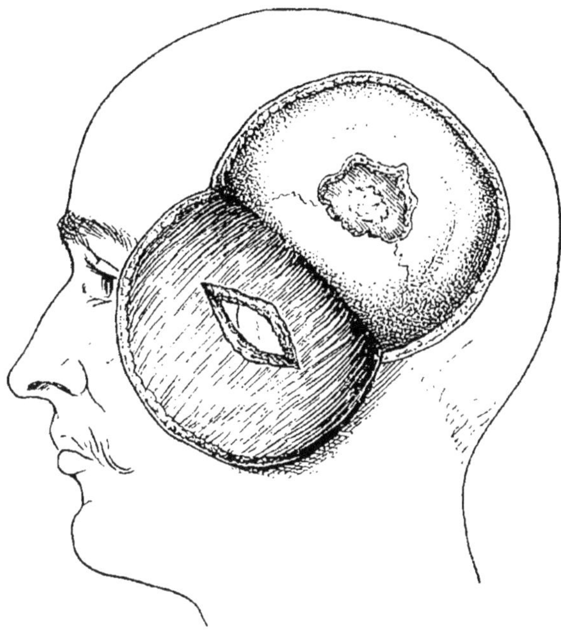

Fig. 53. — Décollement du volet cutané troué en son centre par le projectile.

On donnera la préférence au volet ostéo-cutané temporaire. chaque fois qu'il sera praticable, parce qu'il offre une quantité d'avantages. On pourra exécuter ce volet toutes les fois qu'on aura le moindre doute sur l'état de la table interne ou du cerveau et on se rappellera que souvent une petite dépression de la table externe, surtout lorsqu'elle siège sur la ligne médiane au niveau du sinus longitudinal, peut entraîner de graves désordres. On se souviendra que parfois un minuscule projectile traverse le crâne sans presque laisser de trace et provoque cependant des lésions cérébrales et vasculaires profondes. Le volet temporaire ne laisse aucune trace, aucune déformation, il produit toujours une décompression cérébrale dont le blessé tire bénéfice, il n'est pas la cause de hernies cérébrales d'origine mécanique comme en provoque si souvent l'étroite trépanation classique. Il donne un très large jour sur les lésions, et cela autant de fois qu'on le désire puisqu'on peut le rouvrir chaque fois qu'on le juge à propos.

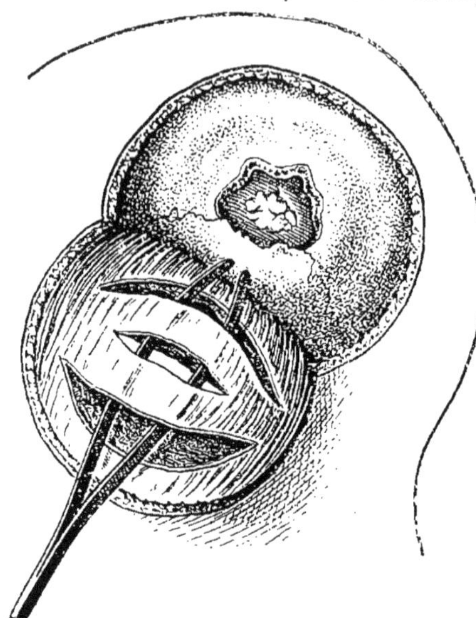

Fig. 54. — Libération de l'épicrâne de chaque côté de l'orifice.

La seconde des techniques décrites, l'agrandissement de la brèche osseuse à la pince-gouge ne présente aucun de ces avantages, mais elle est tout à fait indiquée chaque fois que le délabrement osseux est considérable et ne permet pas la taille d'un volet ostéo-cutané.

Les résultats obtenus par ces deux méthodes dépendent entièrement de l'état de la dure-mère et du cerveau.

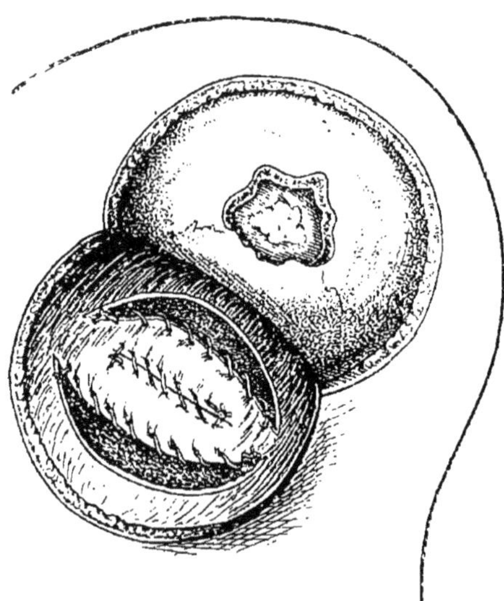

Fig. 55. — Suture de l'épicrâne libéré, et oblitération de l'orifice cutané du projectile.

Chaque fois que la dure-mère est intacte, on est en droit d'espérer la guérison car les deux grandes complications des plaies du crâne, la méningite et l'encéphalite sont alors évitées. Les plaies profondes du cerveau dont le trajet est normal à la surface de l'organe, avec pénétration d'esquilles non loin du ventricule latéral, sont les plus dangereuses. Elles semblent souvent guérir. Mais au bout d'un temps plus ou moins long l'encéphalite fait son apparition puis la méningite ventriculaire et le blessé, compté comme guéri par un chirurgien de l'avant, meurt dans un service de l'arrière.

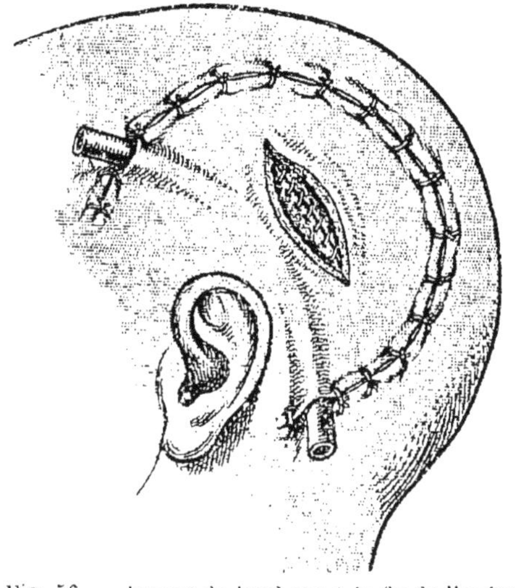

Fig. 56. — Aspect du lambeau à la fin de l'opération. Le cerveau n'est plus visible et est recouvert par l'épicrâne.

Les plaies cérébrales en surface, celles où le crâne est ouvert suivant un plan tangentiel au cerveau, guérissent beaucoup mieux. Dans ces plaies les esquilles sont généralement beaucoup moins profondes que dans le cas précédent. Le ventricule est plus éloigné du foyer d'infection, et un pansement à plat peut être appliqué. Il

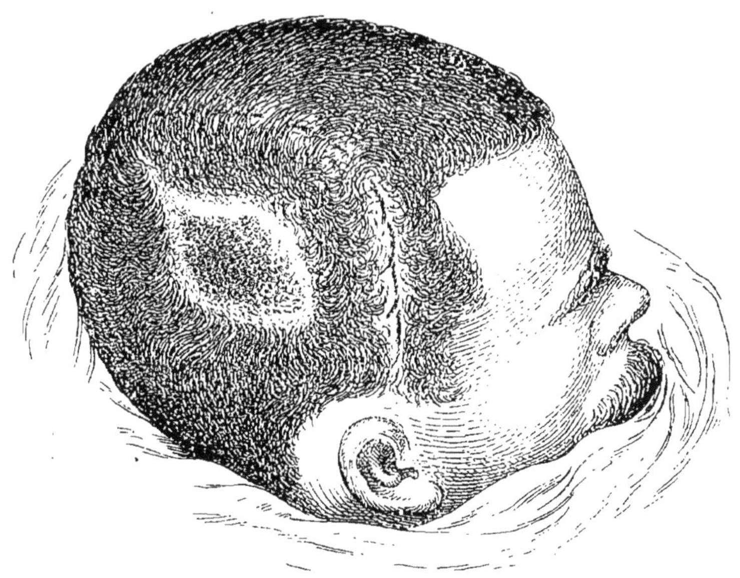

Fig. 57. — Aspect de la région opérée quelques jours après l'intervention.

ne se fait pas de rétention septique et on a le droit, en présence de pareils blessés, d'avoir quelque espoir.

Entre ces deux types extrêmes se groupent tous les intermédiaires. Le chirurgien se laissera guider pour leur traitement par les quelques principes généraux exposés plus haut et qui sont, l'impuissance presque absolue du chirurgien contre l'infection cérébrale, et la nécessité qu'il y a à ne pas contrarier, par un traitement intempestif, les efforts que fait la nature pour limiter l'étendue du foyer septique, l'utilité qu'il y a à aller des régions saines vers les régions malades et à ne pas opérer au hasard.

CHAPITRE IV

SUITES OPÉRATOIRES

Suites opératoires immédiates.

Les suites opératoires sont très variables suivant les cas.

Lorsque le blessé, au moment de l'opération, a toute sa connaissance, et ne présente que peu ou pas de phénomènes anormaux, il faut souhaiter qu'il en soit encore ainsi après l'intervention car tous les symptômes nouveaux qu'il pourrait présenter seraient presque sûrement liés à l'apparition d'une méningite ou d'une encéphalite ou seraient dus au traumatisme opératoire.

Lorsque le blessé présente des phénomènes anormaux avant l'opération, ces phénomènes, suivant leur cause, s'aggravent ou s'atténuent sans qu'il faille en tirer une conséquence heureuse ou malheureuse au point de vue de la guérison.

Voici ce que je veux dire.

Un blessé qui souffre surtout de phénomènes d'hypertension (céphalée, vomissements), sera presque immédiatement soulagé par l'opération sans pour cela être mis à l'abri des graves complications infectieuses de sa blessure.

De même, un blessé qui présente des phénomènes liés à une compression par des fragments d'os, ou par des caillots, a bien des chances pour voir son état s'améliorer après la trépanation.

Inversement, le sujet dont les troubles sont surtout liés à l'œdème traumatique (paralysies, hémianopsie, aphasie) verra souvent ces troubles s'aggraver momentanément après l'ouverture du crâne. Il est vrai de dire que si l'œdème du cerveau est réellement seul en cause, tous ces phénomènes morbides iront en s'atténuant par la suite et finiront par disparaître. Au contraire si l'œdème du cerveau ne joue qu'un rôle accessoire et s'il s'agit surtout de symptômes liés à la destruction de la substance cérébrale, cette amélioration ne se produira que peu ou pas.

Lorsque le blessé est dans le coma, il peut au bout de quelques heures revenir à lui. Il s'agit alors simplement de commotion cérébrale ou bien d'une compression du cerveau par une hémorragie ou encore par des esquilles, compression qui cesse après l'intervention.

Il peut aussi rester dans le coma et alors il succombe, car son état est lié à un délabrement du cerveau incompatible avec la vie et contre laquelle la trépanation reste impuissante.

En résumé, la large trépanation du crâne au niveau du foyer traumatique, qui se propose surtout de régulariser et de nettoyer ce foyer et de prévenir des accidents infectieux relativement tardifs dans leur apparition, modifie aussi les symptômes immédiats que provoque la blessure du crâne.

En donnant de la place au cerveau œdématié, ou comprimé par du sang ou des esquilles, elle atténue ou supprime les phénomènes d'hypertension (surtout la céphalée).

En décomprimant le cerveau au point traumatisé, elle exagère les symptômes fonctionnels liés à l'œdème local et lorsqu'une hémiplégie, une monóplégie, une aphasie, une hémianopsie sont surtout dus à l'œdème, on peut être certain que ces phénomènes s'aggraveront aussitôt après l'intervention pour disparaître ensuite si aucune infection ne vient embrouiller les choses.

Elle supprime les phénomènes de compression directe par les esquilles. Tel est le cas du malade de Phocas qui entre aveugle dans la salle d'opération et en sort avec une vue presque normale.

Elle reste sans effet sur les lésions destructives.

Soins post-opératoires.

Le blessé du crâne sera pansé dès le lendemain de son opération. Les incisions du cuir chevelu, même très bien suturées, donnent toujours lieu à un suintement abondant et c'est la règle de trouver le pansement complètement imbibé de sang, au bout de vingt-quatre heures.

Je draine toujours avec un drain-cigarette, jamais avec un drain fait d'un tissu résistant.

Je ne draine jamais avec des mèches de gaze; rien ne provoque plus de rétention des liquides septiques et ne favorise mieux l'infection. Une mèche de gaze placée directement dans un trajet, adhéré à ses parois, l'oblitère et lors de son ablation elle provoque un saignement de ces mêmes parois et ouvre ainsi la porte à l'infection par une multitude de petits vaisseaux béants.

Un drain cérébral doit être fait d'un tissu souple, n'ayant aucune tendance à adhérer. Lorsqu'un drain rigide est mis en contact avec le tissu nerveux, il l'ulcère et s'y creuse un logement. Il peut ouvrir par ce mécanisme la cavité ventriculaire qui souvent est très proche du fond des plaies dont la direction est normale à la surface du cerveau.

Le drain-cigarette (voir fig. 52) se compose d'une lame de taffetas gommé ou de caoutchouc mince entourant un rouleau de gaze. La gaze se trouve isolée des parois du trajet. Son rôle est uniquement d'aspirer au dehors, par capillarité, les liquides qui s'accumulent au fond de la plaie.

Au cours du premier pansement on retire le drain-cigarette, on change la gaze qu'il contient et on le remet en place après avoir lavé le trajet qu'il occupait avec une solution antiseptique. La solution que je préfère est la solution iodo-iodurée étendue de cinq fois son volume d'eau.

C'est aussi de cette solution que j'imbibe les compresses du pansement, lorsque la plaie n'a pas un aspect parfaitement satisfaisant.

Sans que je puisse apporter aucun fait précis, ni aucune statistique à l'appui de ce sentiment, j'ai toujours eu l'impression que cette solution avait une très heureuse action sur l'évolution des blessures.

Au cours du premier pansement on retirera le surjet hémostatique que j'ai conseillé de placer à la base du lambeau. Il m'est arrivé de le laisser par oubli plusieurs jours de suite, et bien que je n'en ai eu aucun ennui, je crois qu'il est préférable de le faire sauter dès que l'hémostase est assurée par un début de cicatrisation.

Très fréquemment à la suite des trépanations latérales, on

observe un œdème considérable des paupières et de la base de l'orbite. Il n'y a pas à s'en inquiéter.

Dans les cas heureux, dès le cinquième jour, la cicatrisation des bords du lambeau est terminée. On retirera les fils de suture le quatrième ou le cinquième jour au plus tard. Il n'y a aucun avantage à les laisser plus longtemps et au bout de ce temps ils commencent à couper le cuir chevelu et à provoquer de la suppuration.

Durant tout le temps que dureront les soins post-opératoires et tant qu'on ne pourra pas considérer le blessé comme guéri, il faudra maintenir les cheveux complètement ras dans toute la région opératoire et surtout au pourtour de la blessure primitive. C'est en général, à ce niveau que sort le drain.

A quel moment faut-il retirer le drain? — Rien n'est plus difficile à déterminer, car bien souvent c'est aussitôt après son ablation que commence à se développer un abcès cérébral, qui obligera à rouvrir le trajet et à drainer de nouveau.

Je crois que le mieux est de laisser la cicatrisation du cerveau se faire au-dessous de lui et de le raccourcir au fur et à mesure qu'il est repoussé au dehors, par les tissus nouveaux.

A cela ne se bornent pas les soins post-opératoires. Le blessé doit être surveillé de très près : le chirurgien doit se rappeler que bien des complications peuvent survenir dans les semaines et même les mois qui suivront. Quantité de blessés du crâne succombent dix, douze, quinze, dix-huit mois après l'intervention qui les avait soi-disant complètement guéris. Rien n'est plus désespérant que ces morts tardives presque toujours dues à un abcès qui se développe là ou se trouvait un projectile extrait depuis longtemps, si bien que rien ne peut renseigner le chirurgien de l'arrière sur le siège probable de la lésion, l'abcès cérébral évoluant très souvent sans provoquer aucun symptôme qui permette une localisation. Je reviendrai, un peu plus loin sur ce point très intéressant, à l'occasion de l'extraction des corps étrangers et du traitement des abcès cérébraux.

La méningite.

De toutes les complications des plaies du crâne, la plus redoutable est sans aucun doute la méningite aiguë généralisée. C'est elle qui tue les blessés dans les premiers jours qui suivent la blessure.

Elle ne se montre jamais dans les blessures du crâne qui n'intéressent pas la dure-mère et il est probable que dans les quelques cas signalés, qui semblent faire exception à cette règle, il s'agit de fractures de la voûte irradiées à la base ou encore de collections extra-durales ouvertes dans l'espace sous-arachnoïdien. — (Obs. de Joltrain.)

Comme j'ai eu l'occasion de le répéter plusieurs fois, il est fréquent qu'un projectile qui fracture la voûte du crâne, provoque en même temps des fissures qui s'étendent souvent à de grandes distances vers la base. Ces fissures déchirent presque toujours la dure-mère qui à ce niveau est très adhérente, et la cavité méningée peut communiquer alors avec l'extérieur par l'intermédiaire de l'oreille ou des fosses nasales.

A ce point de vue particulier, l'emploi de la pince-gouge pour morceler les bords d'un orifice osseux siégeant à la voûte, est détestable lorsqu'il existe des fissures. Avec la pince-gouge, par un mouvement de levier et de bascule très puissant, on fracture l'os bien plutôt qu'on ne le coupe. Au cours de ces manœuvres, on peut prolonger jusqu'à la base du crâne des fissures qui n'étaient encore qu'à l'état d'ébauche.

La bénignité des fractures de la voûte sans fissure et sans ouverture de la dure-mère est telle qu'on ne devrait pas les classer sous la même rubrique que les fractures du crâne avec lésions méningées. Au contraire les blessures du crâne avec ouverture de la dure-mère sont toujours très sérieuses. Elles sont très fréquemment l'origine d'une méningite. L'infection des méninges, comme j'y ai insisté au début de ce livre, est contemporaine de la blessure, mais il s'agit à ce moment de méningite localisée au pourtour du foyer traumatique. L'œdème du cerveau en appliquant fortement la surface de l'organe à la face profonde de la dure-mère favorise la formation d'adhérences et la limitation de l'infection. Malheureusement il n'en est pas toujours ainsi. Est-il possible par des manœuvres opératoires de prévenir la méningite? je ne le crois guère et je suis convaincu que c'est plutôt par l'abstention de toute manœuvre quelque peu active qu'on aura le plus de chance de l'éviter. Si cependant on parcourt les publications parues sur ce sujet depuis deux ans, on constate que dans l'esprit des chirurgiens l'intervention précoce, et en particulier le désossement large du crâne, l'ablation de toutes les esquilles, sont surtout dirigés contre cet accident. Il semble que le mécanisme par lequel agissent ces pratiques soit évident, car personne ne songe à donner quelques explications à ce sujet. Il semble que le mot d'ordre soit de débrider largement les blessures, quel que soit leur siège, sans aucune préoccupation topographique et c'est un mot d'ordre excellent, mais on se trompe quand on s'imagine débrider une plaie cérébrale profonde en trépanant le crâne à son niveau. On n'a, en réalité, rien débridé du tout. On n'a pas mis au jour toutes les anfractuosités de la blessure, on n'a pas transformé un tunnel rempli de liquides infects en une tranchée largement ouverte et facile à drainer. L'aurait-on fait, qu'on aurait agi très utilement contre l'encéphalite mais pas contre la méningite.

Si on réfléchit attentivement à ce qui se passe à la périphérie de la plaie méningée on comprend très vite que toute introduction d'instruments entre les méninges et le cerveau ne peut que porter un peu plus avant l'infection, au-dessous de la dure-mère et le mieux est certainement de se borner à pratiquer la trépanation prudente que j'ai indiquée plus haut.

Quelques auteurs ont préconisé les ponctions lombaires répétées chez les blessés du crâne afin de prévenir l'infection des méninges.

J'avoue qu'une pareille pratique me semble absolument incompréhensible. Le premier effet de la ponction lombaire est de diminuer le volume du cerveau qui en s'affaissant se détache de la méninge à laquelle il adhérait. La cavité méningée de quasi virtuelle qu'elle était devient réelle et s'entr'ouvre largement à l'infection. C'est tout ce qu'on y gagne.

Plus tard, lorsque la méningite est déclarée, et pour faire quelque chose, on peut soustraire par ponction une assez grande quantité de liquide céphalo-rachidien (20 à 30 cm³) qu'on remplace par 15 à 20 cm³ d'électrargol. Cette pratique se justifie par les raisons suivantes. Au cours de la méningite aiguë, il y a toujours une grande hypertension qui est diminuée par la ponction. La ponction en diminuant les masses du liquide céphalo-rachidien diminue du même coup la quantité des toxines contenues dans ce liquide. L'injection d'électrargol a peut-être un pouvoir microbicide et antitoxique. Il est certain qu'en suivant cette méthode, j'ai vu guérir des blessés atteints de méningite aiguë, mais je n'en ai vu guérir que bien peu, et peut-être auraient-ils guéri aussi bien en suivant un autre traitement ou en ne suivant pas de traitement du tout.

En résumé il n'y a pas de traitement de la méningite aiguë généralisée. Quant au traitement préventif de cette redoutable complication il consiste, dans les plaies du crâne sans lésions de la dure-mème, à traiter la lésion osseuse afin de s'opposer à la formation d'un abcès intra-cranien (la fréquence de la formation de ces abcès et de leur ouverture dans l'espace sous-arachnoïdien à travers la dure-mère ulcérée est loin d'être prouvée). Ce même traitement consiste dans les plaies du crâne compliquées d'ouverture de la dure-mère et de lésions du cerveau, à pratiquer la trépanation avec une extrême prudence, en modifiant le moins possible les adhérences protectrices déjà formées.

Enfin, lorsqu'on use de la pince-gouge il faut veiller à s'en servir comme d'un instrument coupant plutôt que comme d'un instrument brisant.

L'encéphalite et l'abcès du cerveau.

Le blessé qui échappe à la méningite durant les dix ou quinze premiers jours qui suivent sa blessure a de grandes chances pour ne pas succomber à cette complication, mais il reste menacé par l'encéphalite pendant des semaines et des mois. Durant mon séjour dans les hôpitaux de l'arrière, j'ai vu mourir de cette complication des quantités de trépanés qui semblaient depuis longtemps guéris en apparence. L'état général de ces blessés décline progressivement; ils ne présentent pas de symptômes nets. Ils maigrissent, cessent de se lever, n'ont plus de force et, après être restés un temps variable dans cet état, ils meurent brusquement. Contre de pareils accidents le chirurgien est entièrement désarmé si l'infection ne se localise pas. Mais, souvent heureusement, l'encéphalite se cantonne et un abcès du cerveau fait son apparition. Pas plus que l'encéphalite, l'abcès du cerveau n'a de symptômes nets qui permettent de le diagnostiquer, et surtout de le localiser. Mais chez un blessé du crâne qui décline, que ce soit à n'importe quelle période de l'évolution de sa blessure, il faut y penser et agir en conséquence. L'encéphalite et l'abcès se développent autour du projectile lorsqu'il existe un projectile inclus dans la masse cérébrale, ou bien au niveau du foyer traumatique lorsqu'il n'y a pas de projectile inclus. Dans ce dernier cas, l'abcès cérébral est généralement superficiel et facilement accessible.

J'envisagerai successivement les différents cas qui peuvent se présenter.

1° *La blessure du crâne et du cerveau était relativement superficielle, et il n'y a jamais eu de projectile inclus.* — Dans ce cas il faut, au niveau de la cicatrice de la blessure, lever un volet ostéo-cutané temporaire et découvrir largement la dure-mère. Cette dernière ne bat généralement pas. Elle adhère au cerveau le plus souvent sur une assez grande surface. Il ne faut surtout pas détruire ces adhérences. La masse cérébrale est souvent légèrement herniée au niveau de l'ancienne plaie dure-mérienne.

C'est à ce niveau, sans courir le risque d'infecter la cavité méningée, qu'on plonge une grosse aiguille à une profondeur croissante en ayant constamment présent à l'esprit la situation du ventricule. Lorsqu'on a trouvé le pus, il faut l'évacuer par une incision parallèle à la direction de la circonvolution sous-jacente, incision qui passe par la déchirure ancienne de la dure-mère, et autant que possible ne la dépasse pas. On draine avec un drain-cigarette qui sort par le centre du volet ostéo-cutané au niveau de la brèche osseuse faite par le projectile. Dans les jours qui suivent on pratique de grands lavages tièdes, sous très faible pression, avec la solution iodo-iodurée étendue de cinq fois son volume d'eau. Il ne faut pas se hâter de retirer le drain dès que l'écoulement du pus a cessé. A la suite de cette ablation l'abcès se reforme souvent très rapidement.

2° *Il y a un projectile inclus.* — Dans ce cas, dans l'immense majorité des cas, l'abcès s'est formé autour du projectile et c'est en pratiquant l'extraction de ce dernier qu'on évacuera le plus sûrement l'abcès. — (Voir extraction des projectiles.)

3° *Il y a eu un projectile inclus mais il a été extrait séance tenante bien avant la formation de l'abcès.* — C'est certainement là le cas le plus embarrassant. Si le projectile siégeait au centre même du foyer traumatique, c'est là aussi que siège l'abcès et il est facile de le trouver, mais bien souvent il arrive que le projectile occupe dans le crâne un siège très éloigné du centre du foyer traumatique et l'abcès qui se développe autour de lui ou plutôt autour des corps étrangers qu'il a entraînés avec lui est loin de la lésion cranienne.

La situation de cette dernière ne guide donc en rien pour la recherche de l'abcès qui, s'il ne provoque aucun symptôme de localisation, devient très difficile à trouver en l'absence du projectile.

Il est à souhaiter que les chirurgiens de l'avant fassent tatouer sur le cuir chevelu de leurs opérés, les trois points qui servent au réglage du compas de Hirtz lors de l'ablation du corps étranger et qu'ils remettent à chaque opéré l'épure radiographique nécessaire pour ce réglage. De cette façon le chirurgien de l'arrière pourra centrer et aborder par la meilleure voie bien des abcès qui restent introuvables.

La hernie cérébrale.

Les causes de la hernie cérébrale sont variables, elle reconnaît parfois une hypertension du liquide céphalo-rachidien symptomatique d'une méningite ventriculaire qui aboutit le plus souvent à la mort. Cette sorte de hernie est analogue à celle qu'on observe chez les malades qui ont subi une trépanation décompressive avec ouverture de la dure-mère. Elle diminue sous l'influence de la ponction lombaire; elle augmente dans la position horizontale. En la ponctionnant on tombe facilement dans la cavité ventriculaire agrandie et on retire du liquide céphalo-rachidien plus ou moins modifié. Ce genre de hernie cérébrale chez un blessé du crâne est d'un fâcheux pronostic. Son traitement est l'un de ceux qu'on oppose en vain à la méningite.

A côté de cette hernie cérébrale par hypertension il faut placer celle qui accompagne souvent un abcès cérébral développé dans le cerveau au niveau même du foyer traumatique.

Le mécanisme de cette hernie est facile à comprendre. La région du cerveau dans laquelle se développe l'abcès augmente de volume et vient faire saillie au dehors. A cette cause s'ajoute souvent, comme dans le cas précédent, un certain degré d'hypertension du liquide céphalo-rachidien. La ponction d'une pareille hernie doit être faite avec un trocart suffisamment gros pour livrer passage à un pus plus ou moins épais. Souvent il faudra pratiquer de l'aspiration à l'aide d'une seringue. Aussi est-il bon d'en posséder une dont l'embout s'adapte sur un trocart ou une grosse aiguille. Au besoin on pourra user de l'appareil de Potain mais il faudra alors ne pratiquer qu'un vide très incomplet, sinon, on aspire la substance cérébrale à travers l'aiguille qui se bouche. Le traitement de cette hernie est celui de l'abcès cérébral dont elle est symptomatique. Il faut inciser le cerveau à son niveau et drainer. (Voir abcès du cerveau.)

Dans les deux cas que je viens d'exposer la cause de la hernie est primitivement une augmentation du volume du cerveau liée à la dilatation des cavités ventriculaires ou à la formation d'un abcès, mais dès que la hernie est formée, elle fait saillie hors du crâne à travers la trépanation et à partir de ce moment peuvent se produire des phénomènes d'étranglement du pédicule herniaire au niveau de l'anneau dure-mérien et osseux qui l'enserrent. Alors se produisent un œdème de la portion herniée, des troubles vasculaires, du sphacèle. Ces phénomènes ne jouent qu'un rôle secondaire lorsqu'ils apparaissent comme des symptômes surajoutés au syndrome alarmant de la méningite ou de l'abcès du cerveau. Ils constituent, au contraire, le principal quand il s'agit d'une de ces hernies précoces dont le mécanisme et le traitement ont été si bien étudiés par Leriche. (Leriche, *Lyon chirurgical*, mai-juin 1916.)

C'est qu'en dehors de toute infection des méninges ou du tissu cérébral, le cerveau devient turgescent et œdémateux au niveau du foyer traumatique. Il semble que ce soit là un effet assez général de la contusion, quel que soit l'organe contus.

J'ai, au début de ce petit travail, beaucoup insisté sur cet œdème local qui applique le cerveau contre la face profonde de la dure-mère et qui isole la grande cavité méningée de la région infectée en permettant à des adhérences protectrices de se former. J'ai beaucoup insisté sur la nécessité qu'il y a à ne pas rompre ces adhérences. Cet œdème du cerveau favorise certainement la formation d'une hernie à travers la brèche cranienne. Si, en outre, le malade est opéré tête basse, sous chloroforme, s'il vomit pendant et après l'intervention, la hernie aura encore plus de chances de se produire et de persister. Son étranglement à travers la dure-mère et l'os ne feront qu'augmenter son volume. Cet étranglement est bien prouvé par le sillon profond qu'on observe au niveau du pédicule de ces hernies quand on le libère en agrandissant l'orifice de la trépanation. Le mécanisme de ces hernies est l'une des raisons qui me font préconiser le large volet ostéo-cutané temporaire. Par cette méthode on décomprime très largement la région traumatisée et le cerveau soulève en bloc le volet au lieu de s'engager à travers l'orifice osseux qu'il présente en son centre.

Malheureusement cette technique n'est à peu près connue de personne.

L'évolution de ces hernies est variable. Il en est qui guérissent en se réduisant progressivement et spontanément. Dans d'autres cas la masse de tissu cérébral hernié, qui est toujours beaucoup moins volumineuse qu'on ne le croit, se sphacèle et la partie qui répond à la base de la hernie se recouvre de granulations qui évoluent vers la cicatrisation.

Dans d'autres cas, le tissu cérébral hernié s'infecte de proche en proche, et une encéphalite à marche parfois extrêmement lente, aboutit à la mort.

Il faut dans la mesure où on le peut éviter la formation de ces hernies. Pour cela on opérera sous anesthésie locale, ce qui supprimera les vomissements et l'hypertension cérébrale qui en résulte, on opérera sur un blessé assis afin d'éviter la turgescence des veines du cerveau et l'augmentation de volume de l'organe qu'elle entraîne. Chaque fois que cela sera possible, on taillera un volet ostéo-cutané temporaire suivant la technique indiquée au début de ce travail. Ce volet, en décomprimant largement le cerveau et en se laissant soulever par lui, supprime la plupart des circonstances favorables à la formation de ces hernies cérébrales d'origine mécanique. Lorsque la lésion est constituée, il semble que le mieux est, comme l'a clairement indiqué Leriche, d'augmenter l'orifice de la trépanation jusqu'à ce qu'on découvre l'os et la dure-mère saine :

Voici ce qu'il dit d'essentiel à ce sujet :

« La hernie cérébrale précoce se voit après les trépanations insuffisantes.

« En réalité, ces encéphalocèles précoces persistantes sont parfaitement curables, si considérant qu'elles sont la traduction mécanique d'une irritation locale permanente, résultat d'une trépanation insuffisante, on les traite par l'élargissement de la brèche osseuse jusqu'à la rencontre d'un tissu méningé et cérébral sain.

« La hernie cérébrale précoce, apparaît comme le résultat d'un phénomène primitivement mécanique et vasculaire et tout se passe comme si le fungus cérébral était le fait d'un œdème local du cerveau contusionné, s'extériorisant au niveau d'une brèche durale et s'y étranglant parce qu'une ouverture osseuse insuffisante laisse persister dans la zone contuse de mauvaises conditions circulatoires.

« Le tissu cérébral contusionné, disloqué, occupant plus de place qu'à l'état normal, est à l'étroit dans ses enveloppes et cherche à prendre du champ. Pour que la réparation puisse se faire, il faut lui donner de la place en pratiquant une trépanation de décompression locale. Les plaies cérébrales, comme toutes les plaies graves de guerre, ne peuvent guérir que si elles sont largement débridées.

« Il faut donc agrandir la brèche osseuse.

« Ceci fait, le collet de la base d'implantation cérébrale de la hernie étant décomprimé, l'évolution de la hernie est la suivante :

« 1° Immédiatement la hernie augmente de volume parce que son pédicule étroitement serré prend du champ et s'étale; la dure-mère dans la zone malade, n'est plus refoulée et tombe à l'extérieur. Quelquefois on voit une exagération momentanée des symptômes objectifs (parésie) mais d'habitude, rapidement au contraire, les blessés sont mieux.

« 2° Au bout d'une quinzaine de jours, rarement moins, et quelquefois après deux ou trois jours d'hyperthermie, on voit la hernie s'affaisser un peu, diminuer, sans cause apparente.

« 3° Dans les jours suivants, on constate que la hernie bat plus fort et que son volume varie suivant les positions de la tête. Elle diminue quand la tête est droite, elle augmente quand le malade est couché. Ce phénomène surprend beaucoup la première fois qu'on le voit. En voici l'explication

« La hernie cérébrale est constituée par une base cérébrale surmontée d'une couche de caillots et de bourgeons charnus plus ou moins lardacés, d'aspect sphacélique. Quand la guérison s'amorce, cette couche superficielle qui paraît assez épaisse, se continue avec la dure-mère qu'elle semble prolonger; on ne saisit plus la démarcation entre les deux et, effectivement, c'est cette couche qui en s'organisant va devenir la dure-mère future ou du moins la lame fibreuse néoformée qui la représentera.

« Peu à peu, et sans doute sous l'effet de la pression du liquide céphalo-rachidien qui s'exerce tout autour du pédicule de la hernie, sous l'effet aussi des battements cérébraux, un clivage se fait entre les deux couches constituantes de la hernie, le tissu cérébral se sépare peu à peu de sa limitante extérieure.

« Si à ce moment on fait une ponction lombaire, la hernie s'affaisse complètement, et on a une dépression intracranienne profonde, au niveau de laquelle on peut explorer les bords de la perte de substance osseuse. Mais cette ponction provoque des maux de tête violents et est souvent suivie d'une petite scène d'inflammation méningée. Il est pour le moins inutile, sinon dangereux, de la provoquer. Aussi à ce stade je ne fais jamais de ponction lombaire. »

L'agrandissement de la brèche osseuse, proposé par Leriche, est avantageusement remplacé par la taille d'un volet ostéo-cutané ayant pour centre l'orifice qui livre passage à la hernie.

L'épilepsie.

L'épilepsie est une complication tardive relativement fréquente des traumatismes du crâne. Avant la guerre, j'ai opéré des quantités d'épilepsies traumatiques avec très peu de succès. Je n'ai jamais pourtant hésité à pratiquer l'intervention que je considère comme étant d'une bénignité absolue puisqu'elle consiste à lever un volet définitif ou temporaire dans la région où a porté le traumatisme, et qu'en suivant la technique que j'ai indiquée plus haut je n'ai jamais eu le moindre ennui.

Chez les blessés de guerre, j'ai eu l'occasion également d'intervenir fréquemment pour cette complication. Je n'ai eu d'amélioration ou même de guérison que lorsque les crises convulsives étaient dues à la compression localisée du cerveau par une esquille ou un corps étranger. Dans tous les autres cas je n'ai eu que des guérisons très temporaires que malheureusement beaucoup de chirurgiens auraient publiées comme guérisons définitives. Tous ceux qui ont quelque pratique de la chirurgie cérébrale savent à quel point il est aisé de guérir pour quelques semaines ou quelques mois un épileptique et quelle difficulté il y a à le guérir définitivement.

Il est certain que lorsqu'une esquille appuie sur le cerveau, il faut l'enlever, mais il est absurde d'ouvrir la dure-mère sous prétexte de rompre des adhérences qui se reforment, plus serrées, dans les heures qui suivent l'opération — et jamais je n'ai pratiqué une pareille intervention. Chez les blessés qui présentent des crises épileptiques qui semblent liées à l'existence d'une cicatrice cérébrale, j'use de la radiothérapie et je m'en trouve bien. Les rayons X qui assouplissent si merveilleusement les cicatrices cutanées peuvent bien ne pas être sans action sur les cicatrices du cerveau. Le radium aurait probablement une action analogue. Si comme je l'espère, j'enregistre quelques succès durables par cette méthode, je n'hésiterai pas à faciliter l'action des rayons sur toute l'étendue des cicatrices, par la taille d'un volet ostéo-cutané, que je lèverai au moment de chaque séance de radiothérapie. Les corps étrangers inclus dans le cerveau peuvent aussi être la cause de crises épileptiques. Leur ablation s'impose mais ça sera bien exceptionnellement qu'elle provoquera la guérison.

CHAPITRE V

EXTRACTION DES PROJECTILES

Un projectile inclus dans le cerveau doit être extrait. S'il est facilement accessible, superficiel et en plein foyer traumatique, il est reconnu et enlevé durant le nettoyage soigneux de la blessure. Au besoin on s'aide de l'écran radiographique pour le trouver.

S'il est profond ou inclus dans le cerveau, loin du foyer traumatique, on l'extrait après l'avoir repéré avec l'un quelconque des nombreux appareils qui servent à cet usage et qui diffèrent les uns des autres d'une façon plus apparente que réelle. Lorsque le projectile a été se loger dans le cerveau, loin de sa porte d'entrée et qu'il est bien toléré, il faut craindre en l'abordant par la voie qu'il a suivie d'infecter à nouveau la substance cérébrale et il vaut mieux adopter un autre chemin. Le choix de la voie d'abord doit en ce cas être étudié. Il importe de ne traverser que des zones muettes du cerveau et de ne commettre que des dégâts opératoires qui n'entraînent aucun trouble fonctionnel à leur suite. Aussi, le chirurgien doit-il avoir constamment présent à l'esprit la position des différents centres corticaux et le trajet des fibres qui en émanent.

A ce point de vue, l'examen avant et après l'opération est instructif et les résultats qu'il fournit peuvent quelquefois donner à réfléchir au chirurgien qui considère le cerveau comme un bloc homogène et sans fonctions.

Il serait bon de tatouer sur le cuir chevelu trois points qui ne s'effaceraient pas et qui serviraient de repères pour le réglage de l'appareil de localisation, que je suppose un compas de Hirtz. Grâce à ce tatouage, le blessé, accompagné de son épure, pourraît dans n'importe quel centre chirurgical, fournir au chirurgien chargé de le traiter, les moyens de découvrir le siège de l'abcès cérébral qui si souvent se développe au niveau de l'ancien emplacement d'un corps étranger enlevé depuis longtemps. Cette manière de faire, si elle était adoptée, rendrait de grands services.

Ablation du corps étranger.

On peut le rechercher sous l'écran radioscopique. C'est la méthode de choix, lorsqu'on procède à cette recherche à travers la brèche cranienne produite par le projectile et qu'on ne sort pas des limites du foyer de la blessure. Dans ce cas, les mors de la pince, qui se déplacent forcément, à droite, à gauche, en haut, en bas, évoluent dans de la bouillie cérébrale et dans un tissu qui n'a plus aucune valeur. Ils n'abîment rien. Je rejette entièrement cette méthode quand il s'agit d'aller chercher une balle ou un éclat situés profondément en tissu cérébral sain, en passant par un autre chemin que celui suivi par le projectile. Dans ce cas, je préfère à tout autre procédé l'électro-aimant, quand il s'agit de corps étrangers magnétiques. Dans ce but, j'ai eu l'idée d'user d'un appareil de Hirtz entièrement en cuivre à l'exception de la tige indicatrice qui est en fer doux. Cette tige est conduite jusqu'au corps étranger qu'elle localise, puis elle est aimantée par influence et devient tige aspiratrice. Mon ami, le Dr Mondain, à qui j'ai soumis cette idée, a bien voulu m'aider dans sa réalisation et avec la collaboration de M. Malaquin, nous avons depuis huit mois fait des recherches à ce sujet. Nous avons rencontré des difficultés nombreuses qui bientôt, je l'espère, seront toutes surmontées.

Mon ami, le Dr Tanton, vient de réaliser un appareil basé sur le même principe et qu'il a présenté à la Société de chirurgie, mais il ne parle pas des nombreuses causes de ratés auxquelles je fais allusion, ni de la manière de les neutraliser.

Il est difficile d'obtenir une aimantation suffisante de la tige aspiratrice. L'idée qui vient naturellement à l'esprit est de former avec cette tige le noyau de l'électro-aimant, on obtient ainsi un appareil dont la force d'attraction est très faible. Pour aimanter puissamment la tige aspiratrice, nous agissons par influence, à l'aide d'un très gros électro-aimant qui pèse 80 kilos et a une force d'attraction de 160 kilos.

On imagine aisément les difficultés que crée, dans la manœuvre d'un instrument délicat et de précision, l'introduction d'une pareille masse. M. Malaquin a vaincu cette difficulté avec beaucoup

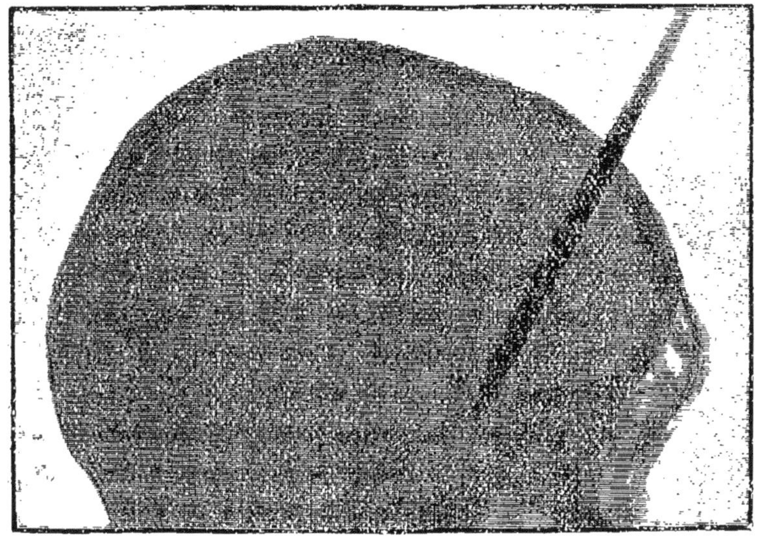

Fig. 58. — Figure extraite d'un article de Cushing. On voit la tige aimantée manquer le projectile et passer à côté de lui.

d'ingéniosité. Malgré l'aimantation très forte de la tige aspiratrice, cette dernière abandonne souvent le corps étranger métallique qu'elle est chargée de ramener à l'extérieur.

Pour nous rendre un compte exact de ce qui se passe en pareil

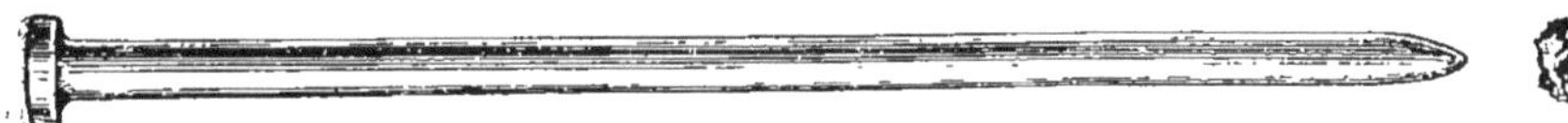

Fig. 59. — Tige aspiratrice aimantée dont use Cushing.

cas, nous avons expérimenté sur des éclats d'obus inclus dans un milieu transparent d'une consistance identique à celle du tissu cérébral. Nous avons constaté que, lorsque le projectile entre en contact avec la tige aspiratrice par une extrémité effilée, l'adhérence est mauvaise : malgré cela et en s'y reprenant à plusieurs fois, on parvient généralement à ramener le corps étranger au dehors.

En pareil cas, il faut pousser de nouveau la tige aspiratrice au contact du projectile sans pour cela repousser ce dernier dans la profondeur. Pour cette raison, il faut opérer sous le contrôle de la radioscopie de manière à s'arrêter dès que le contact est rétabli.

Je publie ici une figure extraite d'un article de Cushing qui montre bien l'avantage qu'il y a à user d'un appareil de localisation pour conduire la tige aspiratrice jusqu'au corps étranger. Sur cette figure on voit nettement la tige aimantée manquer le projectile à côté duquel elle passe.

Malheureusement ce procédé de l'électro-aimant n'est plus applicable quand il s'agit de balles de plomb et dans ce cas nous remplacerons la tige localisatrice aimantée par une tige pourvue à son extrémité de deux branches analogues à celles de la pince à extraction pour corps étrangers œsophagiens. Cette pince sera amenée presque au contact du corps étranger, ouverte, poussée en avant, puis refermée sur lui. Elle le ramènera ainsi sans tâtonnement et toutes ces manœuvres seront contrôlées par la radioscopie.

Presque toujours, autour du corps étranger existe du tissu cérébral infecté, parfois même un abcès; aussi faut-il drainer à l'aide d'un drain-cigarette qu'on enfile sur la tige localisatrice de l'appareil de Hirtz, afin de le placer en bonne position. (Voir abcès du cerveau.)

La trépanation qui donnera accès sur le corps étranger sera, en général, définitive, juste assez grande pour le laisser passer.

CHAPITRE VI

LA CRANIOPLASTIE

En présence d'un blessé de tête, la technique opératoire adoptée par la totalité des chirurgiens, consiste à tailler dans le crâne une large ouverture ayant pour centre l'orifice du projectile. Il en résulte des pertes étendues de la paroi cranienne qui ne présentent pas de grands inconvénients. Nombre de blessés en sont cependant impressionnés, et quelques-uns peut-être en sont réellement incommodés. Il n'y a pourtant que très rarement une indication impérative à pratiquer une cranioplastie. La cranioplastie est indiquée pour protéger le cerveau lorsqu'il est très largement exposé. Dans ce cas, en effet, un traumatisme accidentel portant sur la région trépanée pourrait avoir de fâcheuses conséquences. Elle est encore indiquée lorsque la perte de substance, siégeant dans la région frontale, entraîne une difformité disgracieuse. Elle doit être précédée d'un examen attentif du blessé. Tout blessé qui présente des signes d'hypertension même légère doit conserver le crâne ouvert. L'obturation de l'orifice de trépanation peut alors avoir les plus fâcheuses conséquences comme je l'ai constaté et comme nombre de neurologistes l'ont également remarqué.

Protection du cerveau et rétablissement de la forme du crâne voilà tout ce qu'il faut et tout ce qu'on peut demander à cette opération.

Il est absurde de l'employer pour réduire de force les hernies cérébrales même peu volumineuses, et il ne faut pas espérer voir disparaître grâce à elle les accidents de vertiges et les différents troubles que les blessés attribuent volontiers à la trépanation.

Nombre de blessés présentent de petites trépanations de 2 ou 3 centimètres de diamètre qui ont le plus souvent été faites dans un but d'exploration. Souvent la dure-mère n'a pas été ouverte. C'est à peine si au centre de la cupule osseuse creusée dans le crâne on voit battre le cerveau. Ces blessés ne sont généralement pas désignés pour subir une cranioplastie et leur cerveau n'est pratiquement pas exposé. D'autre part, la déformation qui résulte d'une pareille trépanation est insignifiante quand elle siège sur le sommet ou les parties latérales de la tête. Il n'y a qu'au niveau de la région frontale qu'il en résulte souvent un aspect très disgracieux. Par conséquent, à mon avis, pour les petites trépanations, de beaucoup les plus fréquentes, parce que pratiquées sur des blessés qui n'avaient que peu de chose et qui ont survécu, la cranioplastie est inutile sauf dans la région frontale. Quelques rares blessés, qui ont résisté à de très graves traumatismes craniens, présentent de larges pertes de substance osseuse. Souvent à ce niveau la peau est remplacée sur une étendue variable par du tissu cicatriciel qui est soulevé par les battements du cerveau. Chez eux, la cranioplastie protectrice est tout à fait indiquée mais bien souvent elle ne peut être pratiquée. Pour loger, avec succès, sous la peau, un volet, fait de ce qu'on voudra, il faut pouvoir le recouvrir de téguments souples et étoffés. Or, en pareil cas, les téguments manquent généralement. J'ai tenté deux fois la chose et j'ai eu chaque fois beaucoup de mal à la réussir imparfaitement.

Pour oblitérer les brèches craniennes bien des procédés ont été proposés. Je n'en retiendrai que deux. La prothèse cranienne par plaques métalliques et la cranioplastie faite à l'aide de cartilages costaux ou procédé de Morestin.

Le premier de ces procédés est fort connu et facile à appliquer si on est pourvu du matériel et des collaborateurs nécessaires. Il donne de bons résultats immédiats mais malheureusement les plaques métalliques ne sont pas toujours indéfiniment tolérées.

Le procédé de Morestin, tel que ce chirurgien l'a décrit, est excellent et donne les meilleurs résultats esthétiques. Je ne crois pas qu'il protège le cerveau d'une façon très efficace parce que les cartilages costaux employés ne se soudent guère entre eux et ne se soudent pas du tout à l'os. On prélève un, deux ou trois cartilages, les 6e, 7e et 8e, ou les 7e, 8e et 9e de préférence, et on les utilise tels que ou on les taille en petits morceaux qui, entassés les uns sur les autres, comblent la perte de substance. Morestin a décrit son procédé tout au long dans les Bulletins de la Société de chirurgie et en a obtenu tout ce qu'il avait annoncé. Personnellement j'ai usé du procédé de Morestin avec un plein succès.

Gosset, en se plaçant à un point de vue bien particulier, a cru devoir modifier le procédé de Morestin.

Tous les chirurgiens ayant quelque habitude de la chirurgie nerveuse seront étonnés en lisant ce qu'il écrit à ce sujet; je le cite textuellement.

« *Pour ma part, j'ai dit que je préférais appliquer sur la* « *brèche osseuse un véritable volet cartilagineux fait d'une* « *seule pièce, volet semi-rigide, cette semi-rigidité étant, dans* « *un certain nombre de cas, indispensable pour lutter contre* « *la poussée du cerveau, a fortiori pour permettre de prati-* « *quer la réduction et le maintien d'une hernie cérébrale.*

« *Dans un de mes cas, par exemple, il existait une hernie* « *cérébrale du volume de la moitié d'une orange; grâce à un* « *large volet cartilagineux, résistant et cependant malléable,* « *je pus réduire complètement et maintenir réduite cette hernie* « *cérébrale dont la poussée était vraiment considérable. Avec* « *des arceaux cartilagineux et surtout de simples copeaux, le* « *maintien de la réduction eût été impossible.* » (Bulletin Soc. chirurgie, 7 mars 1916.)

Pour comprendre quelle surprise peuvent produire ces lignes sur un chirurgien accoutumé à la chirurgie du cerveau, il suffit de savoir qu'une modification de quelques centimètres cubes en plus ou en moins dans la capacité de la boîte cranienne ou dans le volume de son contenu, amène la mort du blessé ou, au contraire, sa résurrection. Non seulement la compression mais la simple pression sur le cerveau, entraîne parfois des accidents graves, et je ne crois pas qu'il faille adopter la manière de faire de Gosset.

Il faut donc s'en tenir à l'excellent procédé de Morestin. Il n'a qu'un inconvénient, il exige une opération préliminaire qui n'est jamais agréable au blessé et qui peut quelquefois même lui être nuisible en aboutissant à une complication pleurale sérieuse lorsqu'elle est pratiquée maladroitement.

En résumé, je crois qu'il ne faut pas se hâter d'oblitérer les orifices de trépanation et que la meilleure raison pour le faire est d'ordre esthétique. Le procédé de Morestin, quand il est accepté par le blessé et pratiqué par un opérateur adroit, est très recommandable. La prothèse métallique, difficile à réaliser en ce moment, sera réservée aux blessés qui se refusent à l'intervention préparatoire qu'exige le procédé de Morestin.

CHAPITRE VII

PONCTION LOMBAIRE

La ponction lombaire rend de très grands services dans le traitement des blessés du crâne, car c'est un moyen facile et inoffensif de diminuer la tension intracranienne chez ceux qui souffrent. Il faut dans les premiers jours de la blessure en user avec beaucoup de prudence pour les raisons que j'ai exposées au début de ce travail. Par la suite, on peut au contraire la répéter plus fréquemment et j'ai coutume de faire une ponction lombaire aux blessés du crâne en voie de guérison dès qu'ils accusent de la céphalée ou des vertiges. Il sera bon de profiter de la ponction lombaire pour mesurer la tension du liquide céphalo-rachidien au manomètre de Claude. Le chiffre trouvé n'a guère qu'une valeur relative et devra être simplement comparé aux chiffres qu'on trouvera par la suite chez le même blessé.

TABLE DES MATIÈRES

DU VOLUME

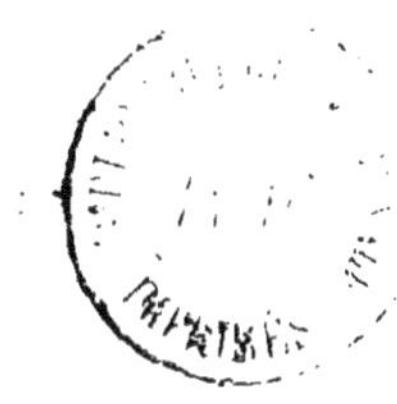

PREMIÈRE PARTIE

Blessures du cerveau.

Par Ch. Chatelin.

Complications des blessures du cerveau.

DEUXIÈME PARTIE

Blessures du crâne.

Par T. DE MARTEL.

388-16. — Coulommiers. Imp. PAUL BRODARD. — 3-17.

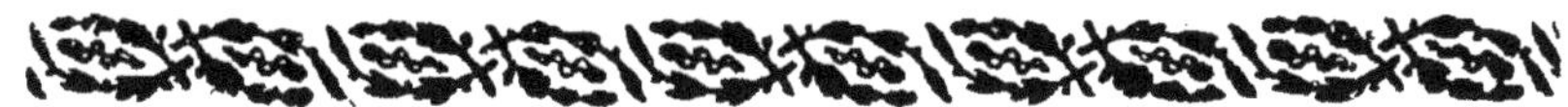

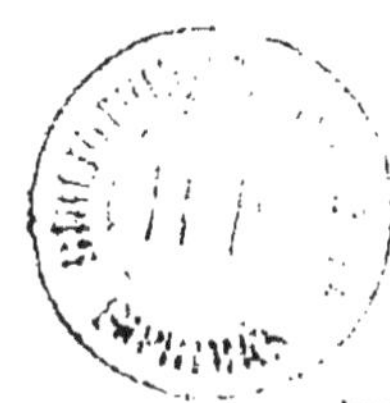

Viennent de paraître :

J. TINEL

Ancien chef de Clinique et de Laboratoire de la Salpêtrière,
Chef du Centre Neurologique de la IVe Région.

Les Blessures des Nerfs

Sémiologie des Lésions nerveuses périphériques par Blessures de Guerre

Avec Préface du Professeur J. DEJERINE

1 *vol. gr. in-8, de* 320 *p. avec environ* 350 *fig. originales*. 12 fr. 50

F. BARJON

Médecin des Hôpitaux de Lyon.

Radiodiagnostic des Affections Pleuro-pulmonaires

1 *vol. gr. in-8 de* 192 *pages avec figures dans le texte et* 20 *planches hors texte*. . . . . 6 fr.

Pr. n° 808

La Pratique Neurologique

PUBLIÉE SOUS LA DIRECTION DE PIERRE MARIE
Professeur à la Faculté de Médecine de Paris, Médecin de la Salpêtrière

PAR MM.

O. CROUZON, G. DELAMARE, E. DESNOS, G. GUILLAIN, E. HUET, LANNOIS, A. LÉRI, F. MOUTIER, POULARD, ROUSSY

1 *vol. gr. in-8, de* 1408 *pages, avec* 302 *fig. Relié toile* . . . . **30** fr.

J. DEJERINE

Professeur de clinique des maladies nerveuses à la Faculté de Médecine de Paris, Médecin de la Salpêtrière, Membre de l'Académie de Médecine

Sémiologie des Affections du Système nerveux

1 *fort vol. grand in-8 de* 1212 *pages, avec* 560 *figures en noir et en couleurs et* 3 *planches hors texte en couleurs. Relié toile* . . . **40** fr.
Relié en 2 *volumes* . . . . **44** fr.

Ce livre est le plus complet des ouvrages écrits en français sur la sémiologie nerveuse. Illustré d'un nombre considérable de photographies, de figures anatomiques en noir et en couleurs, il forme un véritable « *musée anatomique et clinique* », riche des matériaux amassés par l'auteur et éclairés de sa vaste expérience personnelle.

J. DEJERINE et *E. GAUCKLER*

Les Manifestations Fonctionnelles des Psycho-Névroses

Leur Traitement par la Psychothérapie

1 *vol. grand in-8 de* 561 *pages, avec* 1 *planche hors texte* . . . **8** fr.

G.-H. ROGER
Professeur à la Faculté de Paris.

Introduction à l'Etude de la Médecine

5e *édit.*, 795 *p. avec un Index explicatif des termes les plus usités.* **10 fr.**

J. COURMONT
Professeur à la Faculté de Lyon.

AVEC LA COLLABORATION DE
Ch. LESIEUR et A. ROCHAIX

Hygiène

810 *pages*, 227 *figures en noir et en couleurs* . . . . **12 fr.**

Ét. MARTIN
Professeur à la Faculté de Lyon.

Déontologie et Médecine professionnelle

Un volume de 316 *pages* . . . . **5 fr.**

G. WEISS
Professeur à la Faculté de Paris.

Physique biologique

3e *édition*, 566 *pages*, 575 *figures*. . . . . **7 fr.**

M. LETULLE
Professeur à la Faculté de Paris.

L. NATTAN-LARRIER
Ancien chef de Laboratoire à la Faculté.

Anatomie Pathologique

Tome I. — *Histologie générale. App. circulatoire, respiratoire.*
940 *pages*, 248 *figures originales*. . . . . **16 fr.**
Tome II (et dernier). — *En préparation.*

Maurice ARTHUS
Professeur à l'Université de Lausanne.

Physiologie

4e *édition*, 930 *pages*, 320 *figures* . . . . **12 fr.**

M. ARTHUS

Chimie physiologique

7e *édition*, 430 *pages*, 130 *figures*, 5 *planches en couleurs* . . . **7 fr.**

E. BRUMPT
Professeur agrégé à la Faculté de Paris.

Parasitologie

2e *édition*, 1011 *pages*, 698 *figures et* 4 *planches en couleurs*. **14 fr.**

Viennent de paraître :

Dr *Alb.* TERSON
Ancien interne des Hôpitaux,
Ancien Chef de Clinique Ophtalmologique
à l'Hôtel-Dieu.

Ophtalmologie du Médecin praticien

1 *vol. in-8 relié,* 480 *pages,* **348 figures** *et* 1 *planche* . . . . **12** fr.

Dr G. LAURENS

Oto-Rhino-Laryngologie du Médecin praticien

DEUXIÈME ÉDITION

1 *vol. in-8 relié,* 448 *pages,* **393 figures** *dans le texte*. . . . **10** fr.

Ces deux ouvrages ne sont pas des livres de spécialistes. Ils sont écrits pour *tous* les médecins qui, dans la clientèle ou l'hôpital (maladie, accident ou blessure), sont contraints ***tôt ou tard*** de voir *les premiers*, et *seuls*, un œil, une oreille, un nez, une gorge malades. — Les ouvrages des Drs Terson et Laurens disent au praticien ce qu'il faut observer ou entreprendre et *jusqu'où* l'intervention lui appartient.

Ces deux livres contiennent un très grand nombre de croquis et de schémas (**plus d'une figure par page**). Texte et figures se complètent et se commentent.

Pr. n° 808 2

Alfred MARTINET

Les Médicaments usuels

QUATRIÈME ÉDITION, ENTIÈREMENT REVUE

1 *vol. in-8 de* 609 *pages, avec figures dans le texte* . . . . . . **6** fr.

Alfred MARTINET

Les Aliments usuels

Composition — Préparation

DEUXIÈME ÉDITION, ENTIÈREMENT REVUE

1 *vol. in-8 de* VIII-352 *pages, avec figures* . . . . **4** fr.

Les Agents physiques usuels

(Climatothérapie — Hydrothérapie — Crénothérapie
Thermothérapie — Méthode de Bier — Kinésithérapie
Électrothérapie. — Radiumthérapie.)

Par les Drs A. MARTINET, A. MOUGEOT, P. DESFOSSES, L. DUREY, Ch. DUCROCQUET, L. DELHERM, H. DOMINICI

1 *vol. in-8 de* XVI-633 *pages, avec* 170 *fig. et* 3 *planches hors texte.* **8** fr.

J. BROUSSES

Ex-répétiteur de Pathologie chirurgicale à l'École du service de santé militaire.
Lauréat de l'Académie de Médecine. Membre correspondant de la Société de Chirurgie

Manuel technique de Massage

QUATRIÈME ÉDITION, REVUE ET AUGMENTÉE

1 *vol. in-16, de* 455 *pages, avec* 72 *figures dans le texte. cartonné.* **5** fr.

E. FORGUE
Professeur de Clinique chirurgicale
à la Faculté de Médecine de Montpellier.

E. JEANBRAU
Professeur agrégé
à la Faculté de Médecine de Montpellier.

Guide pratique du Médecin
dans les
Accidents du Travail
LEURS SUITES MÉDICALES ET JUDICIAIRES

TROISIÈME ÉDITION AUGMENTÉE ET MISE AU COURANT DE LA JURISPRUDENCE
Par M. MOURRAL
Conseiller à la Cour de Rouen.

1 *vol. in-8 de* XXIV-684 *pages, avec figures, cartonné toile* . . . **9** fr.

Cet ouvrage est un livre *pratique*, adapté aux besoins des praticiens, et destiné à répondre à *toutes* les questions que posent les rencontres fortuites de la clientèle. — C'est un ouvrage d'*ensemble* qui traite aussi bien du point de vue médical que de celui de la Jurisprudence.

Traité
des Maladies de l'Enfance

PUBLIÉ SOUS LA DIRECTION DE

J. GRANCHER
Professeur à la Faculté de Médecine de Paris,
Membre de l'Académie de Médecine,
Médecin de l'Hôpital des Enfants-Malades.

J. COMBY
Médecin de l'Hôpital des Enfants-Malades,
Médecin du Dispensaire pour les Enfants
de la Société Philanthropique.

DEUXIÈME ÉDITION, ENTIÈREMENT REFONDUE

5 *forts volumes gr. in-8 avec figures dans le texte*. . . . . **112** fr.

Ce Traité considérable, dont le succès a rapidement épuisé la première édition, a été mis au courant des progrès de la pédiatrie. L'autorité, le nombre et l'étendue de ses articles en font un guide complet entre tous, aussi sûr pour l'homme de cabinet que pour le médecin praticien.

A. LAVERAN
Professeur à l'Institut Pasteur,
Membre de l'Institut
et de l'Académie de Médecine.

F. MESNIL
Professeur
à l'Institut Pasteur

Trypanosomes et Trypanosomiases

DEUXIÈME ÉDITION, ENTIÈREMENT REFONDUE

1 *vol. gr. in-8 de* VIII-1000 *pages, avec* 198 *figures dans le texte et une planche hors texte en couleurs.* . . . . 25 fr.

R. SABOURAUD
Directeur du Laboratoire Municipal à l'Hôpital Saint-Louis.

Maladies du Cuir Chevelu

TOME I. — *Les Maladies Séborrhéiques : Séborrhées, Acnés, Calvitie.*
1 *vol. gr. in-8, avec* 91 *figures en noir et en couleurs* . . . . 10 fr.

TOME II. — *Les Maladies desquamatives : Pityriasis et Alopécies pelliculaires*
1 *vol. gr. in-8, avec* 122 *figures en noir et en couleurs* . . . 22 fr.

TOME III. — *Les Maladies cryptogamiques : Les Teignes*
1 *vol. gr. in-8, de* VI-855 *pages, avec* 433 *fig. et* 28 *planches*. . 30 fr.

La Pratique Dermatologique

PUBLIÉE SOUS LA DIRECTION DE MM.

Ernest BESNIER, L. BROCQ, L. JACQUET

PAR MM.

AUDRY, BALZER, BARBE, BAROZZI, BARTHÉLEMY, BÉNARD, Ernest BESNIER, BODIN, BRAULT, BROCQ, DE BRUN, COURTOIS-SUFFIT, DU CASTEL, CASTEX, DARIER, DEHU, DOMINICI, DUBREUILH, HUDELO, JACQUET, JEANSELME, LAFFITTE, LENGLET, LEREDDE, MERKLEN, PERRIN, RAYNAUD, RIST, SABOURAUD, SÉE, THIBIERGE, TREMOLIÈRES, VEYRIÈRES

4 *volumes reliés, avec figures et* 89 *planches en couleurs*. . . **156** fr.

TOME I : **36** fr. — TOMES II, III, IV, chacun : **40** fr.

P. POIRIER — A. CHARPY

Traité d'Anatomie Humaine

NOUVELLE ÉDITION, ENTIÈREMENT REFONDUE PAR

A. CHARPY et A. NICOLAS

Professeur d'Anatomie à la Faculté de Médecine de Toulouse. — Professeur d'Anatomie à la Faculté de Médecine de Paris.

O. AMOEDO, ARGAUD, A. BRANCA, R. COLLIN, B. CUNÉO, G. DELAMARE, Paul DELBET, DIEULAFÉ, A. DRUAULT, P. FREDET, GLANTENAY, A. GOSSET, M. GUIBÉ, P. JACQUES, Th. JONNESCO, E. LAGUESSE, L. MANOUVRIER, P. NOBÉCOURT, O. PASTEAU, M. PICOU, A. PRENANT, H. RIEFFEL, ROUVIÈRE, Ch. SIMON, A. SOULIÉ, B. de VRIESE, WEBER.

TOME I. — **Introduction. Notions d'embryologie. Ostéologie. Arthrologie,** 825 *figures* (3e *édition*). . . . . **20** fr.

TOME II. — 1er Fasc. : **Myologie. — Embryologie. Histologie. Peauciers et aponévroses,** 351 *figures* (3e *édition*) . . **14** fr.

2e Fasc. : **Angéiologie** (Cœur et Artères), 248 *fig.* (3e *éd.*). **12** fr.

3e Fasc. : **Angéiologie** (Capillaires, Veines), (3e *édition*) (*sous presse*)

4e Fasc. : **Les Lymphatiques,** 126 *figures* (2e *édition*). . . **8** fr.

TOME III. — 1er Fasc. **Système nerveux** (Méninges. Moelle. Encéphale), 265 figures (3e *édition*) . . . . (*sous presse*)

2e Fasc. : **Système nerveux** (Encéphale), 131 *fig.* (2e *éd.*). **10** fr.

3e Fasc. : **Système nerveux** (Nerfs. Nerfs crâniens et rachidiens), 228 *figures* (2e *édition*) . . . . **12** fr.

TOME IV. — 1er Fasc. : **Tube digestif,** 213 *figures* (3e *édit.*). **12** fr.

2e Fasc. : **Appareil respiratoire,** 121 *figures* (2e *édit.*) . . **6** fr.

3e Fasc. : **Annexes du tube digestif. Péritoine.** 462 figures (3e *édition*). . . . . **18** fr.

TOME V. — 1er Fasc. : **Organes génito-urinaires,** 431 *figures* (2e *édition*). . . . . **20** fr.

2e Fasc. : **Organes des sens. Tégument externe et dérivés. Appareil de la vision. Muscles et capsule de Tenon. Sourcils, paupières, conjonctives, appareil lacrymal. Oreille externe, moyenne et interne. Embryologie du nez. Fosses nasales. Organes chromaffines.** 671 *figures* (2e *édition*) **25** fr.

P. POIRIER
Professeur d'Anatomie à la Faculté de Médecine de Paris.

A. CHARPY
Professeur d'Anatomie à la Faculté de Médecine de Toulouse.

B. CUNÉO
Professeur agrégé à la Faculté de Médecine de Paris.

Abrégé d'Anatomie

TOME I. — *Embryologie — Ostéologie — Arthrologie — Myologie.*

TOME II. — *Cœur — Artères — Veines — Lymphatiques — Centres nerveux — Nerfs crâniens — Nerfs rachidiens.*

TOME III. — *Organes des sens — Appareil digestif et annexes — Appareil respiratoire — Capsules surrénales — Appareil urinaire — Appareil génital de l'homme — Appareil génital de la femme — Périnée — Mamelles — Péritoine.*

3 volumes in-8°, formant ensemble 1620 pages, avec 976 figures en noir et en couleurs dans le texte, richement reliés toile, tête rouge. **50** fr.

Avec reliure spéciale, dos maroquin. **55** fr.

Précis de Technique Opératoire

PAR LES PROSECTEURS DE LA FACULTÉ DE MÉDECINE DE PARIS

Avec introduction par le Professeur Paul BERGER

Pratique courante et Chirurgie d'urgence, par VICTOR VEAU. 4e *édition.*

Tête et cou, par CH. LENORMANT. 4e *édition.*

Thorax et membre supérieur, par A. SCHWARTZ. 3e *édition.*

Abdomen, par M. GUIBÉ. 3e *édition.*

Appareil urinaire et appareil génital de l'homme, par PIERRE DUVAL. 4e *édition.*

Appareil génital de la femme, par R. PROUST. 3e *édition.*

Membre inférieur, par GEORGES LABEY. 3e *édition.*

Chaque vol. illustré de nombreuses fig., la plupart originales. **4 fr. 50**

Le plus important des journaux médicaux de langue française

La Presse Médicale

DIRECTION SCIENTIFIQUE

L. LANDOUZY
Doyen de la Faculté de Médecine, Professeur de clinique médicale. Membre de l'Académie des Sciences et de l'Académie de Médecine.

F. DE LAPERSONNE
Professeur de clinique ophtalmologique à l'Hôtel Dieu.

E. BONNAIRE
Professeur agrégé. Accoucheur et Professeur en chef de la Maternité.

J.-L. FAURE
Professeur agrégé. Chirurgien de l'hôpital Cochin.

M. LETULLE
Professeur à la Faculté, Médecin de l'hôpital Boucicaut. Membre de l'Académie de Médecine

H. ROGER
Professeur de Pathologie expérimentale, Médecin de l'Hôtel-Dieu, Membre de l'Académie de médecine.

M. LERMOYEZ
Médecin de l'hôpital Saint-Antoine Membre de l'Académie de Médecine.

F. JAYLE
Ex-chef de clinique gynécologique à l'hopital Broca, Secrétaire de la Direction.

Secrétaires de la Rédaction : P. DESFOSSES; J. DUMONT.

PRIX DE L'ABONNEMENT ANNUEL :
France et Colonies : **10** fr. — Étranger : **15** fr.

La *Presse Médicale* est de tous les journaux de Médecine français, le plus important et le plus répandu.

La qualité de ses collaborateurs, venus à la *Presse Médicale* de tous les centres médicaux de Paris, de province et de l'étranger, lui a assuré une autorité indiscutée.

La guerre, qui a paralysé tant d'initiatives, n'a pas arrêté ce succès. La variété et l'étendue des informations de la *Presse Médicale*, les chroniques, les analyses, les comptes rendus, les nouvelles de toutes sortes qu'elle n'a cessé de publier régulièrement, lui ont conservé son originalité de véritable « *journal médical*. En même temps, les questions chirurgicales nouvelles ont ajouté comme un regain d'actualité dramatique à cette publication qui demeure le reflet de la vie médicale du monde entier.

Chaque numéro de la *Presse Médicale*, généralement illustré de nombreuses figures, comprend 16 ou 24 ou 32 pages de format grand in-quarto.

Abonnements d'essai gratuits sur demande

MASSON ET Cie, ÉDITEURS

Le plus sérieux — Le mieux informé — Le plus complet
Le mieux illustré — Le plus répandu

DE TOUS LES JOURNAUX DE VULGARISATION SCIENTIFIQUE

La Nature

REVUE DES SCIENCES

et de leurs Applications aux Arts et à l'Industrie

JOURNAL HEBDOMADAIRE ILLUSTRÉ

Les publications illustrées abondent et les images de la guerre traînent sur toutes les tables. Mais *La Nature* ne ressemble à aucun autre périodique. Au fur et à mesure que les évènements se sont déroulés, la technique de la guerre s'est modifiée, les applications des sciences se sont enrichies, les appels aux industries nationales se sont multipliés, les rapports économiques des peuples se sont transformés, et les conditions géographiques, même, ont joué des rôles variés et imprévus. *La Nature* a tenu ses lecteurs au courant de toute cette intense vie guerrière, scientifique et industrielle. Mais ce qui constitue son originalité, c'est que jamais *La Nature* ne s'est départie de son caractère de journal *technique*. En s'adressant au grand public cultivé - et en écrivant pour lui — elle n'a pas voulu sacrifier à l' « *à peu près* ». Sur tous sujets d'actualité : armement, industrie, économie, elle a publié de véritable petites études précises, informées et écrites par des spécialistes. Bref, *La Nature* a su concilier le souci de l'*actualité* qui prime toutes les autres — la guerre — et son caractère de journal de vulgarisation *scientifique*.

PARIS		DÉPARTEMENTS		UNION POSTALE	
Un an . . .	**20** fr.	Un an. .	**25** fr. »	Un an . . .	**26** fr.
Six mois . .	**10** fr.	Six mois.	**12** fr. 50	Six mois . .	**13** fr.

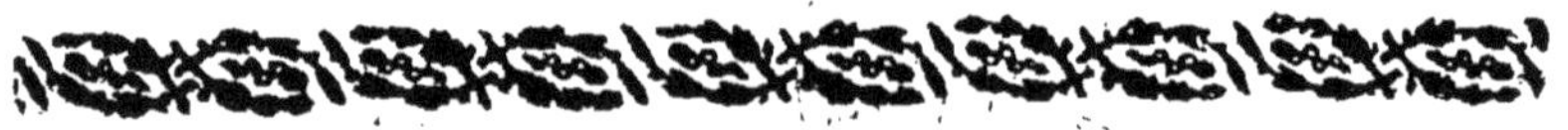

[illegible] — Imp. Lahure.

www.ingramcontent.com/pod-product-compliance
Ingram Content Group UK Ltd.
Pitfield, Milton Keynes, MK11 3LW, UK
UKHW020307230726
13925UKWH00001B/271